Diagnostik und Therapie von Alkoholproblemen

Springer
Berlin
Heidelberg
New York
Barcelona
Budapest
Hongkong
London
Mailand
Paris
Santa Clara
Singapur
Tokio

Tilman Wetterling · Clemens Veltrup

Diagnostik und Therapie von Alkoholproblemen

Ein Leitfaden

Unter Mitarbeit von Klaus Junghanns

Mit 8 Abbildungen
und 30 Tabellen

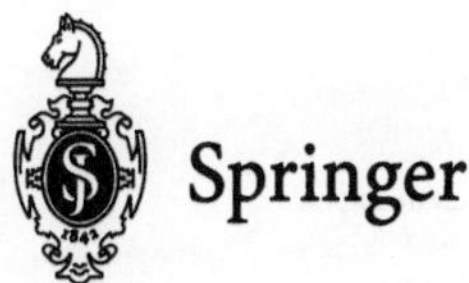

Verfasser:
Prof. Dr. med. Dipl.-Chem. Tilman Wetterling
Dr. phil. Dipl.-Psych. Clemens Veltrup

Mitarbeiter:
Dr. med. Klaus Junghanns

Anschrift:
Klinik für Psychiatrie
Med. Universität zu Lübeck
Ratzeburger Allee 160
D-23538 Lübeck

ISBN-13:978-3-540-62572-8 Springer-Verlag Berlin Heidelberg New York

Die Deutsche Bibliothek – CIP-Einheitsaufnahme
Diagnostik und Therapie von Alkoholproblemen: ein Leitfaden
/ T. Wetterling/C. Veltrup unter Mitarb. von K. Junghanns. –
Berlin; Heidelberg; New York; Barcelona; Budapest;
Hongkong; London; Mailand; Paris; Santa Clara; Singapur;
Tokio: Springer, 1997
ISBN-13:978-3-540-62572-8 e-ISBN-13:978-3-642-60732-5
DOI: 10.1007/978-3-642-60732-5

NE: Wetterling, Tilman; Veltrup, Clemens; Junghanns, Klaus

Umschlagbild: Edgar Degas, Absinth
Archiv für Kunst und Geschichte Berlin

Einbandgestaltung: Erich Kirchner, Heidelberg
Datenkonvertierung: Elsner & Behrens, Oftersheim

SPIN 10556396 25/3135 – 5 4 3 2 1 0 – Gedruckt auf säurefreiem Papier

Vorwort

Dieses Buch soll dazu anregen, sich mit einer der häufigsten chronischen Erkrankungen in Deutschland – **der Alkoholkrankheit** auseinanderzusetzen. In den letzten Jahren sind eine Reihe von neuen Therapiekonzepten entwickelt worden. Es stehen jetzt sowohl effiziente psychotherapeutische als auch medikamentöse Behandlungsmöglichkeiten zur Verfügung. Damit diese auch einer breiten Öffentlichkeit zugänglich werden, haben wir versucht, einen strukturierten Therapieleitfaden zu erarbeiten, der wesentliche Elemente dieser neuen Therapieansätze beinhaltet, die auch in der ärztlichen Praxis durchführbar sind.

Da nicht jeder Arzt bei seiner täglichen Arbeit in gleicher Weise mit Patienten mit Alkoholproblemen konfrontiert ist, und daher ein unterschiedliches Informationsbedürfnis besteht, haben wir dieses Buch zum einfacheren Lesen folgendermaßen aufgebaut:

1. Kurze Zusammenfassung der wissenschaftlichen Erkenntnisse zu einem Themenbereich
2. Diagnostische und therapeutische Maßnahmen
3. Für eilige Leser sind besonders wichtige Aussagen unterlegt und markiert
4. Merksätze, die die wesentlichen Kernpunkte des jeweiligen Kapitels zusammenfassen

Die Autoren würden sich freuen, wenn dieses Buch noch mehr niedergelassene Ärzte dazu anregen könnte, sich mit Menschen mit Alkoholproblemen intensiver auseinanderzusetzen. Denn nur so kann in einer Zeit sich verschärfender sozioökonomischer Bedingungen, die einerseits bei vielen Menschen das Abgleiten in die Alkoholabhängigkeit fördert und die andererseits aber präventive Maßnahmen aus Kostengründen politisch nicht opportun erscheinen läßt, erreicht werden, daß vielen Betroffenen geholfen wird. Wir hoffen, daß die hier dargestellten therapeutischen Interventionen häufig zum Wohle der Patienten genutzt werden.

Lübeck, Februar 1997 T. Wetterling, C. Veltrup

Inhaltsverzeichnis

Anmerkung:
In diesem Buch wird aus Gründen der Einfachheit und in Ermangelung einer besseren Sprachregelung bei Personen fast immer die maskuline Form (z. B. Alkoholiker, Arzt etc.) gebraucht. Selbstverständlich sind auch Alkoholikerinnen, Ärztinnen etc. gemeint. Auch die allgemeine Sprachregelung, alkoholkranke Menschen als Alkoholiker zu bezeichnen, wurde übernommen, obwohl es aus Sicht der Autoren sinnvoller erscheint, statt von Alkoholikern von **Menschen mit Alkoholproblemen** zu sprechen. Denn einerseits sind frühe Interventionen notwendig, d. h., bevor eine manifeste Abhängigkeit besteht, und andererseits ist mit dem Begriff Alkoholiker eine Stigmatisierung für den Betreffenden verbunden, die der Einleitung von therapeutischen Schritten hinderlich sein kann.

Einführung

T. Wetterling

Die Alkoholabhängigkeit stellt in Deutschland ein vorrangiges sozialmedizinisches Problem dar. Die BRD-Bevölkerung hat den höchsten Alkoholkonsum von allen westlichen Ländern (jährlich etwa 12,0 l pro Kopf), d. h. jeder Bundesbürger über 18 Jahre (Alte und Kranke mitgerechnet) trinkt statistisch gesehen 26 g reinen Alkohol pro Tag. Als schädlich werden bei Frauen ~ 20 g Alkohol/Tag und bei Männern ~ 35g/Tag angesehen, da bei höherem regelmäßigen Alkoholkonsum ein deutlich erhöhtes Risiko für eine Reihe von Erkrankungen wie z. B. Lebererkrankungen Pankreatitis, gastrointestinale Blutungen und Pneumonien sowie Krebs besteht (*Anderson, 1995; Duffy et al., 1992; Seitz et al., 1996; Umbricht-Schneider et al., 1989*). Patienten mit einer manifesten Alkoholabhängigkeit haben ein besonders hohes Risiko. Außerdem weisen sie ein erheblich höheres Unfall-/Verletzungs- und Sterberisiko als die Allgemeinbevölkerung auf (*Feuerlein, 1996; Romelsjö, 1995; Taylor et al., 1986; Umbricht-Schneider et al., 1989*). Nach Schätzungen sind 6% aller Todesfälle bei Menschen unter 75 Jahren und etwa ein Drittel aller Unfälle durch Alkohol mitbedingt (*Anderson, 1990; WHO, 1988*). Durch den erhöhten Alkoholkonsum entstehen erhebliche volkswirtschaftliche Kosten, vor allem durch:

1. Produktionsausfälle durch alkoholbedingte Erkrankungen und Fehlen am Arbeitsplatz („Blaumachen")
2. Ausgaben im Gesundheitswesen für alkoholbedingte Erkrankungen und Unfälle
3. Erhöhte Mortalität durch alkoholbedingte Erkrankungen und Unfälle
4. Soziale Folgekosten (Sozialhilfe) für durch Alkoholmißbrauch zerrüttete Familien
5. Frühzeitige Berentung, auch Unfallrente

Diese Kosten können nur abgeschätzt werden (*Neumann et al., 1995*). Die wirtschaftliche Belastung wird von der WHO in europäischen Ländern auf 5–6% des Bruttosozialprodukts geschätzt, d. h. in der BRD auf etwa 100 Milliarden DM (*Walsh, 1990*). Bei einer Betrachtung der Kosten ist zu beachten, daß die gesundheitlichen und sozialen Probleme nicht nur eine Folge einer Alkoholabhängigkeit sind, sondern auch schon bei mäßigem Konsum auftreten können.

Die Zahl der Alkoholiker schwankt in Abhängigkeit von der Definition einer Alkoholabhängigkeit [→ Kap. 2]. Soziale Faktoren, insbesondere die Einstellung zu

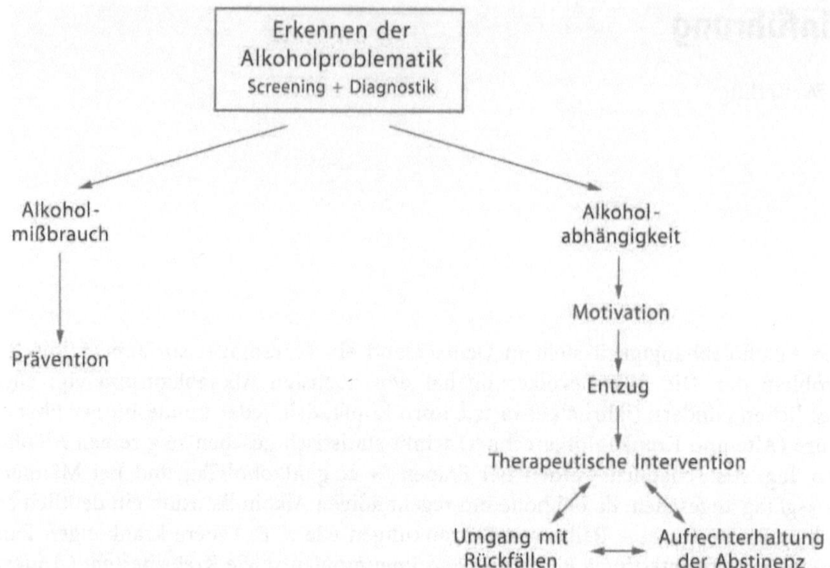

Abb. 1. Erkennen einer Alkoholproblematik bei einem Patienten und notwendige therapeutische Schritte

Suchtstoffen in der Gesamtbevölkerung, beeinflußt die Zahl der Abhängigen sehr, z. B. durch eine permissive oder restriktive Haltung gegenüber Alkohol oder Drogen (*Ernst, 1989; Pfeiffer, 1986*). Diese Haltung ist oft religiös oder auch politisch begründet. In Deutschland herrscht gegenüber Alkohol als Genußmittel eine extrem permissive Haltung vor. Dementsprechend ist die Zahl der Alkoholiker in der BRD sehr hoch. Nach Schätzungen sind etwa 5% der Bundesbürger behandlungsbedürftige Alkoholabhängige (= 2,5 Millionen) und etwa 10% betreiben einen Alkoholmißbrauch (= 5 Millionen) (*Hüllinghorst, 1995*). Damit ist die Alkoholabhängigkeit eine der häufigsten chronischen Erkrankungen in der BRD. Viele Betroffene haben **lebenslang** ein Alkoholproblem.

> !
> **Die Alkoholabhängigkeit ist eine der häufigsten chronischen Erkrankungen in Deutschland**
>
> **Betroffen sind etwa 2,5 Millionen Menschen**
>
> **Gefährdet sind etwa 5 Millionen Menschen**

Der größte Teil der Alkoholiker, die zu einem niedergelassenen Arzt gehen oder in stationäre internistische oder chirurgische Behandlung kommen, sucht nicht eine Behandlung ihrer Suchterkrankung, sondern eine Therapie der körperlichen (Folge-)Erkrankungen.

Jährlich werden etwa 24% aller Alkoholiker in internistischen oder chirurgischen Kliniken aufgenommen. Untersuchungen zeigen, daß in Allgemeinkrankenhäusern auf den internistischen und chirurgischen Stationen etwa 14–17% der aufgenommenen Patienten einen Alkoholmißbrauch betreiben bzw. an einer manifesten Alkoholabhängigkeit leiden (*Arolt et al., 1995; John et al., 1996*). Dort gibt es aber meist keine spezifischen Angebote zur Suchtbehandlung. Nur etwa 2,5% aller Alkoholiker kommen meist als Notfall in eine psychiatrische Klinik. Diese Patienten haben besonders häufig eine zusätzliche psychiatrische Störung [→ Kap. 2.4]. Der eigentliche Königsweg einer Therapiekette (ambulante Beratung, geplante stationäre Entzugs- und Entwöhnungstherapie sowie Nachsorge) wird nur von wenigen Alkoholikern (etwa 1%/Jahr) beschritten. Der weitaus größte Teil der Alkoholabhängigen (60–70%/Jahr) wird nur hausärztlich versorgt (*Hüllinghorst, 1995; Wienberg, 1992*). Über 10% der Patienten in der Allgemeinpraxis haben ein Alkoholproblem (*John et al., 1996*). An diesen Versorgungsgegebenheiten haben sich die Therapieziele zu orientieren (s. *Körkel, 1991; Schwoon, 1992; Wienberg, 1995*)) [→ Kap. 3.1].

- Eine wichtige Aufgabe des behandelnden Arztes in der Praxis bzw. in einer Klinik ist es, neben der zunächst meist im Vordergrund stehenden körperlichen Erkrankung eine Alkoholabhängigkeit zu erkennen und dann therapeutische Schritte einzuleiten bzw. zu veranlassen. Da eine Alkoholabhängigkeit oft schwierig zu erkennen ist, haben sich in der Praxis Screening-Verfahren bewährt.
  [→ **Kap. 1: Screening**]
- Wenn ein Patient im Screening als alkoholgefährdet oder alkoholabhängig aufgefallen ist, sollte eine ausführlichere diagnostische Ableitung erfolgen.
  [→ **Kap. 2: Diagnostik**]
- Wenn bei einem Patienten ein Alkoholmißbrauch diagnostiziert wurde, sind präventive Maßnahmen zur Verhinderung der Ausbildung eines abhängigen Trinkmusters dringend erforderlich.
  [→ **Kap. 4: Prävention**]
- Um den Patienten zu einer suchtspezifischen Behandlung zu motivieren, sind meist eine Reihe von therapeutischen Interventionen notwendig. Dabei ist die Motivation des Patienten zur Veränderung seines Suchtverhaltens zu berücksichtigen.
  [→ **Kap. 5: Therapeutische Interventionen**]
- Wenn bei einem Patienten eine Alkoholabhängigkeit oder ein schwerer Mißbrauch festgestellt wird, ist ein Entzug zu erwarten, besonders wenn der Alkoholkonsum plötzlich, z. B. bei Krankenhausaufnahme, unterbrochen wird.
  [→ **Kap. 6: Entzug**]
- Die Aufrechterhaltung der Abstinenz bereitet vielen Alkoholabhängigen große Schwierigkeiten. Hierfür sind vielfältige Gründe verantwortlich, die unterschiedliche therapeutische Strategien erfordern.
  [→ **Kap. 7: Aufrechterhaltung der Abstinenz**]
- Rückfälle sind bei Alkoholabhängigen die Regel und nicht die Ausnahme. Trotzdem fühlen sich die Betroffenen stigmatisiert (wieder versagt) und die Behandler fühlen sich in ihrem negativen Vorurteilen bestätigt, aber auch in ihrem therapeutischen Bemühen frustriert. Diesen Entwicklungen gilt es rechtzeitig vorzubeugen, d. h. der Umgang mit Rückfällen muß rechtzeitig besprochen werden und mögliche Risikosituationen müssen durchgespielt werden, um Verhaltensalternativen zu erarbeiten.
  [→ **Kap. 8: Umgang mit Rückfällen**]

I. Diagnostik

1 Screening (Erkennen der Alkoholproblematik)

T. Wetterling und C. Veltrup

Angesichts der schwerwiegenden Folgen und der dadurch verursachten immensen Kosten ist eine frühzeitige Diagnose eines erhöhten Alkoholkonsums und die Einleitung einer adäquaten Therapie anzustreben. Die Diagnose einer Alkoholabhängigkeit und besonders eines Alkoholmißbrauchs ist häufig schwierig [→ Kap. 2], da die Angaben der Betroffenen sehr ungenau sind bzw. diese jeglichen erhöhten Alkoholkonsum negieren. Eine Alkoholabhängigkeit wird von vielen Ärzten nicht erkannt, v. a. wenn schwerwiegende körperliche Erkrankungen oder Verletzungen zur Behandlung bzw. zur stationären Aufnahme führen (*Moore et al., 1989; Umbricht-Schneiter et al., 1991*). Verglichen mit den Selbstaussagen anhand von kurzen Fragebögen (s. u.) wird die Diagnose Alkoholabhängigkeit von den behandelnden Krankenhausärzten selten – in weniger als 50% der Fälle – gestellt (*Moore et al., 1989; Umbricht-Schneiter et al., 1991*). Daher ist die Verwendung von kurzen Fragebögen zu empfehlen, um möglichst viele Alkoholiker zu erfassen und so einer Therapie zuführen zu können. Auch eine routinemäßige mündliche Nachfrage erhöht die Erkennungsrate von Alkoholproblemen bei neuen Patienten.

1.1 Selbstbeurteilungsfragebögen

Zur Diagnostik einer Alkoholabhängigkeit sind einige kurze Skalen bzw. Fragebögen entwickelt worden. Davon sind einige sogenannte Selbstrating-Skalen, d. h. der Patient muß selbst einen Fragebogen ausfüllen (*Allen et al., 1995*). Beispiele hierfür sind der CAGE (*Mayefield et al., 1974*), der MAST (*Selzer, 1971*) und Kurzformen davon, z. B. der SMAST (*Selzer et al., 1975*) oder der SADQ (*Stockwell et al., 1979*), deutsche Version GABS (*Jacobi et al., 1987*). Zur klinischen Abschätzung, ob eine Abhängigkeit besteht, haben sich besonders der CAGE, der nur 4 Fragen enthält, und der SMAST mit 10 Fragen bewährt (*Allen et al., 1995*).

Fragen des CAGE (> 1: dringender Verdacht auf Alkoholabhängigkeit)

- Haben Sie jemals das Gefühl gehabt, Sie müßten Ihren Alkoholkonsum vermindern?
- Haben andere Personen Sie dadurch geärgert, daß diese Ihr Trinkverhalten kritisiert haben?
- Haben Sie jemals Schuldgefühle wegen Ihres Alkoholkonsums gehabt?
- Haben Sie jemals als erstes am Morgen ein alkoholhaltiges Getränk getrunken, um Ihre Nerven zu beruhigen?

Bisher gibt es nur wenige Studien, die die Sensitivität (= Prozentsatz der erkannten Fälle unter allen Patienten) und der Spezifität (= Prozentsatz der richtig erkannten Patienten unter allen als positiv identifizierten Fälle) der verschiedenen Screening-Instrumente vergleichen. Ein generelles Problem bei der Berechnung der Sensitivität und Spezifität ist die Festlegung eines Standard zur Diagnose von Alkoholabhängigen, denn in Abhängigkeit vom Standard können sich diese Kenngrößen deutlich verändern (*Storgaard et al., 1994*). Eine weitere Schwierigkeit ist die Festlegung von Werten, ab denen eine Alkoholabhängigkeit vorliegt (*Buchsbaum et al., 1991*). In Abhängigkeit von diesem sogenannten cut-off-Werten ändern sich die Sensitivität und Spezifität erheblich. Klinisch ist der positive prädiktive Wert von besonderem Interesse, da er anzeigt, wie viele Fälle, die nach dem Test positiv sind, tatsächlich ein Alkoholproblem haben.

Die Erkennungsrate (der sogenannte positive prädiktive Wert) ist abhängig von den untersuchten Stichproben (*Liskow et al., 1995; Storgaard et al., 1994*). Meist liegt sie in Bevölkerungsuntersuchungen niedriger. Durch Kombination des CAGE und SMAST können etwa 80% aller Alkoholiker erkannt werden. Mit einer Kombination der sieben aussagekräftigsten Fragen aus beiden Instrumenten (LAST (*Rumpf et al., 1996*)) läßt sich die Erkennungsrate noch etwas erhöhen. Allerdings haben diese kurzen Screening-Instrumente den entscheidenden Nachteil, daß sie zu sehr darauf ausgerichtet sind, ob **jemals** im Leben ein Alkoholproblem bestand (Lebenszeitprävalenz). Sie sagen also nur bedingt etwas über den aktuellen Alkoholkonsum aus, der in der Praxis wegen der zu erwartenden Folgen (v. a. Entzugssyndrom) besonders interessiert. Daher sollten die Patienten, die nach dem CAGE oder/und SMAST ein Alkoholproblem haben, **nach dem aktuellen Alkoholkonsum gefragt werden**, um trokkene Alkoholiker mit einem bewältigten Alkoholproblem nicht falsch zu klassifizieren und eventuell mit einer falschen Verdachtsdiagnose zu brüskieren.

Klinisch ist vor allem in den somatischen Fächern meist weniger von Bedeutung, ob bestimmte Kriterien für eine Alkoholabhängigkeit erfüllt sind, sondern vielmehr interessiert die Frage, ob ein überhöhter Alkoholkonsum vorliegt, der zur aktuellen Symptomatik geführt hat bzw. für diese ursächlich (mit-)verantwortlich ist. In dem AUDIT (Alcohol Use Disorders Identification Test) (*Babor et al., 1989*), der von der WHO zur Diagnose einer Alkoholabhängigkeit empfohlen wird, wird nach den Trinkmengen gefragt. Daher ist dieser Fragebogen besser als der CAGE oder der SMAST geeignet, den momentanen Alkoholkonsum und damit die möglichen medizinischen Komplikationen abschätzen zu können.

In der BRD hat sich ein kombinierter Selbst- und Fremdbeurteilungsbogen, der Münchner Alkoholismus Test (MALT (*Feuerlein et al., 1977*)) zur Diagnostik einer Alkoholproblematik durchgesetzt. Dieser ist aber in seiner Durchführung aufwendiger und für eine Akutklinik oder Praxis weniger geeignet. Er enthält auch Laborwerte. Die Kombination von Fragebogen und Laborwerten (s. u.) verspricht die höchste Screeningrate (*Nilsson et al., 1994*)

AUDIT (modifiziert für den Gebrauch in deutschsprachigen Ländern)

Sehr geehrte Patientin, sehr geehrter Patient!
Da Alkohol vielfach zu gesundheitlichen Schäden führt, werden Sie in diesem Fragebogen nach Ihren Trinkgewohnheiten gefragt. Bitte beantworten Sie die Fragen so genau wie möglich, da sie Grundlage für ein ärztliches Gespräch sind.
Beachten Sie bitte, daß auch Bier ein alkoholisches Getränk ist!
Als Maßeinheit gilt 1 Drink = 1 Glas/Dose Bier oder 1 Glas Wein/Sekt oder 1 Glas Korn, Rum, Schnaps, Weinbrand, Whisky oder ähnliches.

	0	1	2	3	4
Wie oft haben Sie alkoholische Getränke getrunken?	Nie	1mal im Monat oder seltener	2mal im Monat	3mal im Monat	4- oder mehrmals im Monat
Wieviele Drinks trinken Sie pro Tag?	1–2	3–4	5–6	7–9	10 oder mehr
Wie oft trinken sie 6 oder mehr Drinks pro Tag?	Nie	Weniger als einmal im Monat	Einmal im Monat	Einmal in der Woche	Fast täglich
Wie oft hatten Sie im letzten Jahr das Gefühl, Sie könnten nicht aufhören zu trinken, wenn Sie angefangen haben?	Nie	Weniger als einmal im Monat	Einmal im Monat	Einmal in der Woche	Fast täglich
Wie oft konnten Sie im letzten Jahr nicht das tun, was von Ihnen erwartet wurde, weil Sie Alkohol getrunken hatten?	Nie	Weniger als einmal im Monat	Einmal im Monat	Einmal in der Woche	Fast täglich
Wie oft brauchten Sie schon morgens ein alkoholisches Getränk, weil Sie vorher stark getrunken hatten?	Nie	Weniger als einmal im Monat	Einmal im Monat	Einmal in der Woche	Fast täglich
Wie oft haben Sie im letzten Jahr nach dem Alkoholtrinken Gewissensbisse gehabt oder sich schuldig gefühlt?	Nie	Weniger als einmal im Monat	Einmal im Monat	Einmal in der Woche	Fast täglich
Wie oft haben Sie sich nicht an die Ereignisse der Nacht zuvor erinnern können, weil Sie Alkohol getrunken hatten?	Nie	Weniger als einmal im Monat	Einmal im Monat	Einmal in der Woche	Fast täglich
Haben Sie sich oder einen anderen schon einmal verletzt, weil Sie Alkohol getrunken hatten?	Nein	Ja, aber nicht im letzten Jahr			Ja, im letzten Jahr
Hat Ihnen ein Verwandter, Freund oder Arzt geraten, Ihren Alkoholkonsum zu verringern?	Nein	Ja, aber nicht im letzten Jahr			Ja, im letzten Jahr

Über 8 Punkte: Alkoholabhängigkeit wahrscheinlich.

Um die Patienten nicht zu sehr zu konfrontieren, kann der AUDIT in ein allgemeines Gesundheits-Check-up eingebaut werden, in dem u. a. auch gefragt wird nach:

- **Ernährungsweise** (z. B. Zeitpunkt der Hauptmahlzeit, bevorzugte Speisen und Getränke, bewußte Ernährungsgewohnheiten (kalorienarm, Ballaststoffe etc.)
- **Sportliche Aktivitäten,** auch Gymnastik und Entspannungsübungen
- **Schlafgewohnheiten**
- **Konsum von Alkohol, Nikotin und Süßigkeiten**

Eine große Schwierigkeit ist die Differenzierung zwischen Alkoholmißbrauch und Alkoholabhängigkeit [s. → Kap.2]. Mit Hilfe der kurzen Screening-Instrumente wie CAGE oder SMAST ist eine Differenzierung nicht möglich. Eine differenziertere Aussage über den Grad der Abhängigkeit erlaubt der Selbstrating-Fragebogen LAS (*John et al., 1992*). Der AUDIT ist auch hierfür geeignet, da er detailiert die konsumierte Alkoholmenge abfragt. Allerdings ist der AUDIT noch nicht hinreichend validiert. Aufgrund der konkreten Fragen zum Alkoholkonsum ist eine Verleugnungstendenz häufiger als beim CAGE oder SMAST zu erwarten. Bisher gibt es kaum Vergleichsuntersuchungen der verschiedenen Screening-Teste (*Barry et al., 1993; Bohn et al., 1995; Nilssen et al., 1994*).

Allgemeinärzte, die ihre Patienten längerfristig betreuen, kennen in der Regel die Alkoholprobleme ihrer Klientel wesentlich besser als Krankenhausärzte bei einem ersten Kontakt (*John et al., 1996*). Diese genauere Einschätzung basiert vor allem auf der Kenntnis der Anamnese aus mehreren Gespräch sowie auf dem klinischen Blick:

Klinische Zeichen, die auf einen Alkoholmißbrauch hinweisen:

- Alkoholgeruch
- gerötete Konjunktiva
- aufgedunsenes Gesicht (häufig gelblich-blaßer Hautkolorit)
- Zittern der Hände (Tremor)
- Gangunsicherheit (etwas breitbeinig, tapsig (Polyneuropathie))
- erhöhte Schweißneigung
- typischer Habitus (Bierbauch, Kontrast zur Muskelatrophie an Beinen)
- erhöhte Reizbarkeit, verminderte Impulskontrolle

! **Jeder Patient mit diesen klinischen Zeichen sollte genauer auf eine Alkoholproblematik untersucht werden.**

Ein Screening auf Alkoholmißbrauch bzw. Alkoholabhängigkeit mit kurzen Selbsteinschätzungsfragebögen ist aus einer Reihe von Gründen sinnvoll:

- über 10% aller in der Allgemeinpraxis behandelten Patienten betreiben einen schädlichen Alkoholkonsum
- etwa 15–20% aller stationär aufgenommenen Patienten haben ein manifestes Alkoholproblem
- die kurzen Fragebögen können von den Patienten, ggf. mit Hilfe von medizinischem Assistenzpersonal ausgefüllt werden.
- Selbsteinschätzungsfragebögen sind kostengünstiger als Laborparameter (s. u.). Selbsteinschätzungen sind in den meisten Fällen genauso valide wie Laborparameter
- frühzeitiges Erkennen einer Alkoholabhängigkeit als (Mit-)Ursache einer körperlichen oder psychiatrischen Erkrankung
- rechtzeitige Prävention von Komplikationen (schwerer Entzug) [→ Kap. 4]
- Selbsteinschätzungsfragebögen sind für den Arzt zeitneutral und können als Grundlage eines kurzen Aufklärungsgesprächs über die Folgen eines erhöhten Alkoholkonsums dienen, aus dem sich dann erste therapeutische Ansätze ergeben können [→ Kap.6]
- es gibt Hinweise dafür, daß schon ein Screening auf Alkohol ohne weitere therapeutische Maßnahmen zu einer Reduktion der Trinkmenge führt (*Chick et al., 1985; Daniels et al., 1992; Scott et al., 1990*)

1.2 Laborparameter als Screening-Instrumente

T. Wetterling

In den somatischen Fächern ist es wichtig (z. B. vor Operationen), schnell zu erfahren, ob ein überhöhter Alkoholkonsum vorliegt, der zu der aktuellen Symptomatik geführt hat bzw. für diese ursächlich (mit)verantwortlich ist. In diesem Zusammenhang werden häufig Laborparameter (Alkoholmarker) als Indikatoren für einen erhöhten Alkoholkonsum angesehen (s. Übersicht (*Conigrave et al., 1995*)). Als Alkoholmarker gelten vor allem:

1. Gamma-Glutamyl-Transferase (γ-GT)
2. Mikrokorpusläres Volumen der Erythrozyten (MCV)
3. Carbohydrate deficient Transferrin (CDT)

1. Gamma-Glutamyl-Transferase (γ-GT)

Die γ-GT, ein vorwiegend in den Mitochondrien der Leber und Niere lokalisiertes Enzym, gelangt bei einer Schädigung dieser Organe in größerem Ausmaß ins Blut.

Es ist also nur ein indirekter Indikator für den Alkoholkonsum, da ein überhöhter Alkoholkonsum erst zu einer Schädigung der Leber führen muß, bevor es im Blut zu einem Anstieg der γ-GT-Werte kommt. Dies ist erst nach einem mehr als 3-wöchigen Konsum von 60 g Alkohol täglich der Fall (bei chronischen Alkoholikern mit einer vorgeschädigten Leber auch schon früher). Die Grenzwerte für die γ-GT sind umstritten, denn die in der BRD allgemein akzeptierten Normalwerte < 28 U/l werden als zu hoch angesehen (*Kornhuber et al., 1989*), weil in den Normstichproben viele Personen mit einem regelmäßigen sozialen Alkoholkonsum enthalten waren. Die γ-GT hat eine Halbwertszeit von etwa 26 Tagen, d. h. die Werte fallen nach einem Entzug bzw. Absetzen des Alkoholkonsums erst langsam ab. Umgekehrt ist auch erst nach einer längeren Trinkphase (> 26 Tagen) mit einem deutlichen Anstieg der γ-GT-Werte im Serum zu rechnen. Bei zahlreichen Leberschädigungen kann es ebenfalls zu einem isolierten γ-GT-Anstieg kommen.

2. Mikrokorpuskuläres Volumen der Erythrozyten (MCV)

Das mikrokorpuskuläre Volumen der Erythrozyten (MCV) ist bei chronischen Alkoholikern meist erhöht (> 95 mm^3). Diese Makrozytose wird wahrscheinlich durch eine alkoholbedingte Suppression des Knochenmarks – also auch indirekt über eine Organschädigung – verursacht. Da die Erythrozyten eine lange Halbwertszeit (~ 120 Tage) haben, steigen die MCV-Werte erst nach längeren Alkoholkonsum (etwa nach 6 Wochen bei einem regelmäßigen Konsum von 60 g Alkohol täglich). Sie können wegen der langen Halbwertszeit sogar noch nach dem Entzug ansteigen, insbesondere wenn unmittelbar vor dem Entzug sehr viel Alkohol getrunken wurde. Aus dem gleichen Grund fallen die Werte nach Absetzen bzw. Entzug erst nach einigen Wochen wieder ab. Daher ist das MCV nur ein Indikator für einen länger andauernden Alkoholkonsum oder für Fälle, in denen der vermutete erhöhte Alkoholkonsum schon länger zurückliegt, aber nicht für kurze Trinkphasen. Das MCV ist auch bei Folsäure- und/oder bei Vitamin B12-Mangel erhöht.

3. Carbohydrat-Defizientes Transferrin (CDT)

In den letzten Jahren sind eine Reihe von Berichten veröffentlicht worden (s. Zusammenfassung *Kanitz et al., 1993; Stibler et al., 1991; Wetterling et al., 1996a*), die eine Erhöhung einer speziellen Variante des Glykoproteins Transferrin – des sogenannten carbohydrate-deficient transferrin (CDT) – im Blut von Alkoholikern festgestellt haben. Bei dem CDT handelt es sich um ein Transferrin, das weniger Aminozucker aufweist und sich dadurch in seinen elektrophoretischen Eigenschaften vom normalen Transferrin unterscheidet. Dieser Unterschied kann zur Bestimmung von CDT verwendet werden (*Stibler et al., 1986*). Bisher gibt es aber noch keine standardisierte Meßmethode. Kommerziell werden mehrere unterschiedliche Verfahren angeboten. Der von der Firma Pharmacia Kabi, Freiburg angebotene RIA kit (CDTect™) mißt Absolutwerte, während der AXIS % CDT kit von der Firma BIORAD, München Prozentwerte von dem Gesamttransferrin angibt. Beide Verfahren liefern annähernd gleiche Resultate (*Bell et al., 1994*). Bisher besteht aber noch keine Einigkeit darüber,

Tabelle 1.1. Vergleiche der verschiedenen Laborparameter für die Diagnose eines erhöhten Alkoholkonsums

	Sensitivität bei Alkoholikern (%) bei Screening in Allgemeinpraxen Bevölkerung*	Spezifität (%)	positiv nach 60 g Alkohol	Normalisierung nach Absetzen	Falsch positive Ergebnisse bei
γ-GT	49–95 40–50 20–50	70–100	> 21 Tage	14–60 Tage	Lebererkrankungen Antikonvulsiva Medikamente Nikotinabusus Diabetes
MCV	38–93 20–30 20–30	5– 98	> 42 Tage	60–90 Tage	Folsäuremangel Vitamin B12-Mangel Lebererkrankungen Nikotinabusus
CDT	19–91 45 20–62	26– 95	14–21 Tage	10–14 Tage	Leberinsuffizienz nonalkoholische Lebererkrankungen Schwangerschaft Eisenmangel

Quellen: **Conigrave et al., 1995; Gilg, 1995; Kanitz et al., 1993; Wetterling et al., 1996a*

welche Meßmethode (Absolutwerte oder Prozentangabe des Gesamttransferrins) zur Bestimmung eines erhöhten aktuellen Alkoholkonsums sinnvoller ist.

Ein Vergleich der unterschiedlichen ‚Alkoholmarker' zeigt (*Wetterling et al., 1996a*), daß CDT die höchste Spezifität zeigt, allerdings ist die Sensitivität, d.h. Erkennungsrate in unausgewählten Bevölkerungsstichproben nur niedrig (22% bzw. 26%) (*Nilsson et al., 1992; Nyström et al., 1992*), so daß CDT zum Screening in der Klinik oder Praxis wenig geeignet ist. Dagegen erscheint CDT aufgrund der hohen Spezifität und des Ansprechens nach relativ kurzer Trinkdauer (etwa 14 Tage) am ehesten zur Therapiekontrolle bei Alkoholikern geeignet. Aber bei Frauen sind die CDT-Werte häufig nicht aussagekräftig und falsch negativ (*Kanitz et al., 1995; Nyström et al., 1992*). In der Schwangerschaft sind die CDT-Werte erhöht (*Kanitz et al., 1995*). Die CDT-Bestimmung ist vergleichsweise teuer (je nach Labor und Methode etwa 50–60 DM) und eine Leistung aus der Ausschlußliste gem. 6 Abs. 2 Hausarztvertrag [→ Anhang 9.2].

Wie aus Tabelle 1.1 zu ersehen ist, sind vor allem die γ-GT und das MCV bei Lebererkrankungen häufig erhöht. Dadurch ergibt sich die Schwierigkeit, wie eine Abgrenzung laborchemisch zwischen einer alkoholbedingten und einer nicht alkohol-induzierter Leberschädigung erfolgen kann. Für diese Fragestellung ist das CDT am besten geeignet. Auch das mitochondriale Isoenzym (m-AST) der Glutamat-Oxalacetat-Transaminase (GOT) bzw. der Quotient aus beiden können zur Differenzierung herangezogen werden.

Alkohol-Marker zeigen kurze Alkoholexzesse (< 14 Tage) nicht an.

Weitere Labortests zum Nachweis einer Alkoholabhängigkeit bzw. eines erhöhten Alkoholkonsums befinden sich in der Entwicklung (s. Übersichten bei *Conigrave et al., 1995; Gilg, 1995; Rommelspacher et al., 1995*).

Vergleiche von Selbstbeurteilungsbögen wie CAGE oder MAST mit Laborparametern hinsichtlich ihrer Eignung als Screeninginstrumente für Alkoholismus ergaben in den meisten Studien (*Bell et al., 1994; Bernandt et al., 1982; Bisson et al., 1994; Bohn et al., 1995; Girela et al., 1994*) eine höhere Sensitivität und Spezifität der Fragebögen. Vergleichsuntersuchungen haben gezeigt, daß vor allem bei problematischem Alkoholtrinken (Frauen > 16 g/Tag oder Männer > 24 g/Tag (*Empfehlungen der BMA, 1995*) der positive prädiktive Wert des CAGE bzw. MAST und des CDTs vergleichbar, aber die Erkennungsrate sehr niedrig ist (< 0.55) (*Wetterling et al., 1997*). Als sinnvoll hat sich die Kombination von Fragebögen mit Laborwerten erwiesen (*Nilssen et al., 1994*). In dem in der BRD häufig verwendeten MALT (*Feuerlein et al., 1977*) und auch in einer Erweiterung des AUDIT (Clinical procedure) ist ein Laborwert (γ-GT) enthalten.

Insgesamt erscheint es bei Verdacht auf einen Alkoholmißbrauch sinnvoller zu sein, die Patienten direkt, aber taktvoll nach ihren Trinkgewohnheiten – wie z. B. im AUDIT (s. o.) – zu fragen, denn die Angaben zum Alkoholkonsum haben sich in vielen Studien als relativ zuverlässig erwiesen (*Babor et al., 1987*). Bei einer Befragung z. B. im Rahmen einer Abklärung gesundheitsgefährdenden Verhaltens (übermäßiges Essen, wenig Bewegung, Rauchen und Alkohol) (s. o.) sind Auseinandersetzungen über die Trinkmenge oder Konfrontationen zu vermeiden.

Ein weiteres kombiniertes Screening-Verfahren, das allerdings auch umfangreiche Informationen erfordert, ist der Scree-T9 (*Richter et al., 1994*). Die notwendigen Angaben können leicht im Rahmen einer ausführlichen Anamnese erhoben werden:

- alkoholbedingte Probleme im Betrieb oder Straßenverkehr
- maximale Trinkmenge/24 Stunden > 200g reiner Alkohol
- rauschbetonter Trinkstil
- Brechreflex auf Alkohol erloschen
- Gesicht ist mäßig oder stark gerötet
- γ-GT > 35 U/l, GPT > 35 U/l und GOT > 35 U/l

Angesichts des hohen Anteils der Alkoholiker unter den stationär aufgenommenen Patienten (etwa 14–17% (*Arolt et al., 1995; John et al., 1996*)) ist bei Krankenhausaufnahme, insbesondere vor Operationen, eine Abschätzung des Risikos von möglichen alkoholbedingten Komplikationen (v. a. Entzug) dringend erforderlich [auch → Kap.4]. So ist z. B. bei alkoholabhängigen chirurgischen Notfallpatienten die Liegedauer wegen Komplikationen fast doppelt lang wie bei vergleichbaren nicht-alkoholabhängigen Patienten (*Ring et al., 1994*). Erhöhte CDT-Werte deuten auf ein höheres Risiko eines Alkoholentzugssyndroms hin (*Kanitz et al., 1995, 1996*). Präoperativ kann anhand der CDT-Werte das Risiko postoperativer Komplikationen abgeschätzt werden (*Heil et al., 1994; Spieß et al., 1995*).

Natürlich ist auch der Blutalkoholspiegel bzw. der Atemalkohol beim Arztbesuch bzw. bei Aufnahme ein sehr wichtiger Indikator für ein aktuelles Alkoholproblem. Selbst in einem Land wie der BRD, in dem der Alkoholgenuß von Seiten der Gesellschaft und der Politik kaum Beschränkungen unterliegt, wurden zumindest für Autofahrer Grenzwerte festgelegt (0,8 Promille Blutalkohol). Patienten, insbesondere mit einem Trauma, die höhere Spiegel bei der Untersuchung aufweisen, sind zumindest verdächtig auf ein Alkoholproblem. Sie sollten daher sorgfältig untersucht werden.

Besonders Patienten mit Blutalkoholspiegel von mehr als 2 Promille sind gezielt auf eine Alkoholabhängigkeit zu untersuchen. Patienten mit Verletzungen, insbesondere mit Kopfverletzungen sind häufig alkoholisiert und betreiben einen langfristig erhöhten Alkoholkonsum (*Nilssen et al., 1994*).

! Bei Patienten mit einem schweren Trauma immer Alkoholspiegel bestimmen. Patienten mit einem meßbaren Blutalkoholspiegel beim Arztbesuch bzw. bei Aufnahme sollten immer hinsichtlich einer möglichen Alkoholabhängigkeit untersucht werden.

Ein Screening auf Alkoholmißbrauch bzw. Alkoholabhängigkeit mit Laborparameter wie CDT, γ-GT oder MCV ist sinnvoll:

- wenn Verdacht auf einen überhöhten Alkoholkonsum besteht, der Patient jedoch jeglichen Alkoholmißbrauch leugnet
- vor Operationen zur Abschätzung des Risikos postoperativer Komplikationen
- in Kombination mit Selbstbeurteilungsfragebögen, um die Treffsicherheit zu erhöhen
- zur Verlaufskontrolle bei ambulanten Patienten, bei denen der Verdacht auf eine Alkoholabhängigkeit besteht.

MERKSÄTZE

- **Alkoholabhängigkeit ist eine der häufigsten chronischen Erkrankungen in der BRD**
  Also immer an eine Alkoholabhängigkeit denken
  vor allem bei Lebererkrankungen, Pankreatitis, Polyneuropathie

- **Auch Bier und Wein sind alkoholhaltige Getränke.**
  Ihr Genuß sollte nicht bagatellisiert werden.
  (1 l Bier enthält etwa 40g Alkohol, 0,7 l Wein etwa 65 g Alkohol)

- **Jeden neuen Patienten kurz auf erhöhten Alkoholkonsum untersuchen**
  Klinische Anzeichen beachten und gegebenenfalls genauer nachfragen,
  vor allem bei positiven CAGE oder SMAST-Screening

- **Bei Verdacht auf Alkoholmißbrauch nach den Trinkgewohnheiten (Häufigkeit und Trinkmenge) fragen**
  z. B. im Rahmen eines Check-ups möglicher gesundheitsschädlicher Verhaltensmuster
  ➔ Nicht auf Diskussionen über Alkoholkonsum einlassen

- **Bei längerfristig betreuten Patienten auf Änderungen im Trinkverhalten achten**

- **Bei gesichertem Alkoholmißbrauch oder gesicherter Abhängigkeit zur Änderung des Trinkverhaltens motivieren**
  ➔ Entzug und weitere therapeutische Maßnahmen veranlassen

- **‚Alkohol-Marker' wie CDT, γ-GT und MCV können nur einen aktuellen erhöhten Alkoholkonsum (> 60 g/Tag) anzeigen**
  ➔ ‚Alkohol-Marker' können die Diagnose Alkoholabhängigkeit nur stützen, aber nicht beweisen

2 Diagnostik

T. Wetterling und C. Veltrup

Der Konsum von Alkohol ist in Deutschland weit verbreitet. Die Grenze, wo der genußvolle Konsum von Suchtstoffen, z. B. bei Alkohol oder Nikotin, aufhört und eine Sucht bzw. Abhängigkeit anfängt, ist schwer zu definieren. Meist wird unterschieden zwischen:

- Intoxikation
- Mißbrauch (Abusus)
- Abhängigkeit

Wenn ein Patient in Behandlung kommt und im Screening [→ Kap. 1] ein Alkoholproblem erkennbar wurde, ist die Frage zu klären, ob bei ihm eine Alkoholabhängigkeit oder ein Mißbrauch vorliegt. Dies ist häufig sehr schwierig, da die Angaben der Betroffenen sehr ungenau sind bzw. diese jeglichen überhöhten Alkoholkonsum abstreiten. Eine Verleugnungs- und/oder Bagatellisierungstendenz (,Alle trinken Bier') ist im Frühstadium einer Abhängigkeit [→ Kap. 5] sehr häufig, so daß alle Informationsquellen zur Stellung der Diagnose herangezogen werden sollten. Operationalisierte Kriterien zur Diagnostik wurden im DSM-IV (*Saß et al., 1996*) und in der ICD-10 (*Dilling et al., 1993*) zusammengestellt. Diese sind **nicht identisch.** Dies ist vor allem dadurch bedingt, daß es kein allgemein akzeptiertes Konzept für eine Alkoholabhängigkeit gibt (*Schmidt et al., 1995*). Hier wird im wesentlichen auf die demnächst in der BRD verbindlichen ICD-10-Kriterien eingegangen.

Eine vereinfachte Version der ICD-10, die operationalisierte Kriterien für psychische Störungen enthält, ist für den allgemeinärztliche Bereich entwickelt worden (*Müßigbrodt et al., 1995*)

Bei einigen zeitaufwendigen diagnostischen Instrumenten wie z. B. dem CIDI (*WHO, 1990*) oder dem SCID-IV (*Wittchen et al., 1996*) werden die Daten mit Hilfe eines standardisierten Interviews erhoben. Von dem CIDI existiert eine computergestützte Selbstratingversion (*Lachner et al., 1996*). Mit dem SCID-IV lassen sich Diagnosen entsprechend den Kriterien des DSM-IV und mit dem CIDI entsprechend der ICD-10 stellen. Die suchtspezifischen Module können separat angewandt werden. Die Anwendung des CIDI oder SCID ermöglicht gleichzeitig die Erkennung von weiteren

Tabelle 2.1. Befundbogen

	nicht vorhanden	vorhanden	beeinträchtigt durch	erheblich beeinträchtigt durch
Psychische Störungen				
Verlangen nach Alkohol				
Kontrollverlust				
Alkoholtoleranz				
Verhalten auf Alkoholtrinken eingeengt				
Depressive Verstimmung				
Angst				
Nervosität/Reizbarkeit				
Anspannung/Aggressivität				
Merkfähigkeitsstörung				
Konzentrationsstörung				
Verlangsamung				
Konfabulationen				
Schlafstörungen				
Körperliche Störungen				
Veg. Entzugssymptome: – Tremor – Schwitzen – Hypertonie				
Organschädigungen: – Leber – Pankreas – Gastrointestinale Schäden – Kardiovaskuläre Schäden – Polyneuropathie				
Gangstörung, Ataxie				
Krampfanfälle				
Zusätzlicher Mißbrauch				
Nikotin				
Medikamente				
Illegale Drogen				
Übergewicht				

Tabelle 2.2. Soziale Beeinträchtigungen

	nicht vorhanden	vorhanden	beeinträchtigt durch	erheblich beeinträchtigt durch
Störungen im familiären Bereich				
Vater Alkoholiker				
Mutter Alkoholikerin				
Alkoholtrinkender Partner				
Trennung von Partner				
Lebt in Scheidung				
Scheidung				
Keine feste Beziehung				
Alleinstehend				
Finanzielle Sorgen: - Überschuldung - Pfändung				
Wohnverhältnisse - sehr beengt - Alkohol-Milieu - wohnungslos/Räumung				
Störungen im beruflichen Bereich etc.				
Arbeitslosigkeit				
Abmahnung				
Führerscheinverlust				
Lange körperliche Erkrankung				

psychiatrischen Störungen [→ Komorbidiät]. Da diese Instrumente aber sehr zeitaufwendig sind (etwa 1 Stunde/Patient) und eine Schulung voraussetzen, ist ihr Einsatz nur bei Forschungsfragen sinnvoll. Ein Problem ist, daß mit den verschiedenen diagnostischen Instrumenten nicht identische Patientengruppen erfaßt werden.

Da Patienten mit Alkoholproblemen meist eine Vielzahl von Symptomen aufweisen, die zunächst oft nicht sicher diagnostisch einzuordnen sind, empfiehlt es sich, um nicht wichtige Aspekte bei der Diagnostik und Behandlungsplanung zu übersehen, alle Symptome mit Schweregrad auf einem Befundbogen zusammenzufassen [→ Tabelle 2.1].

Da soziale Beeinträchtigungen einen sehr erheblichen Einfluß auf das Trinkverhalten und auch auf die Fähigkeit, abstinent zu bleiben, sowie auf die Motivation zur Veränderung haben (*Center for Research on Drugs, 1994; Tucker et al., 1994*), sollten sie immer mit erfaßt werden [→ Tabelle 2.2]. Auch hat eine niederländische Studie gezeigt, daß bei Vorliegen von chronischen sozialen Beeinträchtigungen eher an einen erhöhten Alkoholkonsum gedacht werden muß und dann eine eingehendere Diagnostik erfolgen sollte (*Cornel et al., 1996*).

2.1 Alkoholintoxikation (ICD-10: F10.0)

Tabelle 2.3. Diagnostische Kriterien für eine Alkoholintoxikation (nach ICD-10, leicht modifiziert)

A1. Nachweis eines hohen Alkoholkonsums, der für die vorliegende Intoxikation ausreichend ist.
A2. Symptomatik ist mit den bei einer Alkoholintoxikation bekannten Störungen (s. u.) vereinbar
A3. Das Zustandsbild ist nicht durch eine Erkrankung bzw. Verletzung (z. B. Schädel-Hirn-Trauma) oder eine andere psychische Störung zu erklären.
B. Auffälliges Verhalten, mindestens eins der folgenden Symptome:
- Enthemmung
- Streitbarkeit
- Aggressivität
- Affekt-/Stimmungslabilität
- Aufmerksamkeitsstörungen
- Einschränkung der Urteilsfähigkeit
- Beeinträchtigung der persönlichen Leistungsfähigkeit

C. Mindestens eines der folgenden Symptome:
- Gangunsicherheit
- Standunsicherheit
- verwaschene Sprache
- Nystagmus
- Bewußtseinsstörung (Somnolenz, Koma)
- Gesichtsröte
- konjunktivale Injektion

Wann eine Alkoholintoxikation eintritt, ist individuell sehr verschieden. Bei Personen, die nicht regelmäßig trinken, treten erste Intoxikationserscheinungen (verlängerte Reaktionszeit, Kritikminderung etc.) bei etwa 0,5 Promille auf. Deutliche Intoxikationszeichen wie z. B. Erregung, verwaschene Sprache, Gangstörungen treten ab etwa 1,5 Promille auf. Personen, die regelmäßig Alkohol trinken, können erst bei wesentlich höheren Promillewerten (bis etwa dem Doppelten der oben genannten Werte) Intoxikationszeichen zeigen.

! Wenn ein Patient trotz hoher Promillewerte weitgehend unauffällig ist, besteht der dringende Verdacht auf eine Alkoholabhängigkeit!

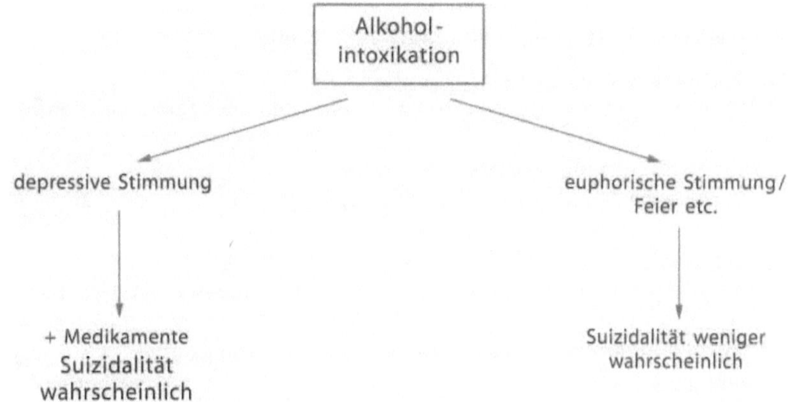

Abb. 2. Abklärung der Suizidalität bei Alkoholintoxikation

Intoxikierte Patienten mit Blutalkoholwerte über 3,5–4 Promille sind intensiv überwachungsbedürftig [→ Kap. 6.3].

Da Alkoholabhängige eine besonders hohe Selbstmordrate aufweisen (über 2% der Alkoholiker sterben durch Suizid) und auch bei vielen Suizidversuchen von Nicht-Alkoholikern Alkohol eine wesentliche Rolle spielt (*Feuerlein, 1996; Soyka, 1995*), sollte bei jeder Alkoholintoxikation versucht werden, die genauen Umstände zu erfragen:

- Warum wurde so viel getrunken? (Feier, ‚Wetttrinken', Betäuben von Sorgen, Angst etc.)
- Wo wurde getrunken? (allein, Gesellschaft, Kneipe)
- Frühere Alkoholintoxikationen bekannt? → Verdacht auf Alkoholabhängigkeit
- Wurden gleichzeitig Medikamente (Tabletten) eingenommen? → Verdacht auf Suizidversuch

Auch hier ist mit einer Verleugnungs- oder Bagatellisierungstendenz zu rechnen, insbesondere, was suizidale Impulse angeht. Daher sollte im Verdachtsfall bei einer Alkoholintoxikation gezielt nach einer Suizidabsicht gefragt werden. Häufig ist die Antwort zu hören, daß der Betreffende nur ‚endlich einmal Ruhe haben wollte' – bzw. zur Ruhe kommen wollte. In solchen Fällen sollte nachgefragt werden, ob der Betreffende bereit war, auch das Risiko einzugehen, sich zu vergiften (‚alles egal'). Im Intoxikationsstadium sind die Betreffenden oft bereit über ihre suizidalen Impulse und depressiven Gedanken zu reden. Daher sollte auch im Intoxikationsstadium versucht werden, mit den Patienten ins Gespräch zu kommen, denn häufig sinkt mit zunehmender Nüchternheit die Bereitschaft über Probleme zu reden und die Abwehr wird wieder stabiler.

Risikofaktoren, die für eine erhöhte Suizidgefährdung sprechen, sind:

- zunehmende gedankliche Einengung
  (Der Patient sieht keine Lösungsmöglichkeiten für seine Probleme, Konflikte etc.)
- akute situative Zuspitzung der Konflikte
  (z. B. Trennung von Lebenspartner, Tod von Angehörigen, Arbeitsplatzverlust etc.)
- subjektiv erlebte Kränkung (Zurückweisung, Trennung des Partners etc.)
- Vernachlässigung der sozialen Beziehungen bzw. fehlende soziale Bezugspersonen (alleinstehende Personen)
- depressive Stimmung (auch Insuffizienzgefühle, Schuldgefühle, z. B. wegen Sucht oder Rückfall)
- frühere Suizidversuche oder Suiziddrohungen (auch Suizide in der Familie)
- konkrete Planung des Suizidversuches (z. B. längere Planung)

Wichtige Fragen zur Klärung der Selbstmordgefährdung:

1. Haben Sie in letzter Zeit daran gedacht, sich das Leben zu nehmen? (Wie oft?)
2. Haben diese Gedanken sich Ihnen aufgedrängt?
3. Haben Sie schon einen Plan für einen Selbstmordversuch gemacht? (Wie?)
4. Haben Sie schon Vorbereitungen getroffen? (Welche?)
5. Haben Sie mit jemand über Ihre Selbstmordabsichten gesprochen? (Mit wem?)
6. Halten Sie Ihre Lage für aussichts- und/oder hoffnungslos? (Warum?)
7. Können Sie noch an etwas anderes als Ihre Probleme denken?
8. Wie ist Ihre augenblickliche Stimmung?
9. Haben Sie noch an irgend etwas Interesse oder Freude?
10. Haben Sie jemanden, mit dem Sie über Ihre Probleme sprechen können? (Mit wem?)
11. Haben Sie schon einmal einen Selbstmordversuch gemacht? (Wie oft? Wann?)

2.2 Schädlicher Gebrauch (Abusus) (ICD-10 F10.1)

Die Diagnose einer Abhängigkeit sowie die Abgrenzung von Abusus (schädlicher Gebrauch von Alkohol) zur Abhängigkeit ist problematisch und hängt unter anderem von dem zu Grunde gelegten Konzept ab (s. Übersicht bei *Schmidt et al., 1993*). Die diagnostischen Kriterien der ICD-10 und auch des DSM-IV für eine Abhängigkeit basieren weitgehend auf dem Abhängigkeitskonzept von *Edwards et al., 1976*. Dieses

Tabelle 2.4. Diagnostische Kriterien für einen schädlichen Alkoholgebrauch (in Anlehnung an das DSM-IV)

1. Eine Art des Alkoholkonsums, die zu einer Gesundheitsschädigung oder einer psychischen Störung führt, die gekennzeichnet ist durch das Auftreten von
   - wiederholtem Alkoholkonsum, der zu schwerwiegenden Beeinträchtigungen bei Arbeit, Haushalt oder Schule (gehäufte Abwesenheit, verminderte Leistungsfähigkeit, Vernachlässigung wesentlicher Interessen) führt
   - wiederholtem Alkoholkonsum in Situationen, die mit besonderen Gefahren bei Alkoholkonsum verbunden sind (z. B. Autofahren, Arbeit an laufenden Maschinen)
   - wiederholten Problemen mit Polizei und Gesetz wegen durch Alkoholkonsum verursachter Vergehen
   - fortgesetztem Alkoholkonsum trotz wiederholter sozialer oder interpersoneller Probleme, die durch den Alkoholkonsum verursacht werden

   Die Diagnose sollte gestellt werden, wenn in den letzten 12 Monaten das Konsumverhalten zu einer dieser Folgen geführt hat.
2. Die Kriterien für eine Abhängigkeit sind noch nicht erfüllt.

konnte in seiner Konstruktvalidität durch einige Studien untermauert werden (*Kosten et al., 1987; Stockwell et al., 1979*).

Die Kriterien für einen schädlichen Alkoholgebrauch sind in der DSM-IV und der ICD-10 unterschiedlich definiert. In der ICD-10 wird für die Diagnose eines Alkoholmißbrauchs nur gefordert, daß eine Schädigung der psychischen oder physischen Gesundheit tatsächlich eingetreten sind. Diese sehr unscharfe Definition kann zu Schwierigkeiten in der Abgrenzung zu einer Abhängigkeit führen. In der ICD-10 werden soziale Folgen des Konsumverhaltens nicht als Kriterium für einen schädlichen Gebrauch gewertet. Um rechtzeitig gefährdete Patienten diagnostizieren zu können, erscheinen ausführlicheren und präziseren Kriterien des DSM-IV wesentlich geeigneter [Tab. 2.4].

Wie erwähnt ist die Abgrenzung Mißbrauch – Abhängigkeit schwierig, da es fließende Übergänge gibt. Viele Alkoholmißbraucher werden binnen weniger Jahre manifest abhängig. Auch haben Untersuchungen (*Küfner et al., 1988; Vaillant, 1996*) gezeigt, daß es nur wenigen Patienten nach einer Entgiftung gelingt, moderat in sozial verträglichen Rahmen zu trinken. Etwa 30% der Alkoholiker, denen es anfänglich gelingt, weitgehend kontrolliert zu trinken, werden dauerhaft abstinent. Aber etwa 30% bilden nach einiger Zeit wieder ein abhängiges Trinkverhalten aus. Daher sollte, wenn bei einem Patienten ein Alkoholmißbrauch diagnostiziert wurde, der Patient eingehend auf seine Alkoholproblematik hingewiesen werden und auf weiterführende Behandlungsangebote aufmerksam gemacht werden [→ Prävention, Kap. 4].

Als Risikofaktoren dafür, daß sich aus einem Mißbrauch eine Alkoholabhängigkeit entwickelt, sind anzusehen:

- geringe subjektive Intoxikationszeichen trotz hohen Alkoholspiegels
- Personen in der Herkunftsfamilie mit einer Alkoholabhängigkeit
- antisoziale Persönlichkeitsstörung

Untersuchungen an Hochrisikopersonen (Söhne von Alkoholikern) (*Schuckit, 1994, 1996*) zeigen, daß diese häufiger subjektiv nur geringe Intoxikationszeichen trotz hohen Alkoholspiegels angeben als andere Personen. Im weiteren Verlauf entwickelten diese Personen deutlich häufiger eine Alkoholabhängigkeit (*Schuckit, 1996; Schuckit et al., 1996*).

Personen mit Alkoholabhängigen in der Herkunftsfamilie haben ein deutlich höheres Risiko, selbst alkoholabhängig zu werden. Zwillingsstudien zeigen, daß eineiige Zwillinge eine hohe Konkordanzrate hinsichtlich einer Alkoholabhängigkeit aufweisen. Adoptionsstudien ergaben, daß Kinder von Alkoholiker, die schon frühzeitig adoptiert wurden, ein höheres Risiko haben, alkoholabhängig zu werden als die Kinder von Nicht-Alkoholikern (s. Zusammenfassung *Maier, 1996*). Diese Ergebnisse deuten auf eine genetische, d. h. familiäre Belastung hin. Bei Personen, die bei ihren alkoholabhängigen Eltern aufgewachsen sind, kommt sehr oft eine schwere Belastung durch die mangelnde Fürsorge der Eltern oder leider recht häufig eine von Gewalt geprägte Atmosphäre (‚broken home‘) hinzu.

Einige Verlaufsstudien (z. B. *Jessor et al., 1975, 1977*) zeigen, daß folgende Persönlichkeitseigenschaften Risikofaktoren für die Ausbildung eines problematischen Alkoholkonsums sind: geringe Leistungsbereitschaft, Streben nach Unabhängigkeit und Unkonventionalität, geringe Erfolgserwartung, Neigung zu Fehlverhalten (Lügen, Stehlen, Aggression etc.). Diese Eigenschaften sind charakteristisch für eine antisoziale Persönlichkeitsstörung, die wie Untersuchungen von *Cloninger et al.* (1981) und *Sigvardsson et al.* (1996) zeigen, besonders häufig mit einer früh beginnenden Alkoholabhängigkeit einhergeht (Cloninger-Typ II) [→ Kap. 3.1].

> ! Es bleibt festzuhalten, daß die Entwicklung einer Alkoholabhängigkeit multifaktoriell bedingt ist.

2.3 **Alkoholabhängigkeit** (ICD-10: F10.2)

Charakteristisch für ein Abhängigkeitssyndrom sind ein auf den Alkoholkonsum eingeengtes Verhaltensmuster, ein starker Wunsch oder eine Art Zwang, Alkohol bzw. die Droge zu konsumieren (‚Craving‘) [s. Kap. 4.5 und 6.1] und die Vernachlässigung anderer Interessen zugunsten des Alkoholkonsums.

Eine Differenzierung zwischen Alkoholmißbrauch und -abhängigkeit ist häufig schwierig. Daher wird in vielen Arbeiten keine Differenzierung vorgenommen und nur von Alkoholismus gesprochen. Da bei einem Alkoholmißbrauch die Prognose günstiger ist und auch andere therapeutische Interventionen notwendig sind [→ Kap. 5], sollte eine Unterscheidung angestrebt werden. Einige einfache diagnostische Instrumente sind für diesen Zweck entwickelt worden (*Richter et al., 1994*).

Tabelle 2.5. Diagnostische Kriterien für eine Alkoholabhängigkeit (nach ICD-10, etwas verkürzt)

Die Diagnose Abhängigkeit soll nur gestellt werden, wenn irgendwann während des letzten Jahres drei oder mehr der folgenden Kriterien vorhanden waren:

1. ein starker Wunsch oder eine Art Zwang, Substanzen oder Alkohol zu konsumieren ('Craving')
2. verminderte Kontrollfähigkeit bezüglich des Beginns, der Beendigung und der Menge des Alkoholkonsums.
3. ein körperliches Entzugssyndrom
4. Nachweis einer Toleranz (Um den gleichen vom Konsumenten erwünschten Effekt zu erreichen, werden deutlich erhöhte Alkoholmengen benötigt)
5. fortschreitende Vernachlässigung anderer Vergnügen oder Interessen zugunsten des Alkoholkonsums
6. anhaltender Substanz- oder Alkoholkonsum trotz Nachweises eindeutiger schädlicher Folgen.

> ! Bei jedem Patienten, bei dem eine Alkoholabhängigkeit diagnostiziert werden kann, sollte eine Therapie eingeleitet werden und der Patient ausdrücklich zu dieser motiviert werden [→ Kap. 5].

2.4 Mehrfach-Abhängigkeit

Synonym: polyvalente Abhängigkeit

Ein diagnostisches Problem ist die Abhängigkeit von mehr als einer psychotropen Substanz. Bei Alkoholikern ist die Wahrscheinlichkeit, daß sie zusätzlich illegale Drogen konsumieren, einen Medikamentenabusus betreiben oder rauchen, um ein Vielfaches höher als bei nicht Alkoholabhängigen (*Miller et al., 1989; Umbricht-Schneiter et al., 1991*).

> ! Bei Alkoholabhängigen ist immer an andere Abhängigkeiten zu denken, besonders häufig ist eine kombinierte Alkohol- und Nikotinabhängigkeit. Konsumenten illegaler Drogen, besonders von Opiaten (z. B. Heroin), sind meist polyvalent abhängig, z. B. sie betreiben gleichzeitig oft einen Alkoholmißbrauch. [s. auch Verlagerung des Suchtverhaltens → Kap. 7.2]

Bei Entzügen von polyvalent Abhängigen ist vermehrt mit Komplikationen zu rechnen [Therapie → Kap 4.3].

2.5 Psychische Komorbidität

Viele Abhängige weisen neben der Abhängigkeit noch weitere schwerwiegende psychische Störungen auf, die durch Alkohol verdeckt werden können („Selbstmedikation‘) und dann erst gegen Ende des Entzuges deutlich hervortreten und therapeutische Probleme bereiten können. Es ist davon auszugehen, daß sich Alkoholiker mit psychiatrischen Störungen besonders häufig in Behandlung begeben. Daher erfolgen auch kurze Therapieempfehlungen (mit einem Kreis gekennzeichnet).

In der Literatur werden teilweise sehr hohe Prävalenzzahlen für Angst- und depressive Störungen bei Alkoholabhängigen genannt (s. *Jung, 1996; Regier et al., 1990*). Dabei ist aber zu berücksichtigen, daß in diesen Studien meist die Lebenszeitprävalenz ermittelt wurde, d. h. ob der Betreffende jemals in seinem Leben eine entsprechende Störung hatte. Bei der Bestimmung der aktuellen psychiatrischen Komorbidität treten erhebliche methodische Probleme auf (*Weiss et al., 1992*), da in vielen Studien die Patienten in den ersten Wochen nach einem Entzug untersucht wurden. In dieser Zeit ist oft nicht sicher zu differenzieren, ob die psychopathologische Symptomatik noch auf einen protrahierten Entzug zurückgeht oder Ausdruck einer anderen psychischen Störung ist. Anhaltspunkte für die Existenz eines unter Umständen mehrere Monate andauernden protrahierten Entzugssyndroms ergeben sich auch aus Untersuchungen biologischer Parameter in der frühen Abstinenz:

- Verminderte Stimulierbarkeit der hypothalamisch-hypophysären Achse (*Adinoff et al., 1990, von Bardeleben et al., 1989*)
- persistierende Veränderungen im Schlaf-EEG (*Gillin et al., 1990, 1994; Ziegler, 1992*) bzw. langandauernde Schlafstörungen (*Alling et al., 1982*).

Hinsichtlich der psychiatrischen Komorbidität von Alkoholikern bestehen erhebliche Geschlechtsunterschiede (s. Übersicht bei *Soyka, 1995*).

Die Diagnose einer psychiatrischen Störung bei Alkoholiker sollte nur gestellt, wenn die Symptomatik auch bei längerer Abstinenz fortbesteht. Es können sich besonders bei phasisch verlaufenden psychiatrischen Erkrankungen wie Depression, Manie und auch Schizophrenie erhebliche diagnostische Schwierigkeiten ergeben. Auch sollte versucht werden zu klären, ob die psychische Störung schon vor Beginn der Alkoholproblematik auftrat (primäre Störung) oder erst nach längerem erhöhten Alkoholkonsums (sekundäre Störung).

Die Diagnose einer psychiatrischen Störung kann als gesichert gelten, wenn die entsprechende Symptomatik schon vor der Entwicklung der Alkoholabhängigkeit nachweisbar war und in der Folgezeit unabhängig vom Trinkverhalten auftritt.

2.5.1 Angststörungen

Epidemiologie

Patienten mit einer Angststörung betreiben häufig einen Alkoholmißbrauch oder eine Alkoholabhängigkeit (*s. Kushner et al., 1990*). In verschiedenen Studien variieren die Prävalenzzahlen erheblich (bis zu 28% (*Reich et al., 1987*)). Umgekehrt leidet ein großer Prozentsatz der Alkoholabhängigen unter Angststörungen (s. Übersicht *Schuckit et al., 1994; Soyka, 1995*). In epidemiologischen Untersuchungen (*Regier et al., 1990*) weisen Alkoholiker eine Lebenszeitprävalenz von etwa 20% für Angststörungen auf. Es ist davon auszugehen, daß Alkoholiker mit Angststörungen sich besonders oft in Behandlung begeben. Weibliche Alkoholabhängige weisen häufiger als männliche eine primäre Angststörung auf (*Soyka, 1995*).

Mögliche pathogenetische Zusammenhänge

Mögliche pathogenetische Zusammenhänge zwischen einer Alkoholabhängigkeit und Angststörungen haben *George et al. (1989)* dargestellt. Danach kommt es vor allem im Entzug über eine Überstimulierung des sympathischen Nervensystems (durch erhöhte Noradrenalin- und verminderte GABA-Ausschüttung [→ Kap. 6.1]) zu Angst, die wie die Betreffenden aus Erfahrung wissen, durch erneutes Trinken von Alkohol vermindert werden können (konditionierte kompensatorische Antwort). Dies könnte eine biologische Erklärung der sogenannten Selbstmedikationstheorie sein. Diese ‚Selbstmedikation' wird häufig von Patienten als Begründung für ihren erhöhten Alkoholkonsum angegeben. Auf Grund der familiären Häufung von Alkoholabhängigkeit und Angststörungen ist die Selbstbehandlungshypothese umstritten (*Maier et al., 1993*). Oft sind aber *nicht* Angststörungen im Sinne der ICD-10, sondern soziale Phobien gemeint (s. u.).

Diagnosestellung

Da im protrahierten Entzug, der einige Monate andauern kann, häufig Symptome wie bei Angststörungen, z. B. Tremor, innere Anspannung, Unruhe etc. auftreten, ist eine diagnostische Abgrenzung oft sehr schwierig. Als entscheidend für die Diagnose einer Angststörung bei Alkoholikern wird daher angesehen, daß die Angstsymptomatik schon vor der Entwicklung der Alkoholabhängigkeit nachweisbar ist. Wenn diese strengen Kriterien zur Diagnosestellung herangezogen werden, sind Panikstörungen, generalisierte Angststörungen und soziale Phobien bei Alkoholikern nur etwas häufiger als bei Nicht-Alkoholikern anzutreffen (*Schuckit et al., 1994*). Die ICD-10 unterscheidet phobische Störungen (z. B. Agoraphobie, soziale Phobie F40) und andere Angststörungen (z. B. Panikstörung, generalisierte Angststörung F41).

Zur Diagnosestellung der einzelnen Angststörungen werden dann in der ICD-10 noch weitere Symptome gefordert [Tabellen 2.6–2.9]. Um diese sicher festzustellen, sollte der Entzug abgeklungen sein.

Tabelle 2.6. Allgemeine Symptome für Angststörungen (nach ICD-10)

B. Es müssen mindestens zwei der folgenden Symptome vorliegen:
- Palpitationen, Herzklopfen oder erhöhte Herzfrequenz
- Schweißausbrüche
- fein- oder grobschlägiger Tremor
- Mundtrockenheit (nicht medikamentös bedingt)
- Atembeschwerden oder Beklemmungsgefühl
- Thoraxschmerzen oder -mißempfindungen
- Übelkeit oder abdominelle Mißempfindungen
- Schwindelgefühle, Unsicherheit, Schwäche oder Benommenheit
- Gefühl, die Umgebung sei unwirklich (Derealisation) oder man befinde sich nicht wirklich hier (Depersonalisation)
- Angst vor Kontrollverlust (Angst, verrückt zu werden)
- Angst zu sterben
- Hitzewallungen oder Kälteschauer
- Gefühllosigkeit oder Kribbelgefühle

C. Deutliche emotionale Belastung durch das Vermeidungsverhalten oder die Angstsymptome und Einsicht, daß diese übertrieben oder unvernünftig sind.

D. Die Symptome beschränken sich ausschließlich oder vornehmlich auf die gefürchteten Situationen oder Gedanken an sie.

Tabelle 2.7. Diagnostische Kriterien für eine Agoraphobie (nach ICD-10, leicht gekürzt)

A. Deutliche und anhaltende Furcht vor oder Vermeidung von mindestens zwei der folgenden Situationen:
- Menschenmengen
- öffentliche Plätze
- allein Reisen
- Reisen, mit weiter Entfernung von Zuhause

B., C. und D. wie Tabelle 2.6.

E. Kein Wahn oder Halluzinationen

Phobische Störungen (F40)

Unter phobischen Störungen werden Ängste verstanden, die ausschließlich oder überwiegend durch eindeutig definierte, im allgemeinen ungefährliche Situationen oder Objekte (z. B. Hunde oder Spinnen) hervorgerufen werden. Diese Situationen oder Objekte werden charakteristischerweise gemieden oder voller Angst ertragen. Phobische Angst ist subjektiv, physiologisch und im Verhalten von anderen Angstformen nicht zu unterscheiden und reicht von leichtem Unbehagen bis hin zu panischer Angst. Befürchtungen des Patienten können sich auf Einzelsymptome wie Herzklopfen oder Schwächegefühl beziehen und treten häufig zusammen mit sekundären Ängsten vor dem Sterben, Kontrollverlust oder dem Gefühl, wahnsinnig zu werden, auf. Die Angst wird nicht durch die Erkenntnis gemildert, daß andere Menschen die fragliche Situation nicht als gefährlich oder bedrohlich betrachten. Allein die Vorstellung, daß die phobische Situation eintreten könnte, erzeugt gewöhnlich schon Erwartungsangst.

Besonders häufig sind bei Alkoholikern eine Agoraphobie (bes. bei Frauen) oder/ und soziale Phobien anzutreffen.

Soziale Phobien (F40.1)

Soziale Phobien beginnen oft in der Jugend. Meist handelt es um die Furcht durch andere Menschen in verhältnismäßig kleinen Gruppen (nicht dagegen in Menschenmengen) prüfend beobachtet zu werden. Sie führt dazu, daß soziale Situationen vermieden werden. Im Unterschied zu den meisten anderen Phobien sind soziale Phobien bei Männern und Frauen gleich häufig. Soziale Phobien sind in der Regel mit einem niedrigem Selbstwertgefühl und Furcht vor Kritik verbunden. Die Symptome können sich bis hin zu Panikattacken verstärken. In extremen Fällen kann ein beträchtliches Vermeidungsverhalten schließlich zu vollständiger sozialer Isolierung führen.

Tabelle 2.8. Diagnostische Kriterien für soziale Phobien (nach ICD-10, leicht gekürzt)

A. Entweder
Deutliche Furcht im Zentrum der Aufmerksamkeit zu stehen oder sich peinlich zu verhalten oder
Deutliche Vermeidung im Zentrum der Aufmerksamkeit zu stehen oder von Situationen, in denen die Angst besteht, sich peinlich zu verhalten

B. Wie in Tabelle 4, aber zusätzlich mindestens eins der folgenden Symptome:
- Erröten oder Zittern
- Angst zu erbrechen
- Miktions- oder Defäkationsdrang bzw. Angst davor

C. und D. wie in Tabelle 2.6

Phobische Störungen können auch bei Alkoholikern besonders gut mit verhaltenstherapeutischen Programmen (z. B. Desensibilisierungstraining) behandelt werden.

Panikstörung (episodisch paroxysmale Angst) (F41.0)

Das wesentliche Kennzeichen sind wiederkehrende schwere Angstattacken (Panik), die sich nicht auf eine spezifische Situation oder besondere Umstände beschränken und deshalb auch nicht vorhersehbar sind. Wie bei anderen Angsterkrankungen variieren die Symptome von Person zu Person. Die einzelnen Anfälle dauern meistens nur Minuten, manchmal auch länger. Häufigkeit und Verlauf der Störung sind ziemlich unterschiedlich. Patienten erleben in einer Panikattacke häufig ein schnelles Ansteigen der Angst und der vegetativen Symptome und einen langsamen Rückgang der Symptomatik. Wenn Panikattacken in besonderen Situationen auftreten, kann sich auch eine Agoraphobie ausbilden (Agoraphobie mit Panikstörung F40.01). Einer Panikattacke folgt meist die ständige Furcht vor einer erneuten Attacke (Erwartungsangst).

Tabelle 2.9. Diagnostische Kriterien für Panikstörung (nach ICD-10, leicht verkürzt)

A. Wiederholte Panikattacken, die nicht auf eine spezifische Situation oder ein spezifisches Objekt bezogen sind und oft spontan auftreten. Sie sind nicht verbunden mit besonderer Anstrengung, gefährlichen oder lebensbedrohlichen Situationen.

B. Eine Panikattacke hat folgende Charakteristika:
- es ist eine einzelne Episode von intensiver Angst oder Unbehagen
- sie beginnt abrupt
- sie erreicht innerhalb weniger Minuten ein Maximum und dauert mindestens einige Minuten
- mindestens vier Symptome der Liste in Tabelle 4 liegen vor

Wiederholt auftretende Panikattacken bei Alkoholikern können medikamentös mit Antidepressiva, vor allem Imipramin behandelt werden [→ Kap. 9.1]

Generalisierte Angststörung (F41.1)

Das wesentliche Symptom ist eine generalisierte und anhaltende Angst, die aber nicht auf bestimmte Situationen in der Umgebung beschränkt oder darin nur besonders betont ist. Häufig werden Befürchtungen geäußert, der Patient selbst oder ein Angehöriger könnten demnächst erkranken oder verunglücken, sowie eine große Anzahl anderer Sorgen und Vorahnungen. Diese Störung findet sich häufiger bei Frauen, oft in Zusammenhang mit langdauernder Belastung durch äußere Umstände. Der Verlauf ist unterschiedlich, tendiert aber zu Schwankungen und Chronifizierung.

Tabelle 2.10. ICD-10 Kriterien für eine generalisierte Angststörung (nach ICD-10, leicht verkürzt)

A. Ein Zeitraum von mindestens sechs Monaten mit Vorherrschen der Anspannung, Besorgnis und Befürchtungen in Bezug auf alltägliche Ereignisse und Probleme.

B. Mindestens vier Symptome aus B in Tabelle 2.4. Hierzu kommen noch weitere mögliche Symptome:
- Muskelverspannung, akute und chronische Schmerzen
- Ruhelosigkeit und Unfähigkeit zum Entspannen
- Gefühle von Aufgedrehtsein, Nervosität und psychischer Anspannung
- Kloßgefühl im Hals oder Schluckbeschwerden
- übertriebene Reaktionen auf kleine Überraschungen oder Erschrecktwerden
- Konzentrationsschwierigkeiten, Leeregefühl im Kopf wegen Sorgen oder Angst
- anhaltende Reizbarkeit
- Einschlafstörungen

D. Keine organische Ursache (z. B. Hyperthyreose)

Zur Behandlung bei Angststörungen werden vor allem psychotherapeutische Verfahren (Entspannungstraining, kognitive Verhaltenstherapie), daneben unterstützend auch Medikamente, insbesondere Doxepin und Buspiron empfohlen [→ Kap. 9.1].

2.5.2 Affektive Psychosen

Epidemiologie

Patienten mit einer affektiven Erkrankung, besonders Depressive betreiben ebenfalls häufig einen Alkoholmißbrauch. Besonders früh im Verlauf einer affektiven Störung (Prodromalstadium) kann es zu einer erheblichen Steigerung der Alkoholtrinkmenge kommen. Bipolar affektive (manisch-depressive) Störungen sollen gehäuft mit erhöhtem Alkoholkonsum in der Prodromalphase einhergehen (*Morrison, 1974; Winokur et al., 1995*). Die in verschiedenen Studien angegebenen Prävalenzraten (meist Lebenszeitprävalenzen) für eine Alkoholabhängigkeit bei Patienten mit einer affektiven Störung differieren in Abhängigkeit von der untersuchten Stichprobe stark (s. Übersicht *Soyka, 1995*). 30–40% aller Alkoholiker leiden zumindest zeitweise an schweren depressiven Verstimmungen (*Schuckit, 1986*). Eine Depression ist bei weiblichen Alkoholikern viel häufiger als bei männlichen und meist eine sekundäre Störung, während es sich bei den Männern häufiger um primäre Störungen handelt.

Mögliche pathogenetische Zusammenhänge

Da sowohl die Symptomatik als auch die Entstehungsbedingungen affektiver Störungen und der Alkoholabhängigkeit vielfältig sind, gibt es keine eindeutigen pathogenetischen Zusammenhänge. Zu diskutieren sind folgende Möglichkeiten:

1. Alkohol kann depressive Symptome verursachen
2. Depressive Symptome können im protrahierten Entzug auftreten
3. Der Alkoholkonsum ist während der Prodromalphase erhöht
4. Komorbidität im engeren Sinn
5. Die Depression kann eine Reaktion auf alkoholbedingte psychosoziale Veränderungen sein (z. B. Partner- oder Arbeitsplatzverlust)

Alkohol hat bei ansteigendem Blutspiegel vor allem eine anregende, euphorisierende Wirkung. Bei abfallendem Blutspiegel, insbesondere nach erhöhtem Alkoholkonsum kommt es häufig zu einer depressiven Stimmung (‚Moralischer', später auch ‚Kater'). Eine ähnliche Symptomatik, die aber wesentlich länger andauern kann, findet sich im protrahierten Entzug. Hierbei können vor allem Symptome wie Nervosität, Reizbarkeit, häufige Stimmungseinbrüche (‚Abstürze'), geringes Selbstwertgefühl und

Tabelle 2.11. Diagnostische Kriterien für eine Depression (nach ICD-10, modifiziert)

1. Die depressive Episode sollte mindestens zwei Wochen dauern
2. In der Anamnese keine Hinweise auf eine Manie
3. Depression ist nicht auf einen Mißbrauch psychotroper Substanzen zurückzuführen
4. Je nach Schweregrad der Depression mindestens zwei der folgenden Symptome:
   - depressive Stimmung, die meiste Zeit des Tages über mindestens 2 Wochen
   - Interessenverlust oder Verlust der Freude an normalerweise angenehmen Aktivitäten
   - verminderter Antrieb oder gesteigerte Ermüdbarkeit
5. Je nach Schweregrad der Depression mindestens ein oder mehrere der folgenden Symptome
   - vermindertes Selbstwertgefühl und Selbstvertrauen
   - unbegründete Selbstvorwürfe oder ausgeprägte, unangemessene Schuldgefühle
   - wiederkehrende Gedanken an den Tod oder an Suizid, suizidales Verhalten
   - Klagen über oder Nachweis eines verminderten Denk- oder Konzentrationsvermögens
   - psychomotorische Agitiertheit oder Hemmung
   - Schlafstörungen
   - verminderter Appetit.
6. Mindestens der folgenden Symptome (somatisches Syndrom):
   - mangelnde Fähigkeit, auf eine freundliche Umgebung oder freudige Ereignisse emotional zu reagieren
   - frühmorgendliches Erwachen; zwei oder mehr Stunden vor der gewohnten Zeit
   - Morgentief
   - psychomotorische Hemmung oder Agitiertheit
   - deutlicher Appetitverlust
   - Gewichtsverlust, häufig mehr als 5% des Körpergewichts im vergangenen Monat
   - deutlicher Libidoverlust.

Bei einer schweren Depression kann auch ein Wahn (z. B. Verarmungswahn) auftreten.

Schlafstörungen auftreten. Inwieweit diese relativ unspezifischen Symptomatik schon die Diagnose einer Depression rechtfertigt ist umstritten, denn die Kriterien der ICD-10 sind oft nicht erfüllt (s. u.). Auch die von Alkoholikern häufig als Grund für einen Rückfall angegebene depressive Verstimmung (*Veltrup, 1994*) erfüllt häufig nicht die ICD-10 Kriterien, denn hierbei handelt es sich meist nur um kurzzeitige Stimmungsverschlechterungen. Insgesamt ist davon auszugehen, daß die Diagnose Depression im frühen Entzug viel zu häufig gestellt wird. Sie sollte erst nach 3 Monate nach Entzug gestellt werden (*Brown et al., 1995*). Bei Auftreten der ersten Symptome (in der sogenannten Prodromalphase) einer affektiven Störung, besonders bei einer Manie, wird von den Betreffenden oft der Alkoholkonsum deutlich gesteigert. Ob es sich hierbei um einen Kontrollverlust oder eine Art ‚Selbstmedikation' handelt, ist noch nicht hinreichend geklärt und wahrscheinlich auch individuell verschieden.

Eine Alkoholabhängigkeit führt häufig zu sozialen Folgen, wie z. B. Trennung des Partners, Führerschein- und Arbeitsplatzverlust, finanziellen Problemen etc. Diese Folgen rufen oft Insuffizienzgefühle hervor und verstärken die bei Alkoholikern häufig anzutreffende Selbstwertproblematik. Auch das Gefühl, wieder versagt zu haben, insbesondere bei dem Vorsatz, endlich mit dem Trinken aufzuhören bzw. abstinent

Tabelle 2.12. Diagnostische Kriterien für eine Dysthymia (nach ICD-10, leicht gekürzt)

A. Konstante oder konstant wiederkehrende Depression über einen Zeitraum von mindestens zwei Jahren. Nur kurze Perioden normaler Stimmung.

B. Keine oder nur sehr wenige abgrenzbare depressive Episoden

C. Mindestens drei der folgenden Symptome während der depressiven Perioden:
- verminderter Antrieb oder Aktivität
- Schlaflosigkeit
- Verlust des Selbstvertrauens oder Gefühl von Unzulänglichkeit
- Konzentrationsschwierigkeiten
- Neigung zum Weinen
- Interessenverlust oder Verlust der Freude an Sexualität und anderen angenehmen Aktivitäten
- Gefühl von Hoffnungslosigkeit und Verzweiflung
- erkennbares Unvermögen, die Routineanforderungen des täglichen Lebens zu bewältigen
- Pessimismus in Hinblick auf die Zukunft oder Grübeln über die Vergangenheit
- sozialer Rückzug
- verminderte Gesprächigkeit

zu bleiben, führt bei Alkoholikern häufig zu schweren depressiven Verstimmungen. Diese sind nicht selten von dem Gefühl der Hilflosigkeit geprägt. Während solcher depressiver Reaktionen treten oft Suizidgedanken auf und es kommt häufig zu Suizidversuchen bzw. Suiziden.

Diagnosestellung

Die sichere Diagnose einer affektiven Störung bei Alkoholikern ist oft schwierig, da viele ‚depressive' Symptome unspezifisch sind, d. h. sie können auch Ausdruck der Alkoholabhängigkeit bzw. einer Reaktion darauf sein (s. o.).

Die ICD-10 unterscheidet bei affektiven Störungen nach Verlauf und Schweregrad Unterformen (einmalige Episode (F32), rezidivierende Störung (F33), langandauernde Störung (leichteren Schweregrades) = Dysthymia oder bei Auftreten auch manischer Symptome Zyklothymia (F34)). Bei bipolar affektiven (manisch-depressive) Störung (F31) treten in verschiedenen Phasen sowohl eine manische Symptomatik als auch eine depressive Symptomatik auf.

Manien oder bipolar affektive Störungen sind relativ selten. Deshalb erfolgt hier nur eine kurze Beschreibung. Nach der ICD-10 ist eine Manie charakterisiert durch eine gehobene Stimmung (expansiv oder gereizt), die mehr als eine Woche andauert und mindestens drei der folgenden Merkmale aufweist: 1) gesteigerte Aktivität, motorische Ruhelosigkeit, gesteigerte Gesprächigkeit (Rededrang), 2) Ideenflucht oder subjektives Gefühl von Gedankenrasen, 3) Verlust normaler sozialer Hemmungen, 4) vermindertes Schlafbedürfnis, 5) erhöhte Selbsteinschätzung oder Größenwahn, 6) Ablenkbarkeit oder andauernder Wechsel von Aktivitäten oder Plänen, 7) tollkühnes oder leichtsinniges Verhalten, 8) gesteigerte Libido oder sexuelle Taktlosigkeit. Halluzinationen oder Wahnideen können bei der Manie mit psychotischen Symptomen vorkommen (F30.2).

Die ICD-10 unterscheidet nach Verlauf und Schweregrad Unterformen der Depression. Eine langandauernde depressive Verstimmung (Dysthymia (F34)) ist bei Alkoholikern recht häufig.

Patienten mit schweren Depressionen und Manien sollten einem Psychiater vorgestellt werden. Mögliche Medikamente sind Imipramin (McGrath et al., 1996) **und Doxepin bzw. bei Manien Haloperidol [→ Kap. 9.1].**

2.5.3 Schizophrenie

Auch unter Schizophrenen ist ein Alkoholabusus weit verbreitet (*Barbee et al., 1989; Drake et al., 1989; McLellan et al., 1977; Soyka et al., 1992*). In einer epidemiologischen Studie in den USA wurde bei etwa einem Drittel der Schizophrenen ein Alkoholmißbrauch diagnostiziert (*Regier et al., 1990*). Die möglichen Gründen von Schizophrenen, übermäßig Alkohol zu trinken, sind vielfältig und noch nicht hinreichend erforscht. Es gibt einige Hinweise dafür, daß v. a. Schizophrene mit vermehrt produktiver Symptomatik (Halluzinationen, Wahn) Alkohol trinken (s. *Soyka, 1995*). Ob ihre psychotische Symptomatik durch den Alkoholkonsum verringert wird (Stichwort: ‚Selbstmedikation') ist umstritten (s. *Soyka, 1995*). Die ICD-10 unterscheidet 6 Unterformen der Schizophrenie. Die wesentlichen diagnostischen Merkmale der Schizophrenie sind:

Tabelle 2.13. Diagnostische Kriterien für eine Schizophrenie (nach ICD-10, leicht gekürzt)

Die Schizophrenie ist durch Denk- und Wahrnehmungsstörungen sowie eine inadäquate oder verflachte Affektlage charakterisiert.

Es gibt keine pathognomischen Symptome, typisch sind insbesondere bei gemeinsamen Auftreten:

1. Gedankenlautwerden, -eingebung, -entzug oder -ausbreitung
2. Kontrollwahn, Beeinflussungswahn, Gefühl des Gemachten bezogen auf Körperbewegungen oder bestimmte Gedanken, Tätigkeiten oder Empfindungen
3. Kommentierende oder dialogische Stimmen, die über den Patienten und sein Verhalten sprechen
4. Anhaltender, kulturell unangemessener und völlig unrealistischer Wahn
5. Anhaltende Halluzinationen jeder Sinnesmodalität, ev. begleitet von Wahngedanken
6. Gedankenabreißen oder Einschiebungen in den Gedankenfluß, was zu Zerfahrenheit, Danebenreden oder Wortneuschöpfungen (Neologismen) führt.
7. Katatone Symptome wie Erregung, Haltungsstereotypien, Mutismus etc.
8. ‚Negative' Symptome wie auffällige Apathie, Sprachverarmung, verflachter Affekt

Patienten mit einer Schizophrenie sollten einem Psychiater vorgestellt werden.

(Für Schizophrene mit einer Abhängigkeit sind meist spezielle (stationäre Behandlungsprogramme zur Entwöhnung notwendig)

2.5.4 Persönlichkeitsstörungen

Persönlichkeitsstörungen sind bei Alkoholiker sehr häufig anzutreffen. Es gibt aber keine typische alkoholische Persönlichkeitsstörung (*Nace et al., 1991*). Es gibt bisher eine Reihe von Ansätzen zur Diagnostik von Persönlichkeitsstörungen, die jedoch alle recht kompliziert sind, so daß die Diagnostik schwierig bleibt. Insbesondere gibt es nur wenige charakteristische Symptome bzw. Verhaltensweisen, so daß es zu Überschneidungen zwischen den verschiedenen diagnostischen Kategorien kommt. Grundsätzlich sind Persönlichkeitsstörungen gekennzeichnet durch tief verwurzelte, anhaltende Verhaltensmuster, die sich in starren Reaktionen auf bestimmte Situationen manifestieren können. Diese Verhaltensmuster gehen häufig mit einer gestörten sozialen Funktionsfähigkeit einher. Die Zustandsbilder werden nach dem auffälligsten Verhaltensmuster klassifiziert. In der ICD-10 werden folgende Persönlichkeitsstörungen unterschieden (genauere Kriterien s. *Dilling et al., 1993*):

- **Paranoide Persönlichkeitsstörung**
  gekennzeichnet durch: Mißtrauen, übertriebene Empfindlichkeit gegenüber Kritik, Verschwörungsgedanken, Selbstbezogenheit, Streitsucht etc.
- **Schizoide Persönlichkeitsstörung**
  Freudlosigkeit, emotionale Kühle, einzelgängerisches Verhalten, wenig soziale und sexuelle Interessen, etc.
- **Dissoziale Persönlichkeitsstörung**
  Diese bei familiär gehäuft auftretender Alkoholabhängigkeit sehr häufige Störung (Cloninger-Typ II [→ Kap. 2.4, 3.1] ist charakterisiert durch: Mangelnde Empathie, Mißachtung sozialer Normen und Regeln, Unvermögen zu längeren Beziehungen, geringe Frustationstoleranz, Reizbarkeit, Neigung zu aggressivem und gewalttätigen Verhalten.
- **Emotional-instabile Persönlichkeitsstörung (Borderline-Syndrom)**
  Diese ebenfalls bei Alkoholikern sehr häufige Störung zeigt sich v. a. durch: Eine ausgeprägte Tendenz, Impulse ohne Berücksichtigung von Konsequenzen auszuagieren, unvorhersehbare, wechselhafte Stimmung, häufig wechselnde, instabile Beziehungen und selbstdestruktives Verhalten (‚Schnippeln') bis zur Suizidalität.
- **Histrionische Persönlichkeitsstörung**
  Typische Merkmale sind: Übertriebener Ausdruck von Gefühlen und andauerndes Verlangen nach Anerkennung.
- **Anankastische (zwanghafte) Persönlichkeitsstörung**
  Übertriebene Gewissenhaftigkeit, ständige Kontrollen, übermäßige Vorsicht und Perfektionismus

- **Ängstliche (vermeidende) Persönlichkeitsstörung**
  Diese bei Alkoholikern häufige Störung ist gekennzeichnet durch: Ständige Gefühle von Anspannung, Besorgtheit, Unsicherheit und Minderwertigkeitsgefühlen sowie Überempfindlichkeit gegen Zurückweisung
- **Abhängige Persönlichkeitsstörung**
  Angehörige von Alkoholikern leiden häufig unter dieser Störung [→ Kap. 5.4], aber auch Alkoholiker selbst. Typische Zeichen sind: Überlassung der Verantwortung an andere, Unterordnung eigener Bedürfnisse, mangelnde Äußerung eigener Bedürfnisse, in der Selbstwahrnehmung erleben sie sich als hilflos, ständige Ängste vor Verlassenwerden, Schuldzuweisung an andere.

Persönlichkeitsstörungen können die therapeutische Beziehung und damit die Behandlung stark beeinflußen, insbesondere das Ausagieren von Konflikten sowie eine geringe Beziehungsfähigkeit schränken oft die therapeutischen Möglichkeiten ein. Deshalb sollten bei allen Schwierigkeiten der Diagnostik von Persönlichkeitsstörungen diese bei der Planung von Behandlungsstrategien dennoch berücksichtigt werden, insbesondere der Beziehungsaspekt.

2.6 Alkoholbedingte Folgeerkrankungen

2.6.1 Neuropsychiatrische Folgeerkrankungen

Chronischer erhöhter Alkoholkonsum kann zu einer Reihe von psychischen Störungen führen. Dabei ist der Zeitpunkt des Auftretens variabel.

- Alkoholinduzierte Psychosen: Alkoholhalluzinose, Eifersuchtswahn
- Kognitive Störungen: amnestisches Syndrom (Korsakoff-Syndrom), Alkohol-Demenz
- Persönlichkeits- oder Verhaltensstörungen

Alkoholinduzierte Psychosen

Alkoholinduzierte Psychosen sind eher selten. Meist treten sie erst nach längerer Alkoholabhängigkeit auf. Die Genese ist noch nicht hinreichend geklärt (*Soyka, 1995, 1996*). Die Symptomatik ist vielfältig: Nach längerem Alkoholkonsum, aber auch nach Absetzen können lebhafte Halluzinationen (typischerweise akustische, aber auch auf mehr als einem Sinnesgebiet) Personenverkennungen, Wahn oder Beziehungsideen (häufig im Sinne einer Verfolgung) auftreten. Psychomotorische Störungen, wie Erregung oder Stupor, sowie ein abnormer Affekt, der von intensiver Angst bis zur Ekstase reicht, können hinzukommen. Das Sensorium ist meist klar, das Be-

Tabelle 2.14. Diagnostische Kriterien für ein amnestisches Syndrom (nach ICD-10, leicht verkürzt)

1. Störungen des Kurzzeitgedächtnisses (Aufnahme von neuem Lernstoff); Störungen des Zeitgefühls (Zeitgitterstörungen)
2. Fehlende Störung des Immediatgedächtnisses, des Wachbewußtseins und fehlende allgemeine Beeinträchtigung kognitiver Funktionen.
3. Anamnestische oder objektive Beweise für einen chronischen und besonders hochdosierten Mißbrauch von Alkohol oder psychotropen Substanzen.

wußtsein kann jedoch bis zu einem gewissen Grad getrübt sein, wobei jedoch keine ausgeprägte Verwirrtheit auftritt. Die Störung geht typischerweise innerhalb eines Monats zumindest teilweise, innerhalb von sechs Monaten vollständig zurück. Mit besonderer Sorgfalt ist eine Schizophrenie differentialdiagnostisch abzugrenzen (s. *Soyka, 1995*). Zu unterscheiden sind nach der ICD-10:

- Alkoholhalluzinose
- alkoholischer Eifersuchtswahn
- alkoholische Paranoia
- Alkoholpsychose, nicht näher bezeichnet

Bei der Alkoholhalluzinose stehen akustische Halluzinationen (Stimmenhören) im Vordergrund, die häufig mit Angst und einer herabgesetzten Stimmung einhergehen. Eine Alkoholhalluzinose tritt meist akut auf. Sie kann in seltenen Fällen chronifizieren (*Soyka, 1996*). Einen Eifersuchtswahn bilden fast nur männliche Alkoholiker aus. Er kann monosymptomatisch oder im Rahmen einer Alkoholpsychose mit Verfolgungswahn und Halluzinationen auftreten (*Soyka et al., 1989b*).

Alkoholinduzierte Psychosen sollten in psychiatrische Behandlung überwiesen werden.
Akut kann Haloperidol gegeben werden [→ Kap. 9.1]

Kognitive Störungen

Bei Alkoholikern treten nach langjährigem Alkoholmißbrauch häufig vielfältige neuropsychologische Störungen auf. (*Charness et al., 1989; Parsons et al., 1996; Tarter et al., 1985*). Im Vordergrund steht meist ein amnestisches Syndrom, bei dem das Kurzzeitgedächtnis schwer gestört ist, während das Altgedächtnis meist wenig beeinträchtigt ist und das Immediatgedächtnis erhalten bleibt. Störungen des Zeitgefühls und des Zeitgitters sind meist deutlich, ebenso die Beeinträchtigung der Fähigkeiten, neues Lernmaterial aufzunehmen. Andere kognitive Funktionen sind meist ziemlich gut erhalten. Konfabulationen können auftreten, sind jedoch nicht in jedem Fall vorhanden. Unter Konfabulationen versteht man das Füllen von Erinnerungslücken. Diese sind oft durch ihren unrealistischen Charakter und dadurch, daß sie bei wiederholtem Fragen deutlich wechseln, zu erkennen. Konfabulationen sollten nicht als Voraussetzung zur Diagnose von kognitiven Störungen bei Alkoholikern i. S. eines Korsakoff-Syndroms angesehen werden.

Amnestische Störungen können auch bei einer Reihe von anderen Erkrankungen auftreten (s. Übersicht *Wetterling, 1995a*). Häufig treten bei Alkoholikern mit schweren kognitiven Störungen auch Persönlichkeitsveränderungen, oft verbunden mit Apathie, Initiativeverlust und einer Tendenz zur Selbstvernachlässigung, auf. Dann wird meist von einer Alkohol-Demenz gesprochen.

Persönlichkeitsveränderungen, vor allem ein Initiativeverlust und/oder die Vernachlässigung sozialer Normen einschließlich einer Verwahrlosungstendenz (Depravation) sind bei chronischen Alkoholikern häufig auch ohne schwerwiegende kognitive Störungen anzutreffen. In diesen Fällen ist meist eine extreme Einengung auf die Beschaffung und den Konsum von Alkohol festzustellen.

Die Behandlung besteht v. a. in sozialtherapeutischen Maßnahmen.

2.6.2
Alkoholbedingte körperliche Folgeerkrankungen

Da Alkohol sowohl gut wasserlöslich (hydrophil) als auch lipophil (fettlöslich) ist, verteilt sich Äthanol in nahezu alle Körperorgane. Daher ist neben den oben erwähnten psychischen Folgeerkrankungen mit vielfältigen körperlichen Komplikationen bei Alkoholabusus oder -abhängigkeit zu rechnen. Diese Folgeerkrankungen können v. a. bei der Entgiftungs- bzw. Entwöhnungsbehandlung Schwierigkeiten bereiten. Alkoholiker weisen eine deutliche Übersterblichkeit auf Grund der körperlichen alkoholbedingten Erkrankungen auf (*Feuerlein, 1996*) [Tab. 2.15]

Schon nach erhöhten Alkoholkonsum von mehr als 5 Jahren ist mit einer Organschädigung zu rechnen (*Wetterling et al., 1993a*). Eine Reihe von Erkrankungen werden als wesentlich durch Alkohol bedingt ('definitely alcohol related') eingestuft, während andere nur als möglicherweise durch Alkohol mitbedingt angesehen werden (*Duffy et al., 1992*). Diese Erkrankungen können hier nur kurz stichpunktartig dargestellt werden. Eine ausführliche und umfassende Darstellung findet sich in dem Buch von *Seitz et al., 1995a*. Weiterführende Literatur ist jeweils hinter den einzelnen Erkrankungen angegeben.

Lebererkrankungen
Weiterführende Literatur: *Andree, 1989; Bode, 1995; Iskak et al., 1991*

Da Äthanol vorwiegend in der Leber abgebaut wird (*Lieber, 1988*) kommt es bei Alkoholikern sehr häufig zu Lebererkrankungen. Es lassen sich verschiedene Schweregrade der Leberschädigung unterscheiden:

Tabelle 2.15. Erhöhtes Krankheits- und Mortalitätsrisiko bei erhöhtem Alkoholkonsum

	Morbiditätsrisiko[1-3] erhöht um	bei Nichtrauchern	Risiko abhängig von Trinkmenge	Mortalitätsrisiko[1-4]		Risiko abhängig von Trinkmenge
Hypertonie	1,50 (4,57)		***			
Schlaganfall (ischämisch)				1,4		**
Hirnblutung				4,2		***
Infektionskrankheiten				m 2,7	f 4,4	
Leberzirrhose	bis 44,54		***	m 7,5	f 25,0	
Pankreatitis				m 5,2		
Pneumonie				m 4,3	f 3,7	
Tuberkulose				m 1,8	f 11,1	
Karzinome						
Blasenkarzinom	1,07					
Kolonkarzinom	1,21		**			
Larynxkarzinom	2,92	2,20	***			
Leberkarzinom	1,56		**			
Lungenkarzinom	1,53		*	m 2,0	f 2,5	
Magenkarzinom	1,17					
Mammakarzinom					f 3,1	
Mundhöhlenkarzinom	2,17	1,40	***	m 3,0	f 1,7	
Ösophaguskarzinom	2,41	1,30	***	m 2,3		
Pankreaskarzinom	1,03					
Pharynxkarzinom	2,83		***			

Literatur: 1) Cohen, 1992; 2) Duffy, 1992; 3) Duffy et al., 1992; 4) Lindberg et al., 1988
f = Frauen, m = Männer

1. Fettleber (noch reversibel)
2. alkoholtoxische Hepatitis
3. Leberzirrhose (mit Funktionseinschränkung)

In etwa 5–15% führt eine alkoholtoxische Lebererkrankung zu einem Leberzellkarzinom (*Ishak et al., 1991*). Da die Leber das Hauptstoffwechselorgan im Körper ist, können Störungen der Leberfunktion, die besonders bei der Leberzirrhose häufig auftreten, zu Störungen von weiteren wichtigen Körperfunktionen führen. So kommt u. a. auch zu Veränderungen des Blutbildes, da wichtige Bestandteile hierfür in der Leber produziert werden. Folge ist eine Abwehrschwäche und höhere Anfälligkeit für Infekte. Der Anteil der Leberschädigungen bei chronischen Alkoholikern steigt mit der Trinkdauer und auch Trinkmenge. Ob Leberschädigungen langfristig auch zu kognitiven Störungen führen können, ist umstritten, da die Zusammenhänge sehr komplex sind (*Collins et al., 1992; Schafer, 1985; Tarter et al., 1986*).

Erkrankungen des Gastrointestinaltrakts
Weiterführende Literatur: *Raab, 1992; Seitz et al., 1995b*

Durch chronischen Alkoholkonsum kommt es häufig zu Erkrankungen des Gastrointestinaltrakts:

- Gefäßveränderungen in der Speiseröhre (Ösophagusvarizen) mit erheblicher Blutungsneigung
- erosive Gastritis oder Magenulzera mit einem hohen Risiko von Magenblutungen
- Mallory-Weiss-Syndrom
- erhöhtes Risiko für Rektumkarzinom (*Seitz et al., 1996*)

Pankreaserkrankungen
Weiterführende Literatur: *Chari et al., 1995*

Überhöhter, vor allem chronischer Alkoholkonsum ist die häufigste Ursache für eine akute und chronische Pankreatitis. Sekundär kann es durch einen weitgehenden Funktionsausfall des Pankreas zu einem insulinpflichtigen Diabetes mellitus und dadurch zu weiteren Komplikationen, vor allem bei weiteren Alkoholabusus (Blutzuckerentgleisung), kommen.

Hirnerkrankungen
Weiterführende Literatur: Charness et al., 1989; Peiffer, 1985; Torvik et al., 1982

Alkoholbedingte Hirnerkrankungen, v. a. Atrophien führen zu teilweise schwerwiegenden neuropsychologischen Ausfällen bis hin zum amnestischen (Korsakoff-) Syndrom und zur alkoholtoxischen Demenz (s. o.). Ein enger Zusammenhang zwischen Hirnatrophie und kognitiven Störungen besteht jedoch nicht (*Ron, 1983*). Einem Korsakoff-Syndrom geht häufig eine akute Wernicke-Enzephalopathie voraus. Diese ist meist gekennzeichnet durch ein akut auftretendes delirantes Bild, das häufig, aber nicht immer mit Gangstörungen, Augenmuskelparesen und einer Polyneuropathie eingeht (*Victor et al., 1989*).

Die Wernicke-Enzephalopathie, ein lebensbedrohliches Krankheitsbild, ist mit Thiamin (Vitamin B1) 300 mg/d i. v. zu behandeln (mind. 14 Tage)

Bei einer Kleinhirnatrophie treten neurologische Symptome (Ataxie, Koordinationsstörungen) auf.

Polyneuropathie
Weiterführende Literatur: *Charness, 1989; Neundörfer et al., 1986*

Neben dem Diabetes mellitus ist ein Alkoholmißbrauch die häufigste Ursache für eine Polyneuropathie. Ihre Häufigkeit wird bei Alkoholikern abhängig von der Untersuchungsmethode und Stichprobe zwischen 9 und 50% angegeben (*Soyka, 1995*). Klinisch manifestiert sie sich v. a. durch strumpfförmige Mißempfindungen (Kribbeln) und Muskelatrophie an den Beinen und auch an den Armen. Bei der Untersuchung fallen Störungen der Tiefensensibilität (v. a. Lagesinn), eine Abschwächung des Achillessehnenreflexes und eine glatte Haut sowie eine vermehrte Schweißneigung auf.

Muskelabbau
Weiterführende Literatur: *Preedy et al., 1995*

Nicht selten tritt bei längerem erhöhtem Alkoholkonsum ein Abbau der Muskulatur auf. Hierdurch kommt es oft zur Muskelschwäche. Auch der Herzmuskel ist häufig betroffen (Kardiomyopathie mit Rhythmusstörungen etc.). Eine dilatative Kardiomyopathie ist eine häufige Todesursache bei Alkoholikern [→ Tab. 2.14].

Impotenz
Weiterführende Literatur: *Gavaler et al., 1995; Waterson et al., 1992*

Vermehrter Alkoholgenuß ist neben Zigarettenrauchen ist häufigste bekannte Grund für eine Impotenz bei Männern. Bei Alkoholikern kann eine Impotenz mitunter die Entstehung eines Eifersuchtswahns fördern. Ein sicherer Zusammenhang besteht jedoch nicht (*Soyka, 1995*).

Störungen des Abwehrsystems (Immunsystems)
Weiterführende Literatur: *Paronetto et al., 1995*

Erhöhter Alkoholgenuß beeinträchtigt das körpereigene Abwehrsystem (Immunsystem). Dies zeigt sich vor allem in einer erhöhten Empfindlichkeit für pulmonale Erkrankungen wie Tuberkulose und Pneumonien [→ Tab. 2.14].

Erhöhtes Krebsrisiko
Weiterführende Literatur: *Duffy et al., 1992; Seitz et al., 1996*

Erhöhter Alkoholgenuß führt zu einem erhöhten Krebsrisiko, besonders für Mundhöhlen-, Speiseröhren-, Magen-, Leber- und Bauchspeicheldrüsenkrebs [→ Tab. 2.14]. In den meisten Fällen ist noch abschließend geklärt, ob Alkohol als Cancerogen, also ursächlich oder nur als Cofaktor anzusehen ist. (*Seitz et al., 1996*).

Erhöhtes Mißbildungsrisiko bei Schwangeren (fötale Alkoholembryopathie)
Weiterführende Literatur: *Kopera-Frye et al., 1995; Majewski, 1987*

Wenn Frauen während einer Schwangerschaft einen überhöhten Alkoholkonsum betreiben, kommt häufig (etwa 33%) zu einer fötalen Alkoholembryopathie mit

- Minderwuchs
- Mißbildungen, insbesondere des Gesichts
- kognitiven und Verhaltensstörungen

Für die meisten körperlichen Alkoholfolgeerkrankungen sind bisher keine spezifischen Behandlungsmöglichkeiten bekannt. Daher ist eine strikte Alkoholabstinenz angezeigt.

MERKSÄTZE

- **Zur Diagnose einer Alkoholabhängigkeit oder eines -mißbrauchs klare Kriterien (z. B. ICD-10 oder DSM-IV) benutzen**

- **Alkoholiker betreiben oft einen Mißbrauch einer weiteren psychotropen Substanz, besonders nach Nikotin fragen**

- **Eine Depression oder Angststörung sollte als Zweitdiagnose bei Alkoholikern erst nach Abschluß des Entzuges, besser noch einige Monate später gestellt werden nach Abklingen des protrahierte Entzugs.**
  → Alkoholiker führen oft Ängste oder eine depressive Stimmung als Grund für ihren erhöhten Alkoholkonsum und/oder Rückfälle an. Häufig liegt nur ein Erklärungsbedürfnis vor, daher ist genau zu prüfen, ob die diagnostischen Kriterien erfüllt sind
  → Bei bestehender psychiatrischer Begleiterkrankung muß diese bei der Therapieplanung unbedingt berücksichtigt werden

- **Bei Alkoholikern auf ihre Folgeerkrankungen achten und sie darauf hinweisen:**
  → Diese verursachen eine erhöhte Morbidität und Mortalität
  → Oft hat dieser ärztliche Hinweis und insbesondere ein in diesem Zusammenhang ausgesprochener Ratschlag, den Alkoholkonsum einzustellen bzw. deutlich zu verringern, eine nachhaltige Wirkung auf das Trinkverhalten
  → Kein moralisch erhobener Zeigefinger, nur Information und Hilfsangebot

- **Eine spezifische Therapie der meisten körperlichen Alkoholfolgeerkrankungen (wie Leberzirrhose, chron. Pankreatitis) ist noch nicht bekannt bzw. umstritten**
  → Nur eine Alkoholkarenz kann zu einer Besserung führen bzw. eine weitere Verschlechterung verhindern.

II. Therapie

3 Grundlagen der Therapie

3.1 Therapieziele

T. Wetterling und C. Veltrup

Die Definition von Therapiezielen ist in der Suchtforschung umstritten. Während in Deutschland und in den europäischen Ländern die Abstinenz das wichtigste Therapieziel ist, ist in den USA auch eine Verringerung der Trinkmenge ein akzeptiertes Ziel, da dadurch die Folgeschäden verringert werden können (‚harm reduction').

Primäres Ziel sollte bei Alkoholabhängigen das Erreichen und die Aufrechterhaltung einer dauerhaften Abstinenz bleiben. Wenn dieses nicht erreicht werden kann bzw. der Patient nur den Wunsch hat, moderat, d. h. im gesellschaftlich sanktioniertem Rahmen zu trinken, kann auch dies das Therapieziel darstellen. Ist auch dies nicht erreichbar, ist eine Reduktion der Trinkmenge bzw. der Tage, an denen getrunken wird, als noch akzeptables Ziel anzusehen. Diese Ziele sind sehr ambitioniert und für viele Betroffene unrealistisch. Daher haben *Schwoon* (1992) und *Wienberg* (1994) eine mehr am therapeutischen Handeln orientierte Hierarchie von prinzipiell gleichwertigen Interventionszielen bei Alkoholkranken vorgeschlagen:

1. Sicherung des Überlebens
2. Verhinderung von schweren körperlichen Folgeschäden
3. Sicherung der sozialen Umgebung gegen Beeinträchtigungen
4. Verhinderung sozialer Desintegration
5. Ermöglichung längerer Abstinenzphasen
6. Einsicht in die Grunderkrankung
7. Akzeptanz des eigenen Behandlungs- bzw. Hilfebedarfs
8. Akzeptanz des Abstinenzzieles
9. Konstruktive Bearbeitung von Rückfällen
10. Individuelle therapeutische Grenzziehung (‚Selbsthilfe')

Die ersten fünf Ziele dienen vor allem der Verringerung der Alkoholschäden (‚harm reduction'). Die Entwöhnungstherapien wollen vor allem eine Einsicht in die Alkoholerkrankung und eine Rückfallvermeidung erreichen (Ziele 6 bis 10).

1. Sicherung des Überlebens

Es ist immer eine vorrangige ärztliche Aufgabe, Leben zu erhalten. Da Alkoholiker sich in vielfacher Weise auch körperlich schädigen, kann unter Umständen zur Sicherung des Überlebens sogar eine zwangsweise Behandlung (nach Unterbringungsgesetzen) notwendig sein, z. B. bei

- akuter Suizidalität [→ Kap. 2.1.]
- Delir oder Korsakoff-Syndrom (Selbstgefährdung durch Desorientiertheit) oder
- einer alkoholinduzierten Psychose, insbesondere bei einer Alkoholhalluzinose [→ Kap. 2.5], wenn eine Eigen- oder Fremdgefährdung besteht.

Das Überleben von Alkoholikern ist bei schweren körperlichen Folgeschäden wie z. B. Ascites oder Ösophagusvarizenblutungen häufig akut bedroht. Mitunter stellt sich v. a. bei stark alkoholisierten Patienten die Frage, inwieweit diese noch einwilligungsfähig sind. Meist wird aber die Frage der Einwilligungsfähigkeit erst gestellt, wenn der Betreffende z. B. einer notwendigen Operation nicht zustimmt. Es ist umstritten, inwieweit in diesen Fällen Zwangsmaßnahmen zur Sicherung des Überlebens erforderlich sind. Wenn der Behandler zu der Einschätzung kommt. daß der Patienten nicht einwilligungsfähig ist, so müßte er beim Vormundschaftsgericht eine Betreuung mit dem Aufgabenbereich Heilfürsorge anregen. Da das Verfahren zur Einrichtung einer Betreuung zeitaufwendig ist, kommt häufig nur eine Eilbetreuung in Frage. Häufig ist aber bei stark intoxikierten oder deutlich kognitiv eingeschränkten Patienten von einer mutmaßlichen Einwilligung auszugehen. Die rechtlichen Voraussetzungen für die Einrichtung einer Betreuung sind (s. auch *Wetterling et al.*, *1995b,c*):

1. der Betroffene ist mit der Einrichtung einverstanden, denn
2. nur er oder das Betreuungsamt der zuständigen Gemeinde können beim Vormundschaftsgericht einen Antrag stellen. Angehörige und auch behandelnde Ärzte können eine Betreuung *nur anregen.*
3. es muß ein Bericht eines Sozialarbeiters über die soziale Situation und ein psychiatrisches bzw. nervenärztliches Gutachten vorliegen, in denen eine eventuell vorliegende Hilfsbedürftigkeit und der daraus resultierende Aufgabenbereich des Betreuers genau beschrieben sind.
4. eine Betreuung gegen den Willen des Betreffenden ist nur in wenigen Ausnahmefällen rechtlich möglich, vor allem bei schweren kognitiven Störungen, die mit einer deutlichen Einschränkung der freien Willensbestimmung und Urteilsfähigkeit einhergehen.

2. Verhinderung von schweren körperlichen Folgeschäden

Eine wichtige ärztliche Aufgabe ist es, den Patienten vor weiteren gesundheitlichen Schädigungen zu schützen. Bei Alkoholabhängigen sind in diesem Zusammenhang die zahlreichen alkoholbedingten Folgeerkrankungen (Pankreatitis, Leberzirrhose etc.) zu nennen. Hier sind zur Vermeidung des Eintritts bzw. der Verschlechterung einer körperlichen Schädigung Interventionen mit Ziel der Erreichung einer Abstinenz notwendig [→ Kap. 4–6]. Umstritten ist, ob bei einer chronischen körperlichen

Schädigung, z. B. durch fehlende Abstinenz bei Mallory-Weiss-Syndrom oder unzureichende Blutzuckereinstellung bei einem nach alkoholbedingter Pankreatitis aufgetretenen Diabetes mellitus eine Zwangsbehandlung zur Vermeidung weiterer lebensbedrohlicher Schäden möglich ist. Obwohl dies häufig von ärztlicher Seite und auch den Angehörigen gewünscht wird, hat die Rechtsprechung in der BRD der freien Willensbestimmung des Betreffenden einen größeren Stellenwert eingeräumt (*Wetterling et al., 1995b,c*).

3. Sicherung der sozialen Umgebung gegen Beeinträchtigungen

Häufig leiden besonders die Angehörigen unter der Alkoholabhängigkeit, z. B. durch die Gewalttätigkeit des Alkoholikers. In solchen Fällen sind die Angehörigen zu schützen. Maßnahmen hierzu sind in Kap. 5.3 beschrieben.

4. Verhinderung sozialer Desintegration

Alkoholiker zerstören sich häufig durch ihre weitgehend auf Alkohol eingeengten Lebensweise wichtige soziale Kontakte, da sie diese oft sehr einschränken bzw. völlig vernachlässigen. Sie fallen auch durch erhöhten Alkoholkonsum, v. a. bei Trinken in der Öffentlichkeit, z. B. am Arbeitsplatz, auf und rufen damit Reaktionen in ihrem sozialen Umfeld hervor (z. B. Kündigung). Eine solche Entwicklung kann zur völligen sozialen Desintegration (Scheidung, Arbeits- und Wohnungslosigkeit) und Verwahrlosung führen. Hier gilt es, rechtzeitig einer entsprechenden Negativspirale vorzubeugen. In diesem Zusammenhang kann eine betriebliche Suchtkrankenhilfe eine große Unterstützung sein. Es bedarf v. a. der Einleitung sozialarbeiterischer Maßnahmen zur Verhinderung des sozialen Desintegration. Dem Arzt kommt hier häufig nur die Aufgabe zu, entsprechende Bescheinigungen anzufertigen oder Anträge zu stellen. Auch Interventionen zur Stützung von Angehörigen können zur Verhinderung einer sozialen Desintegration beitragen [→ Kap. 5.3].

5. Ermöglichung längerer Abstinenzphasen

Um dem Alkoholkranken ein gesundes Überleben zu ermöglichen und sein Vertrauen in die eigene Handlungsfähigkeit (Kompetenz) zu stärken, ist es notwendig, den Betreffenden auch zu unterstützen, wenn dieser schon abstinent ist [→ Kap. 7]. Um Schwerabhängigen eine längere Abstinenz zu ermöglichen, kann es nötig sein, daß der Betreffende in eine ‚beschützende' sozialtherapeutische Übergangseinrichtung eingewiesen wird.

6. Einsicht in die Grunderkrankung

Ein entscheidendes Ziel in der Therapie von Alkoholikern besteht darin, die Betreffenden dahin zu bringen, daß sie selbst einsehen, daß sie an einer (behandelbaren) Erkrankung leiden. Bis es zu einer Krankheitseinsicht kommt, vergeht meist eine lange Zeit. Zur Darstellung der einzelnen Schritte auf dem Weg dorthin, hat sich das zirkuläre Motivationsmodell (*Prochaska* und *DiClemente, 1983; Davison, 1991*) sehr bewährt. Dieses wird in Kap. 3.5. ausführlich dargestellt.

7. Akzeptanz des eigenen Behandlungs- bzw. Hilfebedarfs

Vielen Alkoholikern fällt es schwer Hilfe in Anspruch zu nehmen, da sie dies oft als Hinweis auf ihre mangelnde Selbstkompetenz ansehen und sich dadurch in ihrem häufig nur gering ausgeprägten Selbstwertgefühl verletzt fühlen. Alkoholiker reagieren daher oft auf Hilfsangebote abwehrend. Das Erleben eigener Hilfsbedürftigkeit (z. B. in alkoholisierten Zustand nicht mehr ohne Hilfe gehen zu können) wird meist sehr schamhaft erlebt. Abwehr ist in der Vorabsichtsphase oft das entscheidende Hindernis für den Aufbau einer tragfähigen therapeutischen Beziehung [→ Kap. 5.1]. Daher ist es ein sehr wichtiges Therapieziel, einen Alkoholikern dazu zu bringen, einzusehen, daß er behandlungsbedürftig ist und Hilfsangebote in Anspruch zu nehmen. Ausgehend von verschiedenen Krankheitsmodellen werden unterschiedliche therapeutische Strategien vertreten (s. Zusammenfassung *Petry, 1996*).

In diesem Zusammenhang wird auch die Einteilung von Alkoholiker in bestimmte Typen, z. B. nach Trinkverhalten und Art der Abhängigkeit diskutiert. Diese Typologien, insbesondere die von *Jellinek, 1952, 1960,* haben die Alkoholforschung und -therapie lange Zeit entscheidend beeinflußt. Die älteren Typologien haben sich aber in größeren Stichproben nicht bewährt (s. Übersicht *Babor et al., 1986*). Auch die neuere Typologie nach *Cloninger et al., 1981* ist nicht unumstritten geblieben (*Penick et al., 1990; Schuckit et al., 1990*). Auf Grund von Adoptionsstudien unterscheidet *Cloninger, 1987* zwei Typen. Der Typ II, der durch folgende Merkmale charakterisiert ist: früher Beginn der Alkoholabhängigkeit (vor 25. Lebensjahr), hohe familiäre Belastung mit Alkoholismus, häufig eine antisoziale Persönlichkeitsstörung (Mißachtung sozialer Normen, Gefühlskälte, Straffälligkeit etc.) soll prognostisch ungünstig sein. *Babor et al., 1992* haben anhand von 17 Kriterien in eine Unterteilung in zwei Typen vorgeschlagen. Für eine hinreichende Charakterisierung reichen schon fünf Kriterien aus (*Schuckit et al., 1995*).

Eine andere Typologie von *Lesch, 1985* basiert auf katamnestischen Untersuchungen und unterscheidet vier Typen:

- Typ I trinkt Alkohol, um Entzugssymptome zu verringern
- Typ II trinkt Alkohol bei Konflikten und/oder zur Angstreduktion
- Typ III trinkt Alkohol zur ‚Selbstmedikation' von depressiven Symptomen
- Typ IV hat zerebrale Beeinträchtigungen vor Beginn des Alkoholkonsums

Während früher die Ansicht vertreten wurde, ein Alkoholiker sei erst dann behandlungsbereit bzw. bereit, Hilfe anzunehmen, wenn er psychosoziale Bezüge wie Familie, Beruf etc. weitgehend verloren hat (*Feuerlein, 1981*), hat sich in letzter Zeit unter dem Eindruck von empirischen Forschungsergebnisse die Auffassung durchgesetzt, daß therapeutische Interventionen schon viel früher in einer Abhängigkeitsentwicklung erfolgen sollten (s. *Petry, 1996*). Dabei ist es zweckmäßig, die Alkoholerkrankung als einen phasenhaften Prozeß wie in dem Phasenmodell (*Prochaska et al., 1983; Davison, 1991*) anzusehen [→ Kap. 3.5] und spezielle Hilfsangebote für die einzelnen Phasen anzubieten. Dabei bedarf es häufig mehrerer Motivationsschritte, bis der Abhängige bereit ist, eine Behandlung zu akzeptieren [→ Kap. 3.6].

8. Akzeptanz des Abstinenzzieles

Ein wichtiges Therapieziel in der Behandlung von Alkoholikern ist es, zu erreichen, daß die Betreffenden sich zu dem Ziel der Abstinenz bekennen, denn häufig besteht zumindest in der Anfangsphase der Alkoholerkrankung noch der Wunsch, wieder kontrolliert trinken („so wie die anderen‘) zu können. Die meisten Verlaufsstudien zeigen, daß es nur wenigen Abhängigen gelingt, kontrolliert Alkohol zu trinken [→ Kap. 3.2]. Die Akzeptanz des Abstinenzzieles steht häufig am Ende eines längeren kognitiven Prozesses (*Petry, 1996*), der in dem Motivationsmodell [→ Kap. 3.5] dargestellt ist.

9. Konstruktive Bearbeitung von Rückfällen

Rückfälle sind - wie alle Erfahrung zeigt - bei Alkoholkranken nicht die Ausnahme, sondern **die Regel**. Daher sollen sowohl die Behandler als auch die Patienten auf Rückfälle vorbereitet sein und diese nicht als therapeutisches Versagen bzw. Zeichen ihrer ‚Haltlosigkeit‘ oder ‚Schwäche‘ ansehen. Rückfälle sollten vielmehr konstruktiv aufgearbeitet werden. Genauso wichtig ist eine Vorbereitung auf Rückfälle und vor allem eine Erarbeitung von Alternativstrategien [→ Kap. 8].

10. Individuelle therapeutische Grenzziehung („Selbsthilfe‘)

Vielen Alkoholikern fällt es schwer, professionelle Hilfe in Anspruch zu nehmen (s. auch 7). Daher ist es sinnvoll, wenn die Betreffenden es geschafft haben, abstinent zu werden, selbst bestimmen zu lassen, welche weitere Behandlung oder Betreuung sie noch für erforderlich halten. Sie sollen selbst die volle Verantwortung für ihr weiteres Wohlergehen übernehmen. Entsprechend diesen Maximen sind auch die meisten therapeutischen Strategien zu Aufrechterhaltung der Abstinenz [→ Kap. 7] und auch zur Vorbeugung von Rückfällen [→ Kap. 8] angelegt.

MERKSÄTZE

- **Abstinenz ist immer das oberste Ziel**
- **Eine Abstinenz ist aber häufig nur nach vielen ‚Anläufen' möglich, denn oft akzeptieren die Betroffenen Abstinenz zunächst nicht als ihr vorrangiges Ziel**
- **Auf dem Weg bis zur Abstinenz ist vielfältige Hilfestellung notwendig**
- **Häufig ist die Sicherstellung eines gesunden Überlebens vorrangiges Therapieziel, z. B. die Vermeidung von weiteren alkoholbedingten körperlichen Schäden**
- **Die Therapieziele sollten der Motivationslage des Patienten angepaßt werden**
  (nach dem Phasenmodell von Prochaska und DiClemente) [→ Kap. 3.5]
- **Therapieziele möglichst gemeinsam mit dem Patienten definieren**
  → dabei sind vor allem kurzfristige (erreichbare) Ziele zu formulieren

3.2 Ergebnisse von Therapiestudien

T. Wetterling

Zur Entwöhnungsbehandlung von Alkoholikern sind eine Vielzahl von sehr unterschiedlichen Ansätzen entwickelt worden (s. *Holder et al., 1991*). Sie lassen sich im wesentlichen unter folgenden Gruppen subsumieren, wobei sich die angewandten Therapieverfahren (tiefenpsychologisch-analytisch, kognitiv-verhaltenstherapeutisch etc.) deutlich unterscheiden können:

1. Stationäre Entwöhnungsbehandlung (‚Langzeit-Therapie' 4–6 Monate)
2. Stationäre Kurzzeittherapie (etwa 1 Monat)
3. Ambulante suchttherapeutische Angebote
4. Ärztlicher Ratschlag, Beratungsstellen (Kurzintervention)
5. Selbsthilfegruppen
6. Medikamentöse Therapie mit einem Aversiv-Mittel
7. Medikamentöse Therapie mit einem ‚Anti-Craving'-Mittel
8. Kombination der oben genannten Therapieverfahren

Eine Aussage über die Wirksamkeit verschiedener Therapieverfahren können nur aus Nachuntersuchungen von Alkoholikern nach definierten Zeiträumen gewonnen werden. Bei dem Vergleich dieser sogenannten Katamnesestudien gibt es eine Vielzahl methodischer Probleme (*Emrick, 1975; Fichter et al., 1992; Holder et al., 1991; Miller et al., 1986; Rist, 1996; Süß, 1995*). Die meisten Therapieprogramme enthalten mehrere Behandlungskomponenten, deren Vergleich schwierig ist (*Rist, 1996*). Beim Vergleich der Therapiestudien sind eine Reihe von Punkten zu berücksichtigen:

1. Unterschiede in der lokalen Versorgung für Alkoholkranke
2. Vergleichbarkeit von Studien aus verschiedenen Ländern
3. Eingangsvoraussetzungen (Selektion)
4. Indikationen für eine bestimmte Behandlungsstrategie
5. Unterschiedliches Inanspruchnahmeverhalten seitens der Alkoholiker
6. Ökonomische Aspekte (Kostenvergleich und Effizienzprüfung)

1. Unterschiede in der lokalen Versorgung für Alkoholkranke

Da in der BRD die Zahl der Personen mit einem regelmäßigen relativ niedrigen Alkoholkonsum sehr hoch ist, können sehr viele Menschen von alkoholbedingten Problemen betroffen sein. Eine Expertenkommission (*Pörksen, 1994*) hält daher zur Bewältigung dieser Problematik eine gemeindenahe Versorgung für dringend erforderlich. In der BRD sind die alkoholspezifischen Therapieangebote lokal stark unterschiedlich. Untersuchungen zur Versorgungssituation in Deutschland (*Wienberg, 1992*) zeigen, daß der eigentliche ‚Königsweg' einer Therapiekette (ambulante Beratung, geplante stationäre Entzugs- und Entwöhnungstherapie sowie Nachsorge) nur etwa 1,0% aller behandlungsbedürftigen Alkoholiker/Jahr beschritten wird, denn in den Entwöhnungskliniken stehen nur etwa 28 000 Behandlungsplätze/Jahr zu Verfügung (*Hüllinghorst, 1995*). Stationäre Kurztherapien gibt es nur an sehr wenigen psychiatrischen Kliniken in der BRD. Die ambulanten suchttherapeutischen Angebote (z. B. bei Beratungsstellen der Gesundheitsämter, Kirchen, Wohlfahrtsverbände etc.) sind ebenfalls regional unterschiedlich. Auch das Angebot an Selbsthilfegruppen ist stark von örtlichen Gegebenheiten abhängig.

2. Vergleichbarkeit von Studien aus verschiedenen Ländern

In den meisten anderen Ländern, z. B. USA, Großbritannien oder Skandinavien, gibt kaum stationäre Entwöhnungseinrichtungen. Untersuchungen zu Therapieergebnissen sind auf Grund der unterschiedlichen Versorgungsstrukturen nur bedingt mit Ergebnissen aus der BRD vergleichbar (*Süß, 1995*). Zunächst stellt sich aber die Frage, wie sich die Alkoholkrankheit ‚spontan', d. h. ohne Hilfe, vor allem ohne professionelle Hilfe durch Ärzte, Psychologen, Beratungsstellen etc. entwickelt. Zu dieser Thematik existieren bisher nur wenige Untersuchungen (*Vaillant, 1983, 1996*). Die Spontanremissionsrate von Alkoholabhängigen wird auf etwa 20% geschätzt (*Miller et al., 1980; Institute of Medicine, 1990*) [→ Tab. 3.1]. Auch hier ist die Frage nach den Kriterien für eine Remission entscheidend. Sehr viel höhere Zahlen (77%) finden

Tabelle 3.1. Abstinenzrate bei nicht spezifisch behandelten Alkoholikern nach Entzug (Spontanremissionsrate)

Autor	N	Katamnese-dauer	Abstinenz-rate	
Emrick, 1975	1231	> 6 Monate	13%	Übersichtsarbeit angelsächsische Studien
Süß, 1995		9,9 Monate	21,2%	Übersichtsarbeit angelsächsische Studien
Saß, 1996 PRAMA-Studie	136	12 Monate	20,7%	Placebo-Patienten Acamprosat-Studie in BRD
Veltrup, 1995b	65	12 Monate	9,2%	‚naturalistische' Studie in der BRD
Schätzung für die BRD	201	12 Monate	16,9%	

sich in einer neueren kanadischen Studie (*Sobell et al., 1996*). In den angelsächsischen Ländern wird seit längerem die Ansicht vertreten, daß Alkoholabhängige durchaus wieder ein normales Trinkverhalten entwickeln können, d. h. wieder ‚kontrolliert', also in einem gesellschaftlich vertretbaren Rahmen trinken zu können (*Davies, 1962; Sobell et al., 1972, 1995*). Diese Ansicht ist nicht unumstritten, obwohl einige Studien diese These unterstützen (*Helzer et al., 1985; Nordström et al., 1987; Pettinati et al., 1992; Polich et al., 1980; Sobell et al., 1996*). Vor allem der Anteil derjenigen, die es schaffen, ‚kontrolliert' zu trinken, ist umstritten, nach einer amerikanischen Studie beträgt er 11% (*Vaillant, 1996*) . Er scheint im deutschsprachigen Raum geringer zu sein (2,6% (*Küfner et al., 1988*)).

Die Therapieerfolge der verschiedenen Behandlungsansätze zur Entwöhnung von Alkoholabhängigen können nur schwer verglichen werden, da bei den Studien sehr unterschiedliche Studienbedingungen gewählt worden und auch die Art der Auswertung sehr verschieden ist. (*Emrick, 1975; Miller et al., 1986; Süß, 1995*). Dabei fällt auf, daß aus der BRD bisher keine experimentelle Studien (mit Kontrollgruppe) vorliegen und stationäre Entwöhnungstherapien in der BRD sehr viel länger dauern als in anderen Ländern (im Mittel 17 vs. 4 Wochen) (*Süß, 1995*). Die Daten aus anderen Ländern sind daher nur sehr bedingt mit denen in der BRD vergleichbar.

3. *Eingangsvoraussetzungen* (Selektion)

Die Eingangsvoraussetzungen für die verschiedenen Therapien zeigen deutliche Unterschiede. In der Suchtforschung wird zwischen sogenannten niedrigschwelligen Therapieangeboten, die im Idealfall an keine Voraussetzungen gebunden sind, und Therapien unterschieden, bei denen die Patienten vor der Beginn der Behandlung einige Bedingungen erfüllen müssen. Zu den ‚niedrigschwelligen' Therapieangeboten zählen:

Tabelle 3.2. Inanspruchnahme von Hilfen durch Alkoholiker

Hilfe von in Anspruch genommen	John et al., 1996	Wienberg, 1992
Sucht-unspezifische Behandlung		
Niedergelassene Ärzte	75,0%	70,0%
Hausarzt	70,7%	
Nervenärzte	5,0%	
Krankenhaus	36,4%	24,8%
Keine ärztliche Hilfe	22,9%	
Suchtspezifische Hilfen		
Selbsthilfegruppen	6,4%	
Suchtberatung	0%	4,4% (sozialpsych. Dienst) 4,7% (Beratungsstellen)
Entwöhnungsbehandlung	2,1%	0,8% (Fachkliniken) 3,4% (psychiat. Kliniken)

Datenbasis: *John et al.* (1996): Patienten in einem Allgemeinkrankenhaus in Lübeck: Inanspruchnahme im Jahr vor Aufnahme; *Wienberg* (1992): Schätzungen oder Hochrechnungen für die BRD

- Arztbesuch mit ärztlichem Ratschlag
- Arztbesuch mit Verordnung eines Medikaments, z. B. eines ‚Anti-Craving'-Medikaments
- Besuch einer Beratungstelle
- Besuch einer Selbsthilfegruppe

Dagegen sind insbesondere bei stationären Entwöhnungstherapien die Zugangsvoraussetzungen hoch. Sie bestehen in der Regel in einer Reihe von Schritten wie Beratung, Antrag auf Kostenübernahme durch die Rentenversicherungsträger, stationärer Entgiftung vor der Entwöhnungstherapie. Dieses langwierige Verfahren führt dazu, daß der Anteil der bewilligten Therapien, die nicht angetreten werden, in den letzten Jahren ständig gestiegen ist (z. Z. fast 20%) (*Hüllinghorst, 1995*). Überdies kann auf Grund der versorgungspolitischen Gegebenheiten (s. o.) nur ein kleiner Teil der Alkoholiker an einer stationären Entwöhnungstherapie teilnehmen. Da vielerorts ein Mangel an therapeutisch geleiteten Gruppen besteht, ist der Zugang oft mit Schwierigkeiten verbunden. Insgesamt ist davon auszugehen, daß niedrigschwellige Hilfsangebote wie Arztbesuche, Selbsthilfegruppen oder Beratungsstellen sehr viel häufiger von den Patienten aufgesucht werden als andere Therapieangebote (*Wienberg, 1992, 1994, 1995*).

4. *Indikationen für eine bestimmte Behandlungsstrategien*

Spezielle Indikationen für bestimmte Behandlungsverfahren sind häufig nicht angegeben, vielmehr richtet sich die Zuweisung meist nach lokalen Versorgungsgesichtspunkten bzw. Forschungsvorhaben. Auch der andere denkbare Forschungsansatz, einer zufälligen (randomisierten) Zuweisung zu unterschiedlichen Therapieformen, erfolgte nur in ganz wenigen Studien (z. B. *Brandsma, 1980; John et al., 1996; ISBRA, 1996*). Häufig wurde auch keine geeignete Vergleichsgruppe mituntersucht.

5. Unterschiedliches Inanspruchnahmeverhalten seitens der Alkoholiker

Bisher gibt es nur wenige Untersuchungen, die sich mit dem Inanspruchnahmeverhalten von Personen mit Alkoholproblemen in der BRD beschäftigen (*John et al., 1996; Schwoon, 1996; Wienberg, 1992, 1994, 1995*). Es ist davon auszugehen, daß ambulante niedrigschwellige Therapieangebote wie Selbsthilfegruppen oft alternativ und in wechselnder Intensität genutzt werden (*Schwoon, 1996*).

Nach den Studien in der BRD [Tab. 3.2] suchen die meisten Alkoholiker (70–75%) mindestens einmal im Jahr ein Arzt, meist ihren Hausarzt, auf. In Hausarztpraxen und unter den Notfallaufnahmen von Krankenhäusern ist der Anteil von Alkoholiker besonders hoch (*Driessen et al., 1996*). Viele Alkoholiker (25–36%) werden mindestens einmal im Jahr in internistischen oder chirurgischen Kliniken aufgenommen. Hier gibt es in der Regel kein suchtspezifisches Therapieangebot. Beratungsstellen werden jährlich von etwa 9% der Alkoholiker aufgesucht. Alkoholiker befinden sich nur selten in nervenärztlicher Behandlung, wo sie nur etwa 5% der Patienten ausmachen (*Bochnik et al., 1990*). Insgesamt ist festzustellen, daß Alkoholiker, abgesehen von spezifischen Behandlungseinrichtungen, meist als ‚ungeliebte Patienten‘ gelten (s. *Reimer et al., 1985*). Die Inanspruchnahme steigt mit der Zahl und/oder Schwere der Alkoholfolgeerscheinungen an (*Burton et al., 1995*). Der Anteil der Personen mit Alkoholproblemen, die suchtspezifische Hilfen aufsuchen, ist insgesamt gering (< 25%/Jahr). Vergleichbare Daten liegen aus Kanada vor (*Sobell et al., 1996*). Hieraus folgt die Notwendigkeit von Frühinterventionen.

! Um mehr Personen mit Alkoholproblemen zur Änderung ihres Trinkverhaltens zu motivieren, sind vermehrt aktiv zugehende Frühinterventionen notwendig (z. B. Liasiondienst im Krankenhaus etc.) [→ Kap. 4.2].

Vergleich verschiedener Therapieformen

Ob es signifikante Unterschiede der Behandlungseffekte (Abstinenzraten) zwischen verschiedenen Formen der Alkoholentwöhnung gibt, ist auch nach ausführlichen Literaturübersichten umstritten (*Costello, 1975; Miller et al., 1986; Süß, 1995*). Dies liegt unter anderem daran, daß häufig mehrere Therapieelemente, die verschiedene der oben erwähnten Therapieziele verfolgen, in ein Programm integriert wurden. Ein direkter Vergleich ist streng genommen aber nur für Therapieformen möglich, die das gleiche Therapieziel verfolgen und die die gleichen Voraussetzungen haben. Bisher sind in keiner publizierten Studie diese Forderungen auch nur annähernd erfüllt. Eine sehr aufwendige, in dieser Beziehung vorbildliche Studie in den USA – die MATCH-Studie – ist noch nicht veröffentlicht. Vorabberichte (*MATCH, 1996*) deuten

Tabelle 3.3. Vergleich verschiedener Therapien

	N	Abstinenz-rate	Halte-quote	Dauer der Studie	Zitat
Acamprosat (Campral®)	61	76% *50%**		180 d	Ladewig et al., 1993
Acamprosat (Campral®)	538	19% *11%**	55% *36%***	360 d	Paille et al., 1995
Acamprosat (Campral®)	272	43% *21%****	58% *40%*	360 d	Saß et al., 1996
Acamprosat (Campral®)	448	18% *7%****		360 d	Whitchurch et al., 1996
Naltrexon	70	77% # *46%***	31% *43%*	84 d	Volpicelli et al., 1992
Naltrexon + supportive Therapie	50	61% § *19%***		84 d	O'Malley et al., 1992
Naltrexon + Lernen v. Coping-Strategien	54	28% § *21%***		84 d	O'Malley et al., 1992
17-wöchige Verhaltenstherapie	491	42%/29%	72%	365 d 1460 d	Jung et al., 1987
4–6monatige Entwöhnungstherapie	1410	67%/37%		182 d/ 1460 d	Küfner et al., 1988
3-wöchige Motivationstherapie	211	19%/9%		365 d	Veltrup, 1995b
verschiedene Therapien (Übersicht)	3037	28%		> 182 d	Emrick, 1975
verschiedene Therapien (Übersicht)	11022	26%		365 d	Costello, 1975

* $p < 0.05$, ** $p < 0.01$, *** $p < 0.001$; # keine kontinuierliche Abstinenz, sondern kein Rückfall als Erfolgskriterium. § Im Vergleich zu Patienten, die mit Placebo und der entsprechenden Psychotherapie behandelt wurden. Für Selbsthilfegruppen und Disulfiram-Therapie liegen keine vergleichbaren Angaben vor.

daraufhin, daß die Ergebnisse für verschiedene Therapieverfahren sich nicht wesentlich unterscheiden. Bis zur Veröffentlichung der MATCH-Studie können Meta-Analysen (*Holder et al., 1991; Süß, 1995*) Anhaltspunkte für einen Vergleich ergeben. Nach *Süß, 1995* haben stationäre verhaltenstherapeutisch orientierte Entwöhnungstherapien die besten Erfolge gezeigt. Es gibt nur wenige Studien, die eine ambulante und eine stationäre Therapie direkt vergleichen (*Pettinati et al., 1996*). Nach Übersichtsarbeiten von *Holder et al., 1991* und *McCready et al., 1996* haben sich folgende ambulante Therapieverfahren als besonders effizient erwiesen:

- Training sozialer Fertigkeiten
- Training der Selbstkontrolle
- Kurze motivationale Beratung
- Verhaltenstherapeutisch orientierte Paartherapie
- Streßbewältigungstraining
- Ansätze zur Änderung des sozialen Umfelds

1. *Stationäre Entwöhnungstherapien*

Längere stationäre Entwöhnungstherapien (> 8 Wochen) werden nur in der BRD in größeren Umfang durchgeführt (*Süß, 1995*). Daher ergeben sich auch kaum Vergleichsmöglichkeiten mit anderen Ländern. Katamnestische Untersuchungen in der BRD (*Jung et al., 1987; Küfner et al., 1988*) zeigen, daß ein erheblicher Teil dieser Patienten eine langanhaltende Abstinenz erreicht [Tab. 3.3]. So sind etwa 33% über 4 Jahre kontinuierlich abstinent. Hier ist aber anzumerken, daß in den angelsächsischen Ländern die Effizienz einer stationären Entwöhnungstherapie sehr viel kritischer gesehen werden (*Holder et al., 1991; Miller et al., 1986*).

Die Studien zu dem Trinkverhalten nach stationären Entwöhnungstherapien benutzen meist zur Datenerhebung eine schriftliche oder fernmündliche Befragung. Auf diese Weise wird nach einer gewissen Zeit (z. B. 1 Jahr) ermittelt, ob ein Patient noch abstinent ist oder nicht. Diese Methode der Nachbefragung ist oft kritisiert worden, da nur bei wenigen Patienten eine persönliche Nachuntersuchung stattfindet. Daher ist damit zu rechnen, daß die Patienten besonders oft im Sinne der sozialen Erwünschtheit antworten. Auch fehlt bei Studien über stationäre Entwöhnungstherapien meist eine nicht behandelte Vergleichsgruppe. In Medikamentenstudien wird dagegen meist eine randomisierte (zufällige) Zuweisung zu einer Placebo-Gruppe und zu einer Behandlungsgruppe vorgenommen und die Patienten zu bestimmten Zeitpunkten persönlich nachuntersucht (mit Fragebögen und Laborparametern).

2. *Stationäre Kurzzeittherapie*

Stationäre Kurztherapien, die weniger als einen Monat dauern und vor allem der Motivierung zur Teilnahme an weiteren langfristigen therapeutischen Maßnahmen dienen sollen, sind bisher nur an wenigen psychiatrischen Kliniken in der BRD etabliert (*Stetter et al., 1996; Veltrup et al., 1993, 1996a*). Sie sind meist kognitiv-verhaltenstherapeutisch ausgerichtet. Diese Kurztherapien erhöhen die Abstinenzrate deutlich (*Stetter et al., 1996*; *Veltrup, 1995b*).

3. *Ambulante suchttherapeutische Angebote*

Ambulante suchttherapeutische Angebote stellen eine stark heterogene Gruppe dar, die lokal deutliche Unterschiede aufweisen. Hierzu zählen vor allem Kurztherapien und Gruppen in Beratungsstellen und bei niedergelassenen Ärzten oder Psychologen. Auch die Dauer ist sehr unterschiedlich. Dementsprechend gibt es kaum verläßliche Daten über die erreichten Abstinenzraten. Nach der Übersicht von *Holder et al., 1991* sind besonders verhaltenstherapeutische Verfahren wie z. B. Training sozialer Fähigkeiten oder der Streßbewältigung erfolgversprechend. Tiefenpsychologisch-analytisch orientierte Therapien werden dagegen in den angelsächsischen Ländern sehr kritisch beurteilt (*Edwards, 1996; Holder et al., 1991*), da bisher Nachweise für eine Wirksamkeit fehlen. *Edwards, 1996* verweist in diesem Zusammenhang auf eine Untersuchung, die zeigte, daß eine längere ambulante analytische Therapie eher ungeeignet zur Behandlung von Abhängigkeitsproblemen ist (*Vaillant, 1981*). Auch ist der Therapieerfolg stark abhängig von der Intensität der therapeutischen Beziehung (*Edwards, 1996*). Die Behandlungsergebnisse in ambulanten Therapien sind häufig durch eine höhere Zahl von Abbrechern getrübt (*Pettinati et al., 1996*).

4. *Ärztlicher Ratschlag*

Eine Reihe von Studien (*Babor et al., 1986; Bien et al., 1993; Chapman et al., 1988; Chick et al., 1985; Edwards et al., 1977;* Zusammenfassung s. *Holder et al., 1991*) konnte nachgewiesen werden, daß ein ärztlicher Ratschlag, das Trinkverhalten entscheidend zu verändern bzw. den Alkoholkonsum ganz einzustellen, von nachhaltiger Wirkung auf das Trinkverhalten ist. Ein solcher Ratschlag (z. B. im Rahmen eines Screenings im Krankenhaus) führt zu einer deutlichen Erhöhung der Inanspruchnahme von Suchthilfeeinrichtungen (*John et al., 1996*).

5. *Selbsthilfegruppen, z. B. Anonyme Alkoholiker, Guttempler, Blaues Kreuz*

Obwohl die Teilnahme an Selbsthilfegruppen ein fester Bestandteil in sehr vielen langfristig angelegten Therapiestrategien ist, gibt es über die Therapieerfolge (im Sinne einer Rückfallverhütung oder Erhöhung der Abstinenzrate) von Selbsthilfegruppen wie z. B. den Anonymen Alkoholikern nur wenige Daten (*Hester, 1994*). Diese stammen von Patienten, die auf Grund einer gerichtlichen Auflage an einer Gruppe der Anonymen Alkoholiker teilnahmen (*Brandsma et al., 1980; Ditman et al., 1966*). Insbesondere fehlen exakte Angaben über Rückfallraten oder Abstinenzdauer, die zum Vergleich mit anderen Therapien erforderlich wären. Die Effektivität von Selbsthilfegruppen wird von amerikanischen Autoren (*Miller et al., 1986; Hester, 1994; Holder et al., 1991*) in Zweifel gezogen. Es gibt in deutschen Studien aber Hinweise dafür, daß der Besuch einer Selbsthilfegruppe einen abstinenzsichernden Effekt hat (*Becker et al., 1986; Küfner, 1990; Schwoon, 1996; Veltrup, 1995a*).

6. *Medikamentöse Therapie mit einem Aversiv-Mittel*

‚Aversiv-Mittel' wie Disulfiram (Antabus®) führen bei Alkoholgenuß zu sehr unangenehmen vegetativen Erscheinungen wie Übelkeit, Herzrasen etc.. Wesentlicher als der pharmakologische scheint aber ein verhaltenstherapeutischer Effekt im Sinne einer Abschreckung vor erneutem Trinken zu sein (*Brewer, 1990*). Die medikamentöse Therapie mit Disulfiram hat sich wie große kontrollierte Studien aus den USA zeigten, nicht bewährt, denn eine Überlegenheit gegenüber Placebo konnte nicht nachgewiesen werden (s. Zusammenfassung *Fuller et al., 1995*).

7. Medikamentöse Therapie mit einem ‚Anti-Craving'-Mittel

‚Anti-Craving'-Medikamente wie Acamprosat (Campral®) und Naltrexon sind in mehreren Studien genau auf ihre Wirksamkeit hin untersucht worden Sie erhöhen gegenüber Placebo die Abstinenzrate signifikant [→ Tab. 3.2]. Behandlungshinweise → Kap. 7.3.

Zusammenfassend ist hinsichtlich der verschiedenen Therapieverfahren und eventueller differentieller Indikationen zu festzustellen (*US-Institute of Medicine, 1990*):

1. **Alkoholprobleme sind eine große, weitverbreitete, teure und dauerhafte Bedrohung der Gesundheit der Bevölkerung.**
   Sie sind komplex und unterschiedlicher Natur. Obwohl sich viele Behandlungsmethoden für eine Reihe von Patienten als wirksam erweisen mögen, gibt es keine Behandlungsmethode, die bei allen Alkoholikern erfolgversprechend ist.
2. **Alkoholiker werden meist nur einer einzigen oder einer sehr begrenzten Anzahl von Behandlungsmethoden unterzogen.**
   Die Entwicklung umfassender Behandlungssysteme, die ein breites Spektrum individuell angepaßter Interventionen beinhalten, sollte gefördert werden.
3. **Wesentliche Bestandteile des Therapiesystems sollten gemeindenah angeboten werden.**
   Dazu ist notwendig, verschiedene abgestufte Behandlungsangebote in der Gemeinde aufzubauen.

Es sollten also mehrere Therapieverfahren ‚ausprobiert' werden. Nach Möglichkeit sollten die Wünsche des Patienten, sofern sie nicht unrealistisch sind, in das Therapieprogramm integriert werden, denn dadurch kann die Motivation gefestigt werden. Die Therapieschritte sollten sich an der Phase [→ Kap. 3.5], in der sich der Betreffende befindet, orientieren:

Zunächst sollten einfache und effektive Maßnahmen im ambulanten ärztlichen Bereich ergriffen werden wie:

- Ärztlicher Ratschlag [→ Kap. 5.1]
  zur Änderung des Trinkverhaltens bzw. zur Aufrechterhaltung der Abstinenz
- Motivationale Interventionen [→ Kap. 5.1]
- Gespräche mit Partner [→ Kap. 5.2]
- Empfehlung, eine Selbsthilfegruppe zu besuchen
- Behandlung mit einem ‚Anti-Craving'-Medikament [→ Kap. 7.3]

Wenn diese Maßnahmen zu keinem oder nur zu einem unzureichenden Erfolg führen, sind folgende Maßnahmen angezeigt:

- Überweisung zur Verhaltenstherapie (Streßbewältigung, Selbstkontrolle etc.)
- Überweisung zu einer Beratungsstelle, ev. zur
- Einleitung einer stationären Entwöhnungstherapie [→ Kap. 9.4]

MERKSÄTZE

► Zunächst ambulante Therapieangebote ausschöpfen

► Zu den ‚niedrigsschwelligen' ambulanten Therapieangeboten zählen vor allem:
- Ärztliche Ratschläge
- Motivationale Gespräche und Interventionen
- Behandlung mit ‚Anti-Craving'-Medikamenten
- Selbsthilfegruppen
- Suchtberatungsstellen

3.3 Kosten verschiedener Therapien zur Alkoholentwöhnung

T. Wetterling

Angaben zu den Behandlungskosten in der BRD sind bisher kaum publiziert worden (*Hüllinghorst et al., 1995; Poldrugo et al., 1995*). Im Folgenden sollen nur die Kosten für verschiedene Behandlungsmaßnahmen verglichen werden.

Um die Abschätzung der Kosten besser vergleichbar zu machen, sollen die gleichen Voraussetzungen für alle Entwöhnungstherapien gemacht werden. Daher werden bei allen Berechnungen die Kosten für eine Entgiftung nicht einbezogen, da davon auszugehen ist, daß nur ‚entzogene' Patienten an einer Entwöhnungstherapie teilnehmen können und insofern bei allen Therapieformen gleiche Kosten anfallen. Diese sind allerdings im Fall einer stationärer Entgiftung erheblich: durchschnittlicher Tagessatz in deutschen Akutkliniken 1993: 487 DM (*Reister, 1996*) 7 Tage × 487 = 3409 DM. Die Gesamtkosten für stationäre Entgiftungen in BRD werden für 1991 mit 580 Millionen DM angegeben (*Puldrugo et al., 1995*). Pro Patient ergeben sich sogar in höhere Kosten als die oben geschätzten - nämlich 5928 DM. Allerdings versuchen die Krankenkassen die Dauer der unkomplizierten Entgiftungen auf maximal 10 Tage zu begrenzen. Zu den Daten von Poldrugo et al., ist anzumerken, daß seit 1987 ein Rückgang der Zahl der Kurzaufnahmen um etwa 30% auffällt (Kosten 1987: noch 946 Millionen). Ob dieser Trend angehalten hat, müssen neue Studien zeigen.

Bei der Abschätzung der Therapiekosten sind zwei verschiedene Ansätze möglich. Relativ leicht können die Kosten pro Fall berechnet werden. Die entscheidende Frage bei der Berechnung ist, welche Kosten mit einbezogen werden sollen. Notwendige Arztbesuche zur Therapiekontrolle und Überwachung der Laborparameter werden einbezogen, da sie integrale Bestandteile der Therapie sind. Außerdem ergibt sich die Frage, welche Kriterien für einen Therapieerfolg heranzuziehen sind (s. o.). In unserer Abschätzung wird als Erfolgskriterium die Abstinenz angesehen. Die Behandlungskosten für einen erfolgreich behandelten Patienten ergeben sich durch Berechnung der Differenz A zwischen dem Anteil der Patienten, die mit einem Medikament oder nach psychotherapeutischer Behandlung (PT) und dem Anteil der Patienten, die in demselben Zeitraum mit Placebo bzw. ohne Behandlung abstinent blieben (PP):

$$A = \textit{Prozentsatz } Pt_{te} \textit{ Prozentsatz } PP_{te}. \quad t_e = \textit{zum Ende der Studie bzw. nach einem Jahr}$$

Dabei werden die Anteile der Patienten, die erfolgreich behandelt wurden, auf die Zahl der anfänglich in die Studie aufgenommenen Alkoholiker berechnet (soweit Angaben vorliegen), d. h. auch Studienabbrecher bzw. katamnestisch nicht erfaßbare Patienten werden berücksichtigt. Diese konservative Abschätzung führt zu realistischeren Ergebnissen (*Süß, 1995*).

Der Anteil der Alkoholiker, die ohne fremde Hilfe abstinent bleiben, ist schwierig abzuschätzen Für die Abstinenzrate nach einem Jahr bei Personen ohne spezifische Behandlung wurde aus den spärlichen Daten für die BRD ein Wert von 16,9% geschätzt [Tab. 3.1].

Stationäre Therapien

Über die Kosten einer stationären psychotherapeutischen Entwöhnungstherapie gibt es von den Kostenträgern genaue Angaben (*Poldrugo et al., 1995*). So betrugen 1991 die durchschnittlichen Kosten pro Patient 15307 DM. Bei einer Kostensteigerung von (konservativ geschätzt) jährlich 3% betragen sie 1997 etwa 18270 DM. Die Zahl der Alkoholiker, die 1 Jahr nach einer stationären psychotherapeutischen Behandlung noch abstinent sind, kann aus der Studie von *Küfner et al., 1988* nur abgeschätzt werden, da nur für 6 Monate bzw. 18 Monate Daten angegeben sind (67% bzw. 53%). Es kann in erster Näherung ein Mittelwert (60% abstinent) für ein Jahr angenommen werden.

$$18270/(0{,}60-0{,}17) = 18270/0{,}43 \qquad = 42.488{,}\text{– DM}$$

Einen Vergleich für eine ambulante und eine stationäre Therapie haben *Pettinati et al., 1996* für die amerikanischen Verhältnisse durchgeführt. Danach sind die stationären Behandlungskosten um etwa den Faktor 4,5 höher als die einer ambulanten Therapie. In dieser Berechnung waren aber die zusätzlichen Kosten durch vermehrte Rückfälle bei der ambulanten Behandlung noch nicht berücksichtigt.

Medikamentöse Behandlung

Da für Naltrexon noch keine Studien, die länger als 84 Tage dauerten, publiziert worden sind, können für diesen Vergleich nur Untersuchungen mit Acamprosat (Campral®), die 1 Jahr dauerten, herangezogen werden. Bei den medikamentösen Behandlungen wurden einheitlich 4-wöchentliche Arztbesuche (berechnet nach EBM 0 und 10 (Therapeutisches hausärztliches Gespräch) mit 90 und 450 Punkten) sowie Laborkontrollen nach 1, 2, 3, 6, 9 und 12 Monaten zu Grunde gelegt. Sinnvolle Laboruntersuchungen überprüfen die wichtigsten Kontraindikationen (Niereninsuffizienz: Serumkreatinin und Hyperkalziämie: Kalzium (EBM 3670,3695: je 25 Punkte) sowie der γ-GT (EBM 3683: 25 Punkte). Die γ-GT kann mit gewissen Einschränkungen zur Therapiekontrolle herangezogen werden (*Wetterling et al., 1996a*). Bei der Berechnung einer begleitenden psychotherapeutischen Behandlung wurden wöchentliche therapeutische hausärztliche Gespräche (Dauer 15 min) als ausreichend angesehen (EBM 10: 450 Punkte). Ein Punkt nach EBM wurde mit einem fiktiven Wert von 0,08 DM berechnet.

Medikamentöse Therapie mit Acamprosat (Campral®)

Preis für eine Tagesdosis (3 × 2 × 333 mg)	6,42 DM
Behandlungskosten pro Patient/Jahr	365 × 6,42DM = 2343,30 DM
+ 12 × Arztbesuche (EBM 10)	12 × 43,20DM = 518,40 DM
+ 6 × Laborkontrollen (EBM 3670,3683,3695)	6 × 6,00DM = 36,00 DM
	2897,70 DM

Die Kosten für einen erfolgreich behandelten Patienten betragen:
nach den Daten der PRAMA-Studie (*Saß et al., 1996*)

2897,7/(0.43- 0.21) = 2897,7/0,22	13171,36 DM
nach den kumulierten Daten aller Studien (*LIPHA, 1994*)	
2897,7/(0.22–0.12) = 2897,7/0.1	28977,- DM

Da eine der beiden Studien über die Entwöhnungsbehandlung mit Hilfe von Naltrexon gezeigt hat, daß begleitende supportive Therapiegespräche ganz entscheidend zum Therapieerfolg beiträgt (*O'Malley et al., 1992*) [Tab. 3.2], wären begleitende wöchentliche stützende psychotherapeutische Gespräche sinnvoll. Allerdings verlangt die Gebührenordnung bei einer mehrfachen Abrechnung der EBM 10 im Quartal eine ausführliche Begründung.

Die Kostenabschätzungen zeigen, daß die auf der Basis der vorliegenden Daten berechneten Kosten für einen erfolgreich behandelten Alkoholiker bei medikamentöser Therapie niedriger sind als bei längeren stationären Entwöhnungstherapien. Allerdings ist hier einschränkend zu sagen, daß auf Grund fehlender Angaben keine Aussage darüber möglich ist, inwieweit die untersuchten Stichproben hinsichtlich für die Langzeitprognose wichtiger Faktoren vergleichbar waren (unterschiedliche Vorselektion). Auch sind die Daten zu der Frage, wie sich das Trinkverhalten nach Absetzen von Acamprosat (Campral®) entwickelt, nicht eindeutig. In neueren Studien (*Saß et al., 1996; Whitworth et al., 1996*) bleibt nach Absetzen die Abstinenzrate in der Medikamentengruppe signifikant höher, während in einer anderen Studie (*Paille et al., 1995*) sich die Abstinenzraten im 2. Jahr angleichen. Hier sind noch weitere Langzeitstudien notwendig. Auch randomisierte Vergleichsuntersuchungen ‚Anti-Craving'-Medikament versus stationäre Entwöhungstherapie wären wünschenswert, in der Praxis aber wohl kaum durchführbar.

3.4 Therapieindikationen

T. Wetterling

Eine sehr aufwendige Vergleichsstudie in den USA- die MATCH-Studie-, die noch nicht veröffentlicht ist, zeigte nach Vorabberichten (*MATCH, 1996*), daß es kaum spezielle Indikationen für bestimmte Therapieformen zur Entwöhnung gibt.

> **!** Bisher gibt es keine allgemein akzeptierten Indikationen für bestimmte Formen einer Entwöhnungstherapie.
> Grundsätzlich sollten zunächst einfache, kostengünstige ambulante Maßnahmen ergriffen werden [→ Kap. 3.2 und Kap. 5]

Mögliche differentielle Indikationen

1. *Indikationen für eine stationäre Entwöhnungstherapie*

Die Indikationen für eine stationäre Entwöhnungstherapie richten sich auch stark nach den lokalen Therapieangeboten (z. B. integriertes Motivationsprogramm nach Entzug). Weitgehend akzeptierte Indikationen für eine stationäre Entwöhnung sind:

1. Bestehen einer behandlungsbedürftigen psychiatrischen Störung (besonders schizophrene Psychosen, aber auch Angststörungen und Depression)
2. Schwere kognitive Störung
3. Therapieabbruch in ambulanter oder stationärer Vorbehandlung (besondere mehrere)
4. Notwendigkeit, Abstand zu dem von Alkohol geprägten Umfeld zu schaffen

Psychiatrische Störungen können während einer Therapie aktualisiert werden, daher sollte, um mögliche Komplikationen besser therapeutisch bearbeiten zu können, eine stationäre Entwöhnung erfolgen. Insbesondere bei Schizophrenen sind spezielle Entwöhnungsprogramme notwendig. Diese befinden sich allerdings erst in der Erprobung bzw. im Aufbau (s. Beiträge in dem Buch von *Schwoon et al., 1992*).

Eine weitere Indikation für eine stationäre Entwöhnung sind schwerwiegende kognitive Störungen, denn diese Patienten brauchen einen eng umgrenzten Rahmen für die Behandlung, da sie ansonsten kaum in der Lage wären, einer Therapie zu folgen. Kognitiv und besonders psychoanalytisch ausgelegte Therapien (s. u.) sind bei diesen Patienten nicht indiziert. Hier geht es mehr um einen beschützten alkoholfreien Raum.

Einige Studien zeigen, daß es in ambulanten Behandlungen häufiger zu Therapieabbrüchen kommt als in stationären Settings (z. B. *Pettinati et al., 1996*). Daher sollten Alkoholiker, die in der Vergangenheit Therapien abgebrochen haben, eine erneute Entwöhnungstherapie eher in einem engerem therapeutischen Rahmen, also stationär, machen.

Allgemein akzeptiert ist auch der Grundsatz, daß ‚**schwer**' abhängige Alkoholiker eine stationäre Entwöhnungstherapie machen sollten. Nur besteht keine Einigkeit darüber, wer als ‚schwer' abhängig zu bezeichnen ist. Die Schwere der Abhängigkeit kann zwar mit bestimmten Skalen z. B. ASI (*McLellan et al., 1980*), CASE (s. u.), LAS (*John et al., 1992*) oder MALT (*Feuerlein et al., 1977*) abgeschätzt werden, dennoch erscheint in diesem Zusammenhang auch eine Abschätzung des Risikos für einen frühen Rückfall bzw. Therapieabbruch sinnvoll.

Nach den vorliegenden Literaturdaten sind als besonders rückfallgefährdet anzusehen:
- Schwere der Abhängigkeit (→ CASE)
- fehlende Abstinenzmotivation
- Craving im frühen Entzug [→ Kap. 6.4]
- familiäre Belastung (*Klein, 1983*)
- geringe soziale Integration (*John, 1984; Pfeiffer et al., 1988*)
- niedriger sozialer Status
- geringe Intelligenz bzw. kognitive Störungen
- Alter < 40 (*Veltrup, 1995a*)

Als günstige Prognosefaktoren gelten:
- gute soziale Integration (erhaltener Arbeitsplatz, intakte Partner- bzw. familiäre Beziehungen)

Als weitere mögliche Indikation für eine stationäre Entwöhnungstherapie gilt ein stark durch Alkohol geprägtes soziales Umfeld. Vielen Alkoholikern ist es bei einer ambulanten Therapie nicht möglich, dieses Umfeld zu verlassen. Allerdings der Betreffende sollte entschlossen sein, dieses Milieu zu verlassen. Entsprechende vorbereitende sozialarbeiterische Maßnahmen sollten schon vor der Therapie eingeleitet sein.

Tabelle 3.4. Checkliste zur Abschätzung der Schwere einer Alkoholabhängigkeit (CASE) und Behandlungsindikation (CASE-B)

1. Dauer der Abhängigkeit (Jahre)		
2. Anzahl der stationären Entgiftungen		
3. Anzahl der ambulanten Entgiftungen mit medikamentöser Unterstützung		
4. Craving im Entzug	*ja = 1, nein = 0*	
5. Anzahl der stationären Entwöhnungsbehandlungen		
6. Anzahl der ambulanten Entwöhnungsbehandlungen		
7. Anzahl der Therapieabbrüche		
8. Anzahl der Rückfälle während einer Therapie		
9. Leberschädigung (alkoholbedingt)	*ja = 1, nein = 0*	
10. sonstige körperliche Alkoholfolgeschäden	*ja = 1, nein = 0*	
11. neurologische Alkoholfolgeschäden*	*ja = 1, nein = 0*	
12. psychische Folgeerscheinungen**	*ja = 1, nein = 0*	
13. arbeitslos	*ja = 1, nein = 0*	
14. wohnungslos	*ja = 1, nein = 0*	
15. alleinstehend	*ja = 1, nein = 0*	
16. Alter < 40	*ja = 1, nein = 0*	
17. Kontrollverlust (anfallartiges Trinken)	*ja = 1, nein = 0*	
18. morgendliches Trinken	*ja = 1, nein = 0*	
19. positive Erwartungen an Alkohol***	*ja = 1, nein = 0*	
20. Abstinenzmotivation fehlt	*ja = 1, nein = 0*	
SUMME (CASE)		
B1. Behandlungsbedürftige psychische Störung	*ja = 1, nein = 0*	
B2. Kognitive Störung oder Minderbegabung	*ja = 1, nein = 0*	
B3. Mißbrauch von Drogen oder Medikamenten	*ja = 1, nein = 0*	
B4. lebt in alkoholgefährdetem Milieu	*ja = 1, nein = 0*	
CASE-B		

* z. B. Polyneuropathie, Ataxie, Entzugskrampfanfälle, kognitive Störungen
** z. B. Delir, Halluzinose
*** s. auch Tab. 7.1

Auswertung:
Checklist for Assessment of the Severity of Ethanol Dependency (CASE):
Über 15 Punkte: stationäre Entwöhnungstherapie empfehlenswert.
CASE-B > 0: stationäre Entwöhnungstherapie dringend empfehlenswert

2. *Indikationen für eine ambulante Therapie*

Alkoholiker, die selbst um eine Therapie nachsuchen, d. h. die sich in der Handlungsphase befinden, und die keine der oben genannten Risikofaktoren aufweisen, sollten zunächst ambulant behandelt werden. Häufig ist auch der Wunsch des Patienten maßgebend, der aus beruflichen oder familiären Gründen nur eine ambulante Therapie machen möchte. In diesem Zusammenhang ist zu sagen, daß vor allem die frühen Interventionen ausschließlich ambulant erfolgen sollten [→ Kap. 3.3], so daß eine stationäre Therapie erst nach erfolglosen ambulanten Behandlungsversuchen indiziert ist. Ausnahme ist eine integrierte Entzugs-/Motivationskurztherapie (*Stetter et al., 1996; Veltrup et al., 1996a*).

In dieser Betrachtung sind bisher vor allem die formalen Voraussetzungen erwähnt worden. Um eine gute Motivation zu erreichen, ist es aber zwingend notwendig, die Wünsche und Erwartungen an eine Entwöhnungstherapie zu berücksichtigen. Auch den Ängsten vor bestimmten Therapieformen sollte weitgehend Rechnung getragen werden, da sonst ein Therapieabbruch droht. Hier sind vor allem zu nennen:

- Angst vor Gruppen,
- Angst, sich zu blamieren,
- Angst, als Alkoholiker erkannt zu werden.

Die Erwartungen bzw. Befürchtungen der Patienten an eine Entwöhnungstherapie können mit Hilfe der Checkliste Therapieerwartungen von Alkoholtrinkern (TAT) abgeschätzt werden [Tab. 3.5].

Grundsätzlich bleibt festzuhalten:

! Eine Entwöhnungstherapie ist nur ein Schritt auf dem Weg zur dauernden Abstinenz, daher sind weitere Maßnahmen notwendig, insbesondere zur Aufrechterhaltung der Abstinenz. [→ Kap. 7 und 8]

Bisher besteht noch keine Einigkeit darüber, wie eine medikamentöse Therapie mit ‚Anti-Craving'-Medikamenten wie Acamprosat in ein umfassendes Therapiekonzept zu integrieren ist. Aber angesichts der nachgewiesenen rückfallprophylaktischen Wirkung sollten sie in die therapeutischen Überlegungen einbezogen werden, z. B. zur Überbrückung bis zum Antritt einer Langzeittherapie oder bei besonders Rückfallgefährdeten [→ Kap. 6.4, 7.1]. Weitere Indikationen für ‚Anti-Craving'-Medikamente werden in Kap. 6.4 besprochen.

Tabelle 3.5. Therapieerwartungen von Alkoholtrinkern (TAT)

Was erwarten Sie von einer Alkoholentwöhnungstherapie?	Sehr wichtig	wichtig	nicht wichtig
1. Ratschläge für ein Leben ohne Alkohol			
2. Abstand zu alkoholtrinkenden Freunden und Umgebung oder Familie			
3. Lernen, Probleme zu vergessen			
4. Stärkung des Selbstbewußtseins			
5. Ruhe und Geborgenheit			
6. Alkoholfreies Leben			
7. Besprechen des Alkoholproblems			
8. Besprechen familiärer oder beruflicher Probleme			
9. Hilfe bei Wohnungssuche und/oder Arbeitsplatzsuche			
10. Grund für Alkoholabhängigkeit finden			
11. Unterstützung bei Bewältigung der Alkoholproblematik			
12. Als Alkoholiker akzeptiert zu werden			
13. Lernen, besser mit Ängsten umgehen zu können			
14. Bearbeitung von Rückfallsituationen			
15. Lernen, Streß besser zu bewältigen			
16. Lernen von anderen Betroffenen			
17. Lernen, daß Leben besser zu gestalten und zu planen			
18. Lernen, Entscheidungen selbst zu treffen und dazu zu stehen			
19. Neue Menschen kennenzulernen			
20. Durch Selbsterfahrung bessere Wege zu einem alkoholfreien Leben zu finden			

Auswertung der Checkliste Therapieerwartungen von Alkoholtrinkern (TAT). Wenn überwiegend die Punkte 1–10 als wichtig erachtet werden, besteht eine hohe Erwartungshaltung und wenig Änderungsmotivation.

3.5 Motivationales Veränderungsmodell

C. Veltrup und T. Wetterling

Im Verlauf der Entwicklung eines Alkoholmißbrauchs bzw. einer Abhängigkeit sind symptomorientierte Veränderungen festzustellen, die in hohem Maß die Bereitschaft und Kompetenz zur Einstellungs- und Verhaltensänderung beeinflussen. *Jellinek* (1952) hat einen solchen Abwärtsprozeß beschrieben. Es werden drei voneinander zu unterscheidende Phasen abgegrenzt:

- die Prodromalphase
- die kritische Phase und
- die sogenannte chronische Phase.

Es erfolgt ein mehr oder weniger stetiger Abstieg. Dieses Modell hat die therapeutische Arbeit mit Abhängigen stark beeinflußt. Es impliziert, daß erst an dem „absoluten Tiefpunkt" eine Veränderung erfolgen kann, die dann mit (semi-) professioneller Hilfe wiederum zunehmend den Prozeß der Restitution und Rehabilitation einleitet. In diesem Modell sind primär- oder frühe sekundär-präventive motivationale Interventionen nicht vorgesehen. Die Motivation einer Veränderung ergibt sich quasi automatisch am absoluten Tiefpunkt. Relative Tiefpunkte, die einen Ausstieg aus dem Abhängigkeitsprozeß möglich erscheinen lassen, werden vernachlässigt.

In den letzten 30 Jahren sind eine Reihe von weiteren Modellen zur Beschreibung der verschiedenen Stadien der Alkoholerkrankung und daraus ableitbarer therapeutischer Strategien vorgeschlagen worden (s. Übersicht *Petry, 1996*). Diese basieren meist auf bestimmten Modellen zur Suchtentwicklung. Die älteren Modelle nehmen wie *Jellinek, 1952* einen stetigen (linearen) Verlauf der Alkoholerkrankung an. *Matakas et al., 1984* beschrieben die Alkoholabhängigkeit als Karriereprozeß. *Uhlich* (1987) hat ein Karrieremodell für psychische Störungen beschrieben und gleichzeitig differenziert Interventionsmaßnahmen dargestellt, die den Abstiegsprozeß verhindern oder doch zumindest verlangsamen. Nach diesem Modell besteht Motivationsarbeit darin, bei Kenntnis der Beeinträchtigungen sich um jeweils angemessene Unterstützung zu kümmern. Motivationsarbeit ist hier die Motivation zur Inanspruchnahme einer bereitgehaltenen oder bereitzuhaltenden gezielten Interventionsmaßnahme.

Die der Suchtentwicklung zu Grunde liegenden psychologischen Phänomene waren Gegenstand vieler Studien, die zur Bildung von neueren verschiedenen Modellansätzen geführt haben (s. *Arend, 1994; Blane et al., 1987*) . Die wichtigsten sind (*Ackermann, 1996*):

- Lerntheoretische Ansätze (klassische und operante Konditionierung)
- Motivationale und entscheidungstheoretischer Ansätze
- Kognitive Ansätze (automatisierte Handlungsschemata (*Tiffany, 1990*))
- Sozialkognitive Ansätze (Rückfallpräventionsmodell (*Marlatt et al., 1985*))

Das soziale Lernen spielt eine zentrale Rolle bei der Entstehung, Erhaltung und Veränderung des Trinkverhaltens. *Schneider* (1992a) hat ein funktionales Bedingungsmodell der Alkoholabhängigkeit beschrieben, welches v. a. folgende Ansatzpunkte für die Entwicklung eines problematischen Alkoholkonsums annimmt:

- situative Bedingungen
- spezifische Erwartungen an die Wirkung von Alkohol
- einen gestörten Selbstregulationsprozeß (verminderte Selbstkontrolle)
- die erlebten positiven kurzfristigen Konsequenzen des Alkoholkonsums.

Auch die bewußte (deklarative) und nicht-bewußte (prozedurale) Motivation steuern das Trinkverhalten. Ob jemand erhöht Alkohol trinkt, wird v. a. durch folgende Faktoren bestimmt (s. *Schneider, 1985*):

- Trinkregeln und -normen (kulturelle Aspekte)
- Anreize für das Trinken (auch sozialer Druck ‚peer group')
- erwartete Befriedigung
- erlebte Verhaltensänderungen (z. B. kompetenteres Verhalten, Selbstwertsteigerung)
- beobachtbare Vorteile (soziale Anerkennung, alkoholinduzierte Emotionen, wie z. B. Entspannung) und
- die Prozedur des Trinkens selbst, die Ablenkung verschaffen kann.

Auch die Vermeidung von Entzugserscheinungen hält, wenn es zu körperlicher Abhängigkeit gekommen ist, das Trinkverhalten aufrecht. Solange Risiken wegen mangelnder Selbsteinschätzung und -beobachtung nicht wahrgenommen werden und attraktive Verhaltensalternativen fehlen, wird das Trinken aufrechterhalten.

Cox et al. (1988) haben den Alkoholkonsum als motivationale Beeinträchtigung dargestellt. Konstitutionelle Faktoren (physiologische Reaktion auf Alkohol, persönliche Wesenszüge), soziokulturelle Einflüsse, aber auch erlebte frühere positive Erfahrungen mit Alkohol sowie konditionierte Alkoholreaktionen (z. B. zustandsabhängiges Lernen) beeinflußen die Trinkentscheidung. Zu den aktuellen Bedingungen gehören situative Aspekte (Ort, Anwesenheit anderer Personen, Verfügbarkeit des Alkohols), aktuelle positive und negative affektive Anreize sowie kognitive Mediatoren. Auch die erwarteten physiologischen Effekte und die erwarteten positiven bzw. negativen Gefühle sind für die Trinkentscheidung von Bedeutung. Abhängiges Trinken ist Ausdruck exzessiver Motivation, verbunden mit exzessivem Handeln, die auf die Einnahme einer bestimmten Substanz bzw. die Folgen dieser Einnahme gerichtet ist (*Pekrun, 1991*).

In Anlehnung an *Prochaska* und *DiClemente* (1983) wurde von *Davidson* (1991) ein Verlaufsmodell des Alkoholabusus entwickelt, daß einen zirkulären Prozeß beschreibt. Dieser beginnt mit der sogenannten Vorahnungsphase, die schließlich über die Einsichts- und Handlungsphase in die Phase der Aufrechterhaltung mit der Gefahr des Rückfalls führt.

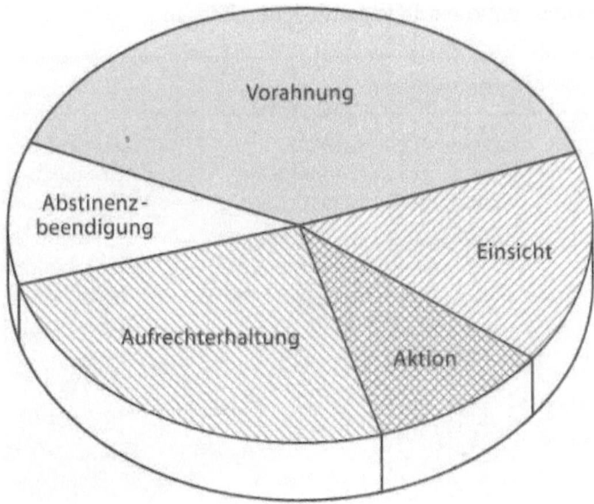

Abb. 3. Veränderungsphasen bei Alkoholabusus

Die **Vorahnungsphase** (engl. precontemplation) kann sich über Jahre hinziehen. Der Alkoholmißbraucher nimmt die Hinweise aus seiner Umgebung, „daß er wohl gelegentlich zu viel trinkt" nicht besonders ernst. Es sind deutliche abwehrende Verhaltensweisen (z. B. Bagatellisieren und Rationalisierung) zu erkennen. Auf der Verhaltensebene ist eine Veränderung des Trinkverhaltens zu beobachten. So beginnen manche, heimlich zu trinken.

In der **Einsichts-** oder **Überlegungsphase** (engl. contemplation) beginnt der Betroffene zu erkennen, daß es mit seinem Alkoholkonsum „so nicht weitergehen kann". Er denkt an Veränderungen, reagiert aber weiter sehr abwehrend auf die Vorhaltungen durch Angehörige oder Kollegen. Er versucht, längere alkoholfreie Intervalle durchzuhalten.

In diesen Phasen sind Frühinterventionen, d. h. Maßnahmen, in denen der Arzt den Patienten auf die Problematik anspricht, erforderlich. [→ Kap. 5.1]

In der **Handlungs-** oder **Aktionsphase** (engl. action) bemüht sich der Abhängige um Veränderung. Er nimmt niedrigschwellige Beratungsangebote wahr: Er redet mit dem Arzt oder besucht „aus Neugier" eine Selbsthilfegruppe und sucht nach Rat und Hilfe.

In der Phase der **Aufrechterhaltung** (engl. maintenance) bemüht der Abhängige sich um die Einhaltung von Abstinenz.

Zum Veränderungsmodell gehört auch die **Rezidivphase** (engl. relapse) (Abstinenzbeendigung). Ein Übergang zur Vorahnungsphase ist möglich: „Ich trinke doch lange nicht mehr so viel wie früher, Alkoholiker bin ich nun nicht mehr".

Tabelle 3.6. Mögliche Interventionen in verschiedenen Phasen

	Kennzeichen	Mögliche Interventionen
Vorahnungsphase	Beginnendes Problembewußtsein, noch keine weitergehende Motivation	Ärztlicher Rat (Hinweis auf pathologische Befunde) Gesprächsangebot → Kap. 5.1
Einsichtsphase	Entwicklung eines adäquaten Krankheitskonzeptes, noch keine Behandlungsmotivation	Eingehende Beratung (ev. → Beratungsstelle) Information → Kap. 7.1
Handlungsphase	Planung konkreter Schritte zur Behandlung	Unterstützung bei konkreten Vorhaben, z. B. Einleitung einer Entgiftung → Kap. 5.1
Aufrechterhaltung	Sicherung des Therapieergebnisses,	Hilfe bei kritischen Lebensereignissen, Hilfsangebot für Rückfälle machen → Kap. 7.4 ev. Medikamente zur Rückfallprophylaxe → Kap. 7.3
Abstinenzbeendigung	Erneutes Trinken nach längerer Abstinenz (‚Rückfall')	Gesprächs- und Behandlungsangebot deutlich machen → Kap. 8.3

> ! **In den einzelnen Phasen sind unterschiedliche Behandlungsstrategien erforderlich, denn auch die Therapieziele sind verschieden. Grundsätzlich sollte eine Intervention so früh wie möglich einsetzen.**

Abschätzung der Phase der Veränderung und der Motivation

Bei der Abschätzung der Veränderungsbereitschaft sind v. a. folgende Fragen von Bedeutung (*Driessen et al., 1995*):

1. Erkennt und akzeptiert der Patient, daß er ein Problem im Umgang mit Alkohol hat?
2. Besteht ein ausreichendes Problemverständnis bzw. ein subjektives Krankheitskonzept?
3. Leidet der Patient unter seinem erhöhtem Alkoholkonsum und/oder den Folgen?
4. Besteht ein – wenn auch unspezifischer – Wunsch nach Veränderung seiner Situation?
5. Besteht ein konkreter Wunsch nach Behandlung?
6. Besteht der Wunsch nach Abstinenzsicherung bzw. Rückfallbewältigung?

Tabelle 3.7. SOCRATES (Miller et al. 1996)

	Stimme voll zu	Stimme zu	Bin unsicher	Stimme nicht zu	Stimme überhaupt nicht zu
1. Ich will mein Trinkverhalten wirklich verändern.					
2. Manchmal frage ich mich, ob ich tatsächlich Alkoholiker bin.					
3. Wenn ich mein Trinkverhalten nicht bald ändere, werden meine Probleme noch schwerwiegender.					
4. Ich habe bereits begonnen, mein Trinkverhalten zu verändern.					
5. Früher habe ich zu viel auf einmal getrunken, aber jetzt habe ich es schon geschafft, mein Trinkverhalten zu verändern.					
6. Manchmal frage ich mich, ob mein Trinken anderen Menschen tatsächlich schadet.					
7. Ich bin ein Problemtrinker.					
8. Ich denke nicht nur daran, mein Trinkverhalten zu ändern, ich habe auch bereits einiges dafür getan.					
9. Ich habe mein Trinken bereits geändert und suche nach Möglichkeiten, um zu verhindern, in alte Verhaltensweisen zurückzufallen.					
10. Ich habe ernste Schwierigkeiten mit dem Trinken.					
11. Manchmal frage ich mich, ob ich nicht doch die Kontrolle über mein Trinken habe.					
12. Mein Trinken verursacht viele Schäden.					
13. Ich kümmere mich aktiv darum, mein Trinken zu reduzieren oder zu beenden.					
14. Ich möchte Hilfe, um meine Trinkprobleme, die ich hatte, zu bewältigen.					

Fortsetzung S. 72

Forts. Tabelle 3.7

	Stimme voll zu	Stimme zu	Bin unsicher	Stimme nicht zu	Stimme überhaupt nicht zu
15. Ich weiß, daß ich Alkoholprobleme habe.					
16. Es gibt Zeiten, da frage ich mich, ob ich wirklich zu viel trinke.					
17. Ich bin Alkoholiker.					
18. Ich bemühe mich darum, mein Trinkverhalten zu verändern.					
19. Ich habe Veränderungen in meinem Trinkverhalten erreicht und brauche Hilfe, um nicht in das gewohnte Trinkmuster zurückzufallen.					

Um sich ein genaues Bild von der Motivation des Patienten zu machen und einschätzen zu können, in welcher Phase der Veränderung im Rahmen einer Alkoholabhängigkeit (n. *Prochaska et al., 1983*) sich der Betreffende befindet, ist der neu entwikkelte Fragebogen SOCRATES (*Miller et al., 1996*) besonders geeignet.

Mit Hilfe der Auswertung dieses Fragebogens können sowohl die Phasen nach Modell von *Prochaska et al., 1983:*

Veränderungsphase (*Prochaska et al., 1983*)		**Fragen**
Precontemplation	Vorahnungsphase	1, 10, 15
Contemplation	Einsichtsphase	2, 6, 11, 16
Determination	Einsichtsphase	3, 7, 12, 17
Action	Aktionsphase	4, 8, 13, 18
Maintenance	Aufrechterhaltung	5, 9, 14, 19

als auch faktoranalytisch ermittelte Faktoren (*Miller et al., 1996*) abgeschätzt werden. Diese erlauben einen direkteren Rückschluß auf die Veränderungsbereitschaft, insbesondere auf die Absicht, Schritte in Richtung auf eine Veränderung des Trinkverhaltens hin zu unternehmen:

SOCRATES (*Miller et al., 1996*)		**Fragen**
Taking Steps	Schritte zur Veränderung unternehmen	4, 5, 8, 9, 13, 14, 18, 19
Recognition	Anerkennen der Problematik	1, 3, 7, 10, 12, 15, 17
Ambivalence	Ambivalenz hinsichtlich der Änderungsbereitschaft	2, 6, 11, 16

Zu werten sind die zustimmenden Antworten. Je deutlicher die Zustimmung des Betreffenden zu einer Frage, desto höher ist sie zu werten. (Stimme voll zu = 2, Stimme zu = 1).

MERKSÄTZE

- **Zunächst Veränderungsbereitschaft feststellen** (z. B. mit Hilfe des SOCRATES-Fragebogens)
- **Dann angepaßte Behandlungsstrategie mit Patient erarbeiten**
- **Motivationale Interventionen sollten möglichst frühzeitig erfolgen.**

4 Prävention

T. Wetterling und C. Veltrup

Angesichts der schwerwiegenden sozialen Folgen (z. B. Beeinträchtigung der Angehörigen bis hin zur Gewalttätigkeit und Arbeitplatzverlust) und der enormen Kosten (erhöhte Morbidität und Mortalität sowie Verletzungsrisiko), die durch Alkoholmißbrauch und -abhängigkeit verursacht werden, kommt der Prävention, also vorbeugenden Maßnahmen eine ganz wichtige Rolle zu. In der hinsichtlich des Alkoholgenusses extrem permissiven Gesellschaft wie der BRD sind präventive Maßnahmen bisher vernachlässigt worden. So ist es in den letzten Jahren auch kaum gelungen, den Alkoholkonsum in der BRD zu verringern (*Junge, 1994*). Mit etwa 12,0 l Alkohol pro Kopf der Bevölkerung hat die BRD den höchsten Alkoholkonsum von allen Ländern in der westlichen Welt.

4.1 Primär präventive Maßnahmen

Als primär präventiv sind alle Maßnahmen anzusehen, die das Risiko der Entwicklung einer Alkoholabhängigkeit in der Bevölkerung verringern. Hierzu zählen:

Politische Maßnahmen

In der internationalen Literatur werden als mögliche primär präventive Maßnahmen diskutiert (*Godfrey et al., 1995*):

- Verteuerung der alkoholhaltigen Getränke (durch Steuern)
- Informations- und Aufklärungsprogramme
- Beschränkung der Werbung für alkoholische Getränke
- Beschränkung des Erwerbs von Alkoholika

Im Rahmen der Kostendämpfung im Gesundheitswesen sind von politischer Seite die präventiven Maßnahmen weitgehend gestrichen worden, obwohl sie angesichts der hohen Folgekosten gerade bei der Alkoholerkrankung besondere Priorität haben sollten. Bisher sind von der Politik in der BRD kaum Anstrengungen unternommen worden, allgemeine präventive Maßnahmen über gesetzgeberische Maßnahmen einzuleiten (s. z. B. Diskussion um Promillegrenze oder Verbot der Werbung für alkoholhaltige Getränke). Weitergehende Maßnahmen wie eine gezielte Kampagne gegen Alkohol (z. B. gezielte Aufklärungsprogramme in Schulen oder bei Schwangeren) fehlen weitgehend. Auch fehlt der politische Wille zur Durchsetzung des Verbots des Verkaufs von alkoholischen Getränken an Kinder und Jugendliche unter 16 Jahren wie im Jugendschutzgesetz vorgesehen. Die ,Griffnähe' hat gerade für den frühen Beginn des Trinkens bei Jugendlichen große Bedeutung (*Infratest, 1975*). Der häufig in besonders von Jugendlichen besuchten Lokalen und Discotheken im Vergleich zu alkoholischen Getränken höhere Preis für Softdrinks wie Cola etc. ist in diesem Zusammenhang besonders anzuprangern. Auch hier zeigt sich der mangelnde Willen in der Gesellschaft in Deutschland zu einer wirksamen Alkoholprävention. In anderen Ländern, z. B. vielen Bundesstaaten der USA, darf Alkohol erst an Personen, die älter als 21 Jahre sind, verkauft bzw. ausgeschenkt werden.

Veränderungen in der Gesellschaft, die wesentlich auf politische Entscheidungen zurückgehen, werden für die Höhe des Alkoholkonsums mitverantwortlich gemacht, insbesondere die sozioökomonischen Bedingungen. Folgende Faktoren werden für einen hohen Alkoholkonsum und insbesondere für steigende Zahlen an Alkoholabhängigen mitverantwortlich gemacht:

- eine hohe Arbeitslosenrate
- instabile familäre Situation (*Treno et al., 1993*)
- ein (im Verhältnis zum Einkommen) niedriger Preis für alkoholhaltige Getränke (*Ornstein, 1980; Ornstein et al., 1983*)

Als präventive Maßnahme ist nur eine Erhöhung der Steuer auf alkoholhaltige Getränke zur Beeinflussung des letzten den Alkoholkonsum fördernden Faktor denkbar. Diese wurde in der BRD bisher schon durchgeführt, aber nicht aus gesundheitspolitischen, sondern aus fiskalpolitischen Gründen. Eine Verteuerung von Alkoholika ist in ihrer präventiven Wirkung umstritten (*Österberg, 1995; Ornstein et al., 1983; Treno et al., 1993*). Die anderen Faktoren könnten allenfalls im Rahmen längerer gesellschaftlicher und wirtschaftlicher Prozesse verändert werden. Eine weitere in diesen Zusammenhang in der amerikanischen Literatur diskutierte Maßnahme, die Zugriffsmöglichkeiten für alkoholische Getränke zu verringern, erscheint in der BRD angesichts der extrem permissiven Haltung politisch kaum durchsetzbar zu sein. Dagegen haben individuell angepaßte Interventionen größere Chancen:

Ärztliche Maßnahmen

In der BRD gibt es bisher kaum Therapieansätze, die alkoholgefährdete Personen davor bewahren, ein abhängiges Trinkmuster zu entwickeln. Im Gegensatz zu anderen Ländern gibt es in der BRD auch keine Empfehlung der Ärzteschaft für einen ,harmlosen' Alkoholgenuß wie z. B. in Großbritannien (*BMA, 1995; BMJ editorial, 1996*). Eine solche allgemein unter Ärzten akzeptierte Obergrenze für einen ,vernünftigen' Alkoholkonsum ist aber sehr wichtig, da der Rat des Arzt von sehr vielen Menschen gesucht wird und bezüglich der Gesundheit auch angenommen wird. Eine Empfehlung kann aber nur dann sinnvoll sein, wenn alle Ärzte sie als verbindlich für ihre Beratungen ansehen und somit die Patienten nicht durch widersprüchliche Angaben über einen harmlosen ‚Alkoholgenuß' verunsichert werden und teilweise sogar den Rat erhalten, Alkohol ‚für ihre Gesundheit', z. B. zur Prävention einer koronaren Herzerkrankung, zu trinken. Solche Ratschläge sollten in Hinblick auf die vielfältigen alkoholbedingten Folgeerkrankungen unterlassen werden. Statt dessen sollten den Patienten (auf Nachfrage) die britischen Empfehlungen (*BMA, 1995*) für einen ‚harmlosen' Alkoholkonsum gegeben werden:

> **!** Als risikoarm anzusehen ist
> bei Frauen ein Alkoholkonsum von 2 drinks = 16 g Alkohol/Tag und
> bei Männern ein Alkoholkonsum von 3 drinks = 24 g Alkohol/Tag
> 1 Drink entspricht 0,2 l Bier, 0,1 l Wein oder 2 dl Korn, Weinbrand, Whisky etc.

Ein solcher Ratschlag für einen ‚risikoarmen' Alkoholkonsum ist um so notwendiger als davon anzugehen ist, daß – wie die Versuche in den 30er Jahren in den USA, eine Prohibition durchzusetzen, gezeigt haben – eine alkoholfreie Gesellschaft in den westlichen Ländern unerreichbar ist und auch von der Bevölkerung nicht gewollt ist.

4.2 Sekundär präventive Interventionen

Als sekundär präventive Interventionen sind alle Maßnahmen anzusehen, die bei Personen, die einen problematischen Alkoholkonsum, also einen Alkoholmißbrauch, betreiben, zu einer Änderung des Trinkverhaltens im Sinne einer Verringerung und damit zu einer Reduktion der Alkoholfolgeschäden führen. Besonders sinnvoll erscheinen Interventionen bei Personengruppen, die bisher von sich aus noch keine Notwendigkeit sahen, ihr Trinkverhalten zu ändern (Vorabsichtsphase):

- Autofahrern, die wegen erhöhter Blutalkoholspiegel aufgefallen sind oder unter Alkoholeinfluß ein Unfall verursacht haben,
- Arbeitnehmern, die am Arbeitsplatz wegen Alkoholgenuß aufgefallen sind oder gefehlt haben,
- Schwangeren mit einem erhöhten Alkoholkonsum im Rahmen der Schwangerenberatung
- Patienten, die im Krankenhaus wegen alkoholbedingter Folgeerkrankungen aufgenommen wurden oder alkoholisiert zur (Not-)Aufnahme kommen oder während des stationären Aufenthaltes Entzugserscheinungen zeigen.*
- Patienten, die darüber berichten, daß sie regelmäßig Alkohol trinken, z. B. um einzuschlafen oder um sich zu beruhigen bzw. ihre Ängste zu vermindern*

*Dieser Personenkreis kann noch vergrößert werden, wenn regelmäßig ein Screening durchgeführt wird [→ Kap. 1].

Die oben genannten Personengruppen sind aktuell mit ihrem problematischen Alkoholkonsum, konfrontiert worden, so daß die Voraussetzungen für sekundär präventive Interventionen günstig erscheinen. Bei Krankenhauspatienten kommen noch einige weitere Besonderheiten hinzu, die Interventionen erleichtern (*Hapke et al., 1996*):

1. Konfrontation mit der körperlichen Erkrankung, die häufig eine Folge des erhöhten Alkoholkonsums ist.
2. Erleben von Entzugserscheinungen
3. In der Regel Abstinenz während des Krankenhausaufenthaltes
4. Zeitweilige Herauslösung aus dem sozialen Kontext

Eine Reihe von Studien haben gezeigt, daß auch kurze Interventionen, besonders ein Beratungsgespräch das Trinkverhalten und damit die Folgeerscheinungen deutlich beeinflussen können (*Babor et al., 1986; Bien et al., 1993; Chick et al., 1985; Edwards et al., 1977; Holder et al., 1991; John et al., 1996)*

Bei dem oben genannten Personenkreisen handelt es sich um sehr heterogene Gruppen. Für die Planung von Interventionen sind die unterschiedlichen vorhandenen Störungen und die Motivationslage zu berücksichtigen Hierzu hat es sich bewährt, auf das Veränderungsmodell (*Prochaska et al., 1983; Davison, 1991*) [→ Kap. 3.5] zurückzugreifen und die Motivationslage mit dem Fragebogen SOCRATES (*Miller et al., 1996*) [→ Kap. 3.5] genauer zu erfragen.

Als sekundär präventive Maßnahmen sind solche anzusehen, die Alkoholiker in der Vorahnungsphase dazu bewegen, einzusehen, daß er einen Mißbrauch betreibt oder gar abhängig ist (Einsichtsphase) und wenn möglich sogar dazu veranlassen, sein Trinkverhalten zu verändern (Absichtsbildung). Entsprechende Personengruppen sollten gezielt angesprochen werden und auf Therapieangebote hingewiesen werden. Die notwendigen Interventionen sind oft minimal und dennoch sehr effektiv (s. u.). In diesem Zusammenhang sind besonders Ärzte gefordert, denn ihr Rat wird von vielen Betroffenen sehr ernst genommen. Anderseits ist aber oft nicht einfach mit den Betreffenden wegen deren Verleugnungstendenz in ein Gespräch über die Alkoholproblematik zu kommen. Aber alle Erfahrung zeigt, daß häufig trotz der zunächst schroffen Ablehnung der Ratschläge ein Denkprozeß in Gang gesetzt wird, der zu einer Veränderung des Trinkverhaltens führt (Einsichtsphase). Geeignete Maßnahmen werden in Kap. 5.1 darstellt.

MERKSÄTZE

- **Prävention ist eine ärztliche Aufgabe**
- **Alkoholabhängigkeit ist eine der häufigsten chronischen Erkrankungen in der BRD**
  → also rechtzeitig vorbeugen
- **Präventive Maßnahmen gegen die Alkoholabhängigkeit sind wirkungsvoll**
  (wenn auch oft erst nach längerer Zeit)
- **Ärztliche Empfehlung zur risikoarmen Alkoholkonsum geben:**
  Frauen weniger als 16 g Alkohol/Tag (2 drinks)
  Männer weniger als 24 g Alkohol/Tag (3 drinks)
  1 drink = 0,2 l Bier; 0,1 l Wein oder 2 dl Korn, Weinbrand oder Whisky
- **Jeden neuen Patienten kurz auf erhöhten Alkoholkonsum untersuchen**
  → Alle Anzeichen und Hinweise beachten und gegebenenfalls genauer nachfragen
- **Gefährdete Personen auf Alkoholproblematik ansprechen und beraten**
- **Ein ärztlicher Ratschlag sollte enthalten:**
  - **Informationen über alkoholbedingte Folgeerkrankungen**
    → **Cave:** keine Wertung vornehmen
  - Problembereiche definieren
  - Widersprüche aufzeigen
  - Hilfsangebote ansprechen
- **Beim Umgang mit Alkoholkranken Geduld haben**
  Diese müssen viele Entwicklungsschritte durchlaufen, bis sie erkennen, daß sie ein Alkoholproblem haben
- **Angehörige von Alkoholkranken unterstützen**
- **Gesundheitliche Alkoholfolgeschäden begrenzen**
  → Bei gesichertem Alkoholmißbrauch oder gesicherter Abhängigkeit zur Änderung des Trinkverhaltens motivieren
  → ggf. Entzug und weitere therapeutische Maßnahmen veranlassen

5 Therapeutische Interventionen zur Erreichung einer Abstinenz

C. Veltrup und T. Wetterling

Therapeutische Grundhaltung

Die therapeutische Arbeit mit Alkoholabhängigen verlangt neben spezifischen Techniken vor allem die Einhaltung bestimmter Grundhaltungen, denn die Behandlung ist über weite Strecken eine Gratwanderung zwischen massiver Konfrontation, die häufig den Abbruch der therapeutischen Beziehung zur Folge hat, und zu starker Akzeptanz der Aussagen des Alkoholikers, die dazu führt, daß notwendige Verhaltensänderungen kaum erreicht werden. Daher ist die Schaffung eines konstruktiven Arbeitsbündnisses von großer Bedeutung. Die therapeutische Grundhaltung sollte eine vertrauensvolle Atmosphäre erzeugen. Sie sollte charakterisiert sein durch:

- Empathie (Einfühlungsvermögen)
- eine um Verstehen der Problematik bemühte Haltung
- nichtwertende Akzeptanz (keine moralisierenden Äußerungen)
- kritische Distanz (zu Wünschen und Erwartungen des Patienten)
- Glaubwürdigkeit und Echtheit (v. a. in den gezeigten Gefühlen)
- Fachkompetenz
- Konstanz (Aufrechterhalten der Beziehung bei Konfrontation durch den Patienten und Beständigkeit in den Grenzziehungen in der Beziehung)

Die meisten Studien zur Wirksamkeit von verschiedenen Psychotherapieverfahren haben gezeigt (*Grawe, 1995*), daß diese ‚therapeutische' Grundhaltung entscheidend für den Erfolg einer Therapie ist.

Abwehr

Im Umgang mit Personen mit Alkoholproblemen fällt immer auf, daß diese die Problematik nicht wahrhaben wollen. Dieses Phänomen wird als Abwehr gedeutet. Abwehrphänomene erschweren den diagnostischen Prozeß und verhindern vor allem aber einen Therapieerfolg (*Moore et al., 1961*). Die Abwehr kann sich z. B. bemerkbar machen als:

- Verleugnung (‚Ich trinke gar keinen Alkohol', ‚Ich komme allein klar', ‚Ich habe keine Probleme mit Alkohol')
- Bagatellisierung (‚Ich trinke nicht mehr als andere')
- Projektion (‚Ich trinke nur, weil ich Ärger mit meiner Partnerin habe')

Die Abwehr kann zum Teil phasenspezifisch sein (*John, 1990*). Weitere Defensivstrategien sind Regression, Ablehnung von Verantwortung und endloses Diskutieren.

Aus sozialpsychologischer Sicht ist Abwehr der psychische Schutz des Alkoholikers, um sein ‚alkoholisches' Lebenssystem aufrechterhalten zu können. Sie ist Ausdruck der kognitiven Verarbeitung bedrohlicher Informationen im Zusammenhang mit dem Trinkverhalten oder den Konsequenzen des überhöhten Alkoholkonsums. Abwehrverhalten läßt sich sowohl über die Theorie zur kognitiven Dissonanz als auch über Selbstwertschutztheorien erklären.

Die **Dissonanztheorie** beschreibt eine psychische Ambivalenz, die durch sich widersprechende Kognitionen entsteht. Zwei Gedanken, Vorstellungen, Meinungen oder Einstellungen sind dann zueinander dissonant, wenn sie unverträgliche Auswirkungen auf das Verhalten haben. Kognitive Dissonanz tritt bei einem Alkoholiker beispielsweise dann auf, wenn er begreift, daß sein Trinken über die sozial akzeptierte Norm hinausgeht oder daß er Alkohol braucht, um Entzugserscheinungen zu vermeiden. Damit steht die persönliche Trinkmenge im Gegensatz zur sozial akzeptierten. Abwehrmechanismen können helfen, diese Dissonanz aufzulösen, indem z. B. die Patienten die reale Trinkmenge leugnen und als unauffällig beschreiben und dadurch ein Gleichgewicht der Wahrnehmungen, also Konsonanz, herstellen. Mit der Abwehr kann der Betroffene die Dissonanz zwischen einer Einstellung (‚Im betrunkenen Zustand sollte man kein Auto lenken') und dem tatsächlichen Verhalten (mit dem Auto nach Hause fahren) dadurch auflösen, daß er seine Trinkmenge leugnet (‚Herr Wachtmeister, ich habe doch höchstens 2 Bier getrunken').

Die **Selbstwertschutztheorien** betonen vor allem emotionale Prozesse zur Erklärung von Verhalten. So sind Menschen nach *Stahlberg et al., 1985*

- grundsätzlich motiviert, ihr Selbstwertgefühl zu schützen bzw. zu erhöhen und
- wird diese Motivation um so stärker, je niedriger das Selbstwertgefühl einer Person ist

Der Alkoholiker versucht also durch gegensteuernde kognitive Prozesse oder durch Handlungen auf die Bedrohung des Selbstwertes durch andere zu reagieren (‚Wenn ich nicht so viel getrunken habe, wie die anderen annehmen, bin ich auch nicht so ein schlechter Mensch').

Es lassen sich drei zeitlich aufeinanderfolgende Phasen der Abwehr beschreiben (*Amodeo et al., 1990*):

1. Widerstand gegen die Diagnose einer Alkoholabhängigkeit
2. Widerstand gegen eine Behandlung der Alkoholabhängigkeit
3. Widerstand gegen eine umfassende Genesung durch Ausblenden wesentlicher Beeinträchtigungen.

Diese Widerstände können nur langsam und schrittweise verringert werden. Dazu ist es - wie in Kap. 3 mehrfach erwähnt wurde - sinnvoll die Inhalte und die Form der therapeutischen Interventionen der Phase der Veränderung [→ Kap. 3.5], in der sich der Betreffende befindet, anzupassen (s. u.).

Kontaktaufnahme

Der Einstieg in eine therapeutische Beziehung ist oft sowohl für den Patienten als auch den Arzt mit Schwierigkeiten behaftet. Auf Seiten des Patienten bestehen häufig massive Ängste:

- Angst, als Alkoholiker erkannt zu werden
- Angst vor Veränderung

Diese Ängste sind oft Ausdruck der ausgeprägten Selbstwertproblematik, unter der viele Alkoholiker leiden. Besonders, wenn die Patienten in Krisensituationen (z. B. Krankenhausaufnahme, Alkoholentzug, Eröffnung der Diagnose einer schwerwiegenden alkoholbedingten Erkrankung) angesprochen werden (s. u.), können große Ängste auftreten. Diese Ängste sind meist Zeichen einer ‚Problemaktualisierung'. Diese ist aber einer der empirisch gesicherten Wirkfaktoren für eine Psychotherapie (*Grawe, 1995*). Daher sollten ‚Krisensituationen' zur Aufnahme eines therapeutischen Kontakts genutzt werden (*Hapke et al., 1996; Mann et al., 1995; Stetter et al., 1996*). Durch eine vertrauensvolle Beziehungsaufnahme können die Ängste schon im Erstkontakt abgebaut werden. Dabei kommt es sehr auf die therapeutische Grundhaltung an.

Von Seiten der Behandler besteht oft eine unbewußte Gegenübertragung (s. *Rost, 1987*), die die Arzt-Patientenbeziehung entscheidend beeinflussen kann. Häufig kommen auch noch unbewußte Vorurteile gegen Alkoholiker, die oft einer anderen sozialen Schicht (Unterschicht) angehören, hinzu (s. *Jacobs, 1988*). Diese das offene Gespräch behindernden Faktoren gilt es sich in der Behandlungsituation ebenso wie latente Ängste vor der Aggressivität der Alkoholiker bewußt zu machen.

Mit der schonenden Diagnosestellung (‚Sie haben ein Alkoholproblem') ist die Förderung der Selbstverantwortlichkeit verbunden. Der Betroffene wird so mit er alkoholischen Realität konfrontiert, wobei ihm die Entscheidung überlassen bleibt, sich selbst als abhängig zu sehen oder nicht. Es soll erreicht werden, daß der Abhängige sich mit seiner Alkoholproblematik auseinandersetzt. Hier setzen oft massive Abwehrmechanismen ein (s. o.).

5.1 Motivationale Interventionen

Als motivationale Interventionen werden Maßnahmen bezeichnet, die geeignet sind, eine lösungsorientierte Änderungsabsicht und Änderungskompetenz des gezeigten und erlebten problematischen Trinkverhaltens zu fördern. Motivationale Interventionen werden durch Angehörige psychosozialer Berufe initiiert und begleitet. Theoretische Grundlagen motivationaler Interventionen sind psychologische Überlegungen zur Einstellungs- und Verhaltensänderung.

> ! Motivationale Interventionen sind keine ärztliche Behandlungen in klassischen Sinne. Es sind vielmehr kurze auf einen bestimmten Bereich zentrierte Maßnahmen, die das Ziel haben, den Betreffenden dazu zu bewegen, selbst etwas für seine Gesundheit zu tun, z. B.
> - sein (Trink-)Verhalten als für ihn schädlich zu erkennen,
> - ihn zur Veränderung des Verhaltens zu bewegen und
> - ihn bei der Änderung zu unterstützen.

Motivationsprozesse spielen in der modernen Alkoholtherapie eine zentrale Rolle, daher sind v. a. von psychologischer Seite verschiedene konzeptionelle Ansätze entwickelt worden (Weiterführende Literatur: *Arend, 1994; Fleischmann et al., 1995; John et al., 1995; Miller, 1983, 1985, 1989; Petry, 1993, 1996; Pfeiffer, 1989; Schwoon, 1992; Stetter et al., 1996; Veltrup et al., 1993, 1994, 1996a*).

Damit ein motivationaler Veränderungsprozeß bezüglich des Trinkverhaltens in Gang kommen kann, müssen folgende Bedingungen erfüllt sein (*Schneider, 1985*): Ein kritisches Ereignis (z. B. der Arbeitsplatzverlust oder der Gelegenheitsanfall im relativen Entzug) muß mit dem problematischen Verhalten in Verbindung gebracht werden. Es müssen wichtige Wertebereiche von dem Verhalten betroffen sein. Die Verantwortung für das eigene Verhalten muß anerkannt werden. Die Abweichung von dem, was man für richtig hält, muß vorhanden sein. Es muß denkbar sein, daß man die notwendige Änderung auch erreichen kann.

Während für neue Verhaltensweisen bewußte Motivationsprozesse von großer Wichtigkeit ist, spielt für alltägliches Routineverhalten v. a. die prozedurale Motivation eine entscheidende Rolle. Es werden Verhaltensprogramme über Prozesse habitualisierter rascher und unreflektierter Absichtsbildung direkt aktiviert. Vor allem in kritischen Situationen kann die unreflektierte Motivation die reflektierte Absichtsbildung in hohem Maße beeinträchtigen. Dies kann nach *Pekrun (1991)* ein Grund für impulsiven Motivationswechsel bzw. einen Abbruch oder eine Veränderung von Handlungen sein, die mit dem eigentlichen Ziel eigentlich nicht vereinbar sind. Solche Phänomene sind aus der alltäglichen Praxis mit Alkoholabhängigen sehr gut bekannt. Einige, v. a. frühe, unmittelbar nach Abschluß einer Behandlung auftretende Rückfälle sind mittels dieses Modells besser verstehbar.

In dem motivationsfördernden Prozeß bei Menschen mit Alkoholproblemen gilt es (*Miller, 1991*):

- bestehende Veränderungshindernisse abzubauen
- die Selbstwirksamkeitserwartungen bei den Patienten zu erhöhen
- klare Ziele zu formulieren
- einen Expertenratschlag zu geben und
- dennoch Wahlmöglichkeiten zu eröffnen.

Eine konfrontative Auseinandersetzung ist im Erstkontakt nicht hilfreich. Die Kontinuität der Hilfe sollte angeboten werden, auch wenn der Betroffene sich aktuell nicht zur Inanspruchnahme formeller Hilfe entscheiden kann. In Anlehnung an *Barber* (*1995*) werden systematische motivationale Interventionsformen vorgestellt, die in den verschiedenen Änderungsphasen zur Anwendung kommen können.

5.1.1 Motivationale Interventionen in der Vorahnungsphase

Die motivationalen Interventionen in der Vorahnungsphase verfolgen das Ziel, das problematische Trinkverhalten zu modifizieren. Die Motivationsarbeit verfolgt drei wesentliche Ziele:

- Abstinenzmotivation
- Erzeugen einer Behandlungsbereitschaft
- Motivation zur Veränderung der Lebensgestaltung

Unter Abstinenzmotivation ist die Bereitschaft, den Alkoholkonsum vollständig aufzugeben, zu verstehen. Es wird kontrovers diskutiert, ob ein moderates (‚kontrolliertes') Trinken ein Therapieziel sein kann. Auf Grund der zum Teil widersprüchlichen empirischen Ergebnisse [→ Kap. 3.3] scheint dieses Therapieziel nur bei Alkoholmißbrauchern (im Sinne von „problem drinkers") eine Zielalternative zu sein (*Watzl, 1991*).

Weiter soll die Bereitschaft, ein Unterstützungsangebot in Anspruch zu nehmen, gefördert werden. Dabei ist die initiale Behandlungsmotivation relativ unabhängig von der Durchhaltemotivation. Die hohen Abbruchquoten aus den stationären Entwöhnungseinrichtungen mögen dafür ein Beleg sein. Therapiemotivation ist somit ein dynamisch sich entwickelnder und fortschreitender Prozeß, der von vielen Faktoren beeinflußt wird. Dabei wirken sich u. a. folgende Faktoren positiv auf die Bereitschaft zur Teilnahme an einer Behandlung aus:

- Introspektionsfähigkeit (Fähigkeit über eigenes Verhalten zu reflektieren)
- der Wunsch nach Änderung der Persönlichkeit
- hohe Selbstwirksamkeitserwartungen (internale Kontrollattributionen)
- Anerkennen der eigenen Hilfsbedürftigkeit und aktives Hilfesuchverhalten,
- Erkenntnis der Selbstverursachung und Zwangsläufigkeit der negativen Folgen
- viele Folgeerkrankungen und subjektive Beschwerden

- der Wunsch nach Abstinenz
- ausgeprägte soziale Unterstützung
- optimistische, erfolgsorientierte und angemessene Therapieerwartungen und klare Zukunftsperspektiven

Unter der Motivation zur Veränderung der Lebensgestaltung wird die Bereitschaft verstanden, die belasteten und belastenden Lebensbereiche wahrzunehmen und notwendige Veränderungen vorzunehmen. Dabei ist es unerheblich, ob und in welchem Ausmaß die Lebensbeeinträchtigungen durch den Alkoholkonsum verursacht worden sind. Von Bedeutung ist allerdings, daß eine wirkliche stabile Veränderung in aller Regel nur dann möglich ist, wenn das Trinkverhalten geändert wird. Probleme am Arbeitsplatz, Schwierigkeiten in der Familie können ein wichtiger Anstoß für Veränderung von Trinkgewohnheiten sein.

Motivationsarbeit bedeutet auch die Akzeptanz von Abwehr (*Amodeo et al., 1990*) sowie die schrittweise Information und alternative Interpretation von Ereignissen, indem ein Zusammenhang mit dem Alkoholkonsum hergestellt wird. Die angemessene Arbeit mit der Abwehr stärkt den Genesungsprozeß. Bei allem „Ärger" über die gezeigten Abwehrtechniken der alkoholabhängigen Patienten sind diese als Ausdruck einer beginnenden Veränderung im Sinne eines vermehrt als dissonant erlebten Alkoholkonsums anzusehen (*John et al., 1993*).

Ein wichtiger Ansatz für den veränderungsfördernden Umgang mit Alkoholmißbrauchern ist das motivationale Gespräch nach *Miller* (*1983, 1989*) und *Rollnick et al.* (*1992*). Die entscheidenden Wirkfaktoren dieser Interventionen sind:

- Empathie
- Betonung der Selbstverantwortlichkeit
- Akzeptanz der Abwehr

Auch ist es wichtig bei dem Betreffenden Betroffenheit zu erzeugen, so daß bei diesem die Bereitschaft zur Veränderung wächst. Dabei ist es notwendig, Veränderungshindernisse abzubauen und positive ‚alkoholfreie' Ziele zu entwickeln. Hierzu kommen eine Reihe von Maßnahmen in Frage:

Medizinischer Ratschlag

Der niedergelassene Arzt ist in der Vorahnungsphase und der Vorabsichtsphase ein wichtiger Ansprechpartner. Er kann einen einstellungs- und verhaltensändernden Prozeß in Gang setzen. Untersuchungen (*Edwards et al., 1977; Kristenson, 1983*) belegen, daß ein angemessener medizinischer Ratschlag zu einer langfristigen Änderung des Trinkverhaltens führt. Ein solcher Ratschlag sollte vor allem einen informativen, nicht aber einen wertenden Charakter haben. Diese Ratschläge können bestehen in:

1. *Information*

In einem vertrauensvollen Gespräch sollten Informationen vor allem über das Wesen von Suchterkrankungen, insbesondere über die psychologischen Einflußfaktoren gegeben werden. Außerdem sollten Hilfsmöglichkeiten aufgezeigt werden. Es soll erreicht werden, daß der Abhängige sich mit seiner Alkoholproblematik auseinandersetzt und sich aktiv für seine Gesundung einsetzt und selbst dementsprechend auch konkrete Veränderungsziele benennt. Zu bedrohliche Informationen und Angst auslösende Mitteilungen, z. B. mögliche Spätfolgen der Alkoholkrankheit, Aufzeigen ‚abschreckender' Beispiele (z. B. ‚Penner'), erschweren eine Einstellungsänderung.

2. *Definition von Problembereichen*

Weiter sollten mögliche sich aus dem erhöhten Alkoholkonsum ergebenden Probleme, besonders gesundheitliche Störungen und soziale Probleme, angesprochen werden, denn Studien haben gezeigt, daß insbesondere die Bedrohung der körperlichen Unversehrtheit sowie Angst vor kognitiven Leistungsbeeinträchtigungen wesentliche Gründe für die Bereitschaft, an einer Therapie teilzunehmen, sind (*Lemere, 1958; Krampen, 1989*). Falls sich der Betreffende bei dem Thema Alkohol abwehrend verhält, sollte das Gespräch auf andere Bereiche gelenkt werden, wie z. B. Zufriedenheit mit der augenblicklichen Lebenssituation, um es den Patienten so zu ermöglichen, über ihre spezifischen Probleme zu sprechen. Häufig läßt sich dann über diesen ‚Umweg', z. B. über die Art, in der die Betreffenden mit Stresssituationen, depressiven Verstimmungen oder Kränkungen umgehen, doch der Weg für eine Erörterung der Alkoholproblematik ebenen, da es für die Patienten leichter ist, zuzugeben, daß sie in solchen Situationen vermehrt Alkohol trinken. Gleichzeitig ergibt sich bei diesem Vorgehen, mögliche Problembereiche zu definieren und darüber den Betreffenden zu motivieren, sein Trinkverhalten zu verändern. Als Beispiel möge die Beratung von Frauen in der Frühschwangerschaft dienen, die sich in einer besonderen psychosozialen Situation befinden und daher für Ratschläge offener sind. Der Hinweis auf eine mögliche Schädigung des Föten und des gestillten Kindes durch einen erhöhten Alkoholkonsum der Mutter kann eine deutliche Änderung des Trinkverhaltens zur Folge haben.

3. *Aufzeigen von Widersprüchen*

Bei der Darstellung der Lebenssituation ist besonders nach der Zufriedenheit zu fragen. Häufig zeigen sich im Gespräch deutliche Widersprüche. Diese gilt es taktvoll aufzuzeigen. Als Beispiel kann ein Mann dienen, der Alkohol trinkt, um attraktiver und mutiger zu erscheinen, dem aber anderseits wegen einer starken Alkoholisierung die sich ihm eventuell bietenden sexuellen Möglichkeiten versagt bleiben. Hier kann der ärztliche Hinweis, daß Alkohol die sexuellen Aktivitäten einschränkt, bewirken, daß das Trinkverhalten geändert wird.

4. Ansprechen von Hilfsangeboten

Häufig sind die Betreffenden in dieser Phase der Alkoholerkrankung (Phase der Vorahnung bzw. Vorabsichtsbildung) noch nicht in der Lage, Ratschläge anzunehmen. Dennoch sind diese wichtig, denn in einer späteren Phase der Auseinandersetzung mit seiner Alkoholproblematik erinnern sich viele doch noch an diese Ratschläge, insbesondere wenn diese mit konkreten Hilfsangeboten (z. B. auch Weitervermittlung an Beratungsstellen etc.) verbunden waren. Daher soll ein fehlendes Eingehen auf die Ratschläge nicht als Mißachtung des Therapeuten angesehen werden, sondern vielmehr als Hinweis darauf, daß der Betreffende in seiner Auseinandersetzung mit der Erkrankung noch nicht in Handlungsphase befindet und deshalb noch weiterer Hilfsangebote auf dem Weg dorthin bedarf.

5. Schadensbegrenzende Maßnahmen

Auch Interventionen, die darauf abzielen, die negativen Folgen des Alkoholabusus zu minimieren, können zu den präventiven Maßnahmen gehören, besonders wenn der Betreffende nicht in der Lage oder/und willens ist, abstinent zu leben. Eine solche Maßnahme ist z. B. das Aufzeigen von Möglichkeiten einer gesunden Ernährung (regelmäßige Mahlzeiten und täglich ein warmes Essen) zur Verhinderung von Mangel- oder Fehlernährung. Hier sind häufig auch die Angehörigen entsprechend zu beraten (s. u.). Weiterhin kann eine Umstellung des Konsumverhaltens (z. B. weniger hochprozentige Alkoholika) angeregt werden. Außerdem sollten die Betroffenen ermuntert werden, seltener Risikosituationen, z. B. die Gesellschaft von alkoholtrinkenden Freunden, aufzusuchen.

Beratung von Angehörigen

Angehörige sind in vielfältiger Weise von einem erhöhten Alkoholkonsum betroffen. Daher sind sie häufig sehr viel früher als die Alkoholiker bereit, etwas zu verändern. Sie sollten in diesem Bemühen unterstützt werden. Hierzu zählen Maßnahmen, die auch der Schadensbegrenzung im psychosozialen Umfeld dienen [→ Kap. 5.2]. An präventiven Maßnahmen, die die Angehörigen selbst durchführen können, gehören v. a. die Gewährleistung einer regelmäßigen vitaminreichen Ernährung. Angehörige sollten entsprechend beraten werden. Weiter sollten sie ermuntert werden:

- mit den Betroffenen möglichst viele ‚alkoholfreie' Aktivitäten zu unternehmen,
- jeden Hinweis auf eine Veränderungsbereitschaft zu unterstützen und zu verstärken

  und
- vor allem, sich nicht verleiten zu lassen, selbst zu beginnen, vermehrt Alkohol zu trinken.

Untersuchungsprogramme mit Aufklärung (Drinker's Check Up)

Ein Programm, das für den betriebsärztlichen Dienst geeignet erscheint, haben *Miller et al.* (1989) entwickelt. Über öffentliche Mitteilungen werden Personen eingeladen, die ihren Alkoholkonsum als problematisch erlebt haben. Es findet eine eingehende Untersuchung statt: das Trinkverhalten wird mittels eines diagnostischen Instrumentes eingeschätzt, ein halbstandardisiertes Interview mit dem Betroffenen und ein Angehörigengespräch werden durchgeführt. Durch einen Bluttest werden die alkoholismusrelevanten Laborwerte erhoben, und es wird eine neuropsychologische Testung vorgenommen. Bei einem zweiten Termin werden mit dem Betroffenen die Resultate durchgesprochen und trinkbezogene Empfehlungen gegeben.

Schwierigkeiten bei der Motivationsarbeit in der Vorahnungsphase

Neben den schon beschriebenen vielfältigen Abwehrphänomenen können Einflüsse aus dem sozialen Umfeld den Veränderungsprozeß hemmen, denn die Einstellungen und Haltungen zur Alkoholproblematik des näheren sozialen Umfeldes haben einen großen Einfluß auf die (Be-)Handlungsbereitschaft des Gefährdeten. Die im Beruf und in der Familie häufig anzutreffende hohe Toleranz gegenüber dem erhöhten Alkoholkonsum des Betroffenen über einen langen Zeitraum führt dazu, daß dieser keinen Grund sieht, sich in eine Behandlung zu begeben. Auch Abwehrmechanismen der Angehörigen wie Scham und Verdrängen der bedrohlichen Realität wirken sich entsprechend hemmend aus.

Das aktive Hilfesuchverhalten von Familienmitgliedern [→ Kap. 5.2], der konstruktive Druck durch Kollegen und Vorgesetzte in Verbindung mit der Darstellung adäquater Hilfs- und Unterstützungsangebote können hingegen die Bereitschaft, eine Therapie in Anspruch zu nehmen, erhöhen.

5.1.2 Motivationale Interventionen in der Einsichtsphase

In der Einsichtsphase reift die Abstinenzentscheidung. Dazu ist wichtig, daß der Betreffende seine Ziele konkretisiert. Zur Verstärkung der Veränderungsmotivation sollten:

- die Auseinandersetzung mit alkoholischer Realität gefördert werden
- Widersprüche (zwischen Realität und angestrebtem Verhalten) aufgezeigt werden
- Entscheidungen ermöglicht und gefördert werden, um so → in die Handlungsphase einzutreten

1. *Auseinandersetzung mit der alkoholischen Realität*

In diesem Rahmen sollte zunächst noch einmal in einem Gespräch, das bisherige problematische Trinkverhalten analysiert werden, wobei der Patient aufgefordert wird, selbst die Problembereiche zu definieren, in denen sich für ihn massive Konsequenzen aus seinem Trinkverhalten ergeben. In diesem Zusammenhang kann er aufgefordert werden:

- die bisherige negativen Folgen seines Alkoholkonsums aufzuschreiben (z. B. Führerscheinverlust, Scheidung etc.)
- ein Trinktagebuch zu führen (als Hausaufgabe)

Der aktuelle Alkoholkonsum sollte zu Beginn jeden Kontakts kurz thematisiert werden. Dann wird die Möglichkeit der Alkoholreduzierung besprochen. Der Betroffene soll sein Trinkverhalten genau beobachten. Anschließend soll der Alkoholmißbraucher sein Konsumverhalten verändern, z. B. langsamer trinken und während des Alkoholkonsums andere Tätigkeiten ausführen. In einem nächsten Schritt sollten die Erfahrungen des Betreffenden mit einem reduzierten Alkoholkonsum besprochen, insbesondere seine veränderte Lebensqualität während abstinenter Phasen angesprochen werden.

In einem weiteren Schritt sollten dann die Situationen erörtert werden, in denen der Patient ein besonderes Verlangen nach Alkohol hatte und wie er damit umgehen konnte bzw. Alkohol getrunken hatte. In diesem Zusammenhang sollten auch die Erwartungen des Patienten an Alkohol erfragt werden [→ Tab. 7.1]. Der Patient soll mit therapeutischer Hilfe alternative Verhaltensweisen für diese situativen und affektiven Gefährdungsbedingungen entwickeln, mit denen er in Zukunft diesen Risikosituationen begegnen will. Weiter sollten Situationen angesprochen werden, in denen der Patient angebotenen Alkohol ablehnen müßte. Solche Ablehnungssituationen können sich in der Freizeit und im Beruf ergeben. Dazu kann der Patient aufgefordert werden, sich mögliche Ablehnungsgründe zu überlegen (Hausaufgabe). Als weitere Hausaufgabe soll der Patient zehn nichtalkoholische Getränke seiner Wahl probieren und eine Liste aufzustellen, welches Getränk ihm persönlich am meisten zusagt.

2. *Aufzeigen von Widersprüchen*

Auch in dieser Phase werden sich Widersprüche zwischen dem realen Trinkverhalten und dem Wunsch nach Abstinenz ergeben. Diese Widersprüche gilt es unter dem Veränderungsaspekt anzusprechen. Ein wichtiges Problem der Einsichtsphase besteht darin, daß der Alkoholmißbraucher sein Problem erkennt, aber nicht in der Lage ist, sich für ein alternatives Verhalten zu entscheiden, da die erlebten Vorteile des Alkoholkonsums größer sind als die erfahrenen Nachteile und Schwierigkeiten.

3. *Förderung des Entscheidungsprozesses*

Entscheidungen, die eine Veränderungsbereitschaft erkennen lassen oder besser noch Maßnahmen, die zu einer Veränderung führen (z. B. nur noch abstinente

Freunde zu besuchen, keinen Alkohol mehr einzukaufen) sind konsequent zu fördern. Wichtig dabei ist, daß der Patient selbst die Ziele vorgibt und die dafür notwendigen Entscheidungen nur unterstützt werden. Eine Ambivalenz zeigt an, daß die Veränderungsbereitschaft noch gering ausgeprägt ist. Um einen bewußten Entscheidungsprozeß einzuleiten sollte der Betroffene folgende Fragen beantworten:

- Sind die Gefahren ernsthaft, wenn ich mein Trinkverhalten nicht ändere?
- Gibt es einschätzbare Risiken, wenn ich mein Trinkverhalten ändere?
- Gibt es Hoffnung, das Alkoholproblem lösen zu können?
- Gibt es genug Zeit, nach Lösungen zu suchen und sich des Problems zu entledigen?

Bei einer Entscheidung für ein verändertes Trinkverhalten wird der Patient aufgefordert, sowohl die positiven als auch die negativen Erwartungen bezüglich der eigenen Person und seiner wichtigsten Bezugspersonen zu benennen.

Wenn dann der Entscheidungsprozeß für Abstinenz abgeschlossen ist, sollte mit dem Patienten eine Vereinbarung (‚Vertrag') getroffen werden, wann die notwendigen Maßnahmen zur Erreichung der Abstinenz (→ Handlungsphase) beginnen. Es sollte ein konkreter Termin für das Erreichen der Abstinenz (z. B. für den Entzug im Krankenhaus und Ende des ‚Heruntertrinkens') vereinbart werden.

Schwierigkeiten bei Übergang von der Einsichts- in die Handlungsphase

Hier ist ein sehr kritischer Punkt erreicht, denn der Betreffende muß seiner Veränderungsbereitschaft Taten folgen lassen. Dieser Schritt ist häufig mit großen Ängsten (vor Veränderung) verbunden. So trinken z. B. einige Alkoholiker am Morgen der geplanten Krankenhausaufnahme (zur Entgiftung) noch einmal massiv.

Beim Übergang von der Einsichts- zur Handlungsphase besteht eine hohe Rückfallgefährdung!

5.1.3
Motivationale Interventionen in der Handlungsphase

Zu Beginn dieser Phase sollte die Entgiftung stehen [→ Kap. 6]. Hierzu ist es notwendig konkrete Absprachen zu treffen (s. o.). Weiter sollte in der Aktionsphase die Entscheidung für die Aufrechterhaltung von Abstinenz gefestigt werden. Dazu wird der ‚Abschied' vom Alkohol noch einmal thematisiert. Dem Patienten sollten Informationen über lokale Hilfen für Menschen mit Alkoholproblemen gegeben werden [→ Kap. 9.3]. Er sollte dann selbst entscheiden, welche Formen der Hilfe er in Anspruch nehmen möchte, um seine Abstinenz zu sichern. In diesem Zusammenhang sollte er eine Selbsthilfegruppe seiner Wahl aufsuchen. Als weitere verhaltenstherapeutische Maßnahmen können dem Patienten empfohlen werden:

- eine „Gesundheitssparkasse" einzurichten, in der er jeden Tag einen Betrag entsprechend den früheren Ausgaben für Alkohol einzahlt.
- einen ‚Abschiedsbrief vom Alkohol' zu formulieren.
- die wichtigsten Gründe für die Abstinenz aufzuschreiben [auch → Kap. 8]
- zu definieren, was er unter einem ‚Rückfall' versteht und
- welche Konsequenzen sich aus dieser Abstinenzbeendigung ergeben.
- anzugeben, wie er seine Abstinenz vor anderen Menschen (Freunden, Verwandten, Kollegen etc.) angemessen begründet.
- Alkoholvorräte zu Hause zu vernichten
- alkoholfreie Freizeitinteressen zu aktivieren

Selbsthilfemanuale

Die Möglichkeit der Verhaltensänderung über Selbsthilfemanuale kommt in Deutschland bislang kaum zur Anwendung. Die „Suchtfibel" (*Schneider, 1994*) und ein Buch von *Lindenmeyer* (1993) können als Informationsquelle genutzt werden, um die Notwendigkeit der Entscheidung für Abstinenz zu begünstigen. Die genannten Bücher ermöglichen den Betroffenen eine Einschätzung darüber, in welcher Phase der Sucht sie sich befinden und welche (weiteren) körperlichen, psychischen und sozialen Schäden durch einen überhöhten Alkoholkonsum möglich sind.

MERKSÄTZE

- **Therapeutische Interventionen bei Patienten mit Alkoholproblemen sollten vor allem die Motivation**
  → zur Veränderung des Trinkverhaltens wecken
  (indem sie ihr Trinkverhalten als schädlich erkennen)
  → Ansätze zur Veränderung fördern und ausbauen sowie
  → die Änderungen unterstützen

- **Bei den motivationalen Interventionen sollte die Selbstverantwortlichkeit betont werden.**
  → Die Veränderungsbereitschaft des Patienten kann nur unterstützt, aber nicht verordnet werden

- **Die motivationalen Interventionen sollten der Phase der Veränderung, in der der Betreffende sich befindet, angepaßt sein:**
  In der Vorahnungsphase sollte(n) v. a.
  → ein tragfähiger Kontakt hergestellt und aufrechterhalten werden
  → Widersprüche zwischen der durch Alkohol beeinträchtigten Realität und der gewünschten Lebensqualität aufgezeigt werden (indem Problembereiche angesprochen werden)
  → eigene und andere Hilfsangebote aufgezeigt werden
  In der Einsichtsphase sollten Interventionen mit v. a. folgenden Zielen erfolgen:
  → Förderung der Auseinandersetzung mit der alkoholischen Realität
  → Aufzeigen von Widersprüchen (zwischen Realität und angestrebtem ‚alkoholfreiem' Verhalten)
  → Ermöglichung und Förderungen von Entscheidungen hinsichtlich einer Veränderung des Trinkverhaltens

5.2 Unterstützung der Angehörigen von Alkoholikern

Die meisten der etwa 2,5 Millionen Alkoholabhängigen in der BRD leben in einer familiären Gemeinschaft mit Partnern, Kindern oder Eltern. Diese Angehörigen sind in vielfacher Weise von der Alkoholkrankheit mitbetroffen. Im wesentlichen sind drei typische Umgangsweisen von Familienangehörigen mit Alkoholikern zu unterscheiden:

1. Einige verarbeiten das Alkoholtrinken des Familienmitglieds schuldhaft. Sie machen sich Vorwürfe, weil sie glauben, den erhöhten Alkoholkonsum provoziert zu haben. Sie reagieren überbeschützend und verzeihend.
2. Einige reagieren mit Enttäuschung, Resignation und Hilflosigkeit. Sie hoffen, daß der Betroffene irgendwann das problematische Trinken einstellt.
3. Andere drohen massive Konsequenzen (zeitweiser Trennung oder Scheidung), um so den Betroffenen zu bewegen, sich um Abstinenz zu bemühen.

Kinder

Die Kinder von Alkoholikern sind häufig besonders schwerwiegend von der Alkoholabhängigkeit ihres Vater und/oder ihrer Mutter betroffen, denn durch die Alkoholabhängigkeit wird meist der Erziehungsstil der Eltern entscheidend beeinflußt. Meist ist er sehr unbeständig, so werden gleiche Verhaltensweisen manchmal bestraft, dann wieder gelobt. Die Kinder sind daher in ihren Gefühlen hin und her gerissen. Auch nutzen die Eltern die Kinder oft als Objekte von Verwöhnen und Aggression sowie in der Auseinandersetzung miteinander. Körperliche Gewalt gehört in vielen Familien von Alkoholikern zur gewohnten Erfahrung. Manchmal müssen die Kinder die Rollenfunktion des Partners oder eines Elternteils übernehmen. Die Kinder von Alkoholabhängigen neigen dazu, die Alkoholproblematik ihres Vaters oder ihrer Mutter zu verleugnen. Ihre Freunde und Schulkameraden sollen nicht erfahren, daß ein Elternteil vermehrt Alkohol trinkt. Diese Kinder verfügen meist über ein niedriges Selbstwertgefühl. Bei diesen Kindern lassen sich eine Vielzahl von psychischen Auffälligkeiten diagnostizieren: Es treten gehäuft sowohl kognitive Auffälligkeiten wie auch deutliche Störungen des Sozialverhaltens auf. Diese Kinder zeigen vermehrt Angst und depressive Beeinträchtigungen. Die überwiegende Anzahl der vorliegenden Studien geht davon aus, daß im Jugend- und Erwachsenenalter ein erhöhtes Risiko für die Entwicklung einer eigenen Suchtproblematik vorliegt.

Partnerinnen

Obwohl die Partnerinnen und auch Partner von Alkoholikern oft stark unter Abhängigkeit leiden, unternehmen sie häufig wenig, um ihre Situation zu ändern. Zur Erklärung dieses Verhaltens der Lebenspartner von Alkoholabhängigen ist der Begriff „Co-Alkoholiker" geprägt worden (*Schaef, 1986*). Damit ist die abhängige Beziehung zu einem Suchtkranken gekennzeichnet, die die co-abhängige Person umfassend beeinträchtigt (*Günthner, 1996*). Es werden damit Menschen charakterisiert, die mit ihrem Verhalten dazu beitragen, daß die Krankheit des Abhängigen bestehen bleibt. Co-Abhängige sind gekennzeichnet durch ein niedriges Selbstwertgefühl und zeigen ein starkes Bedürfnis, gebraucht zu werden. Sie entwickeln eine hohe Leidensbereitschaft, z. B. auch häufige körperliche Schädigungen durch die Gewalttätigkeit des Partners unter Alkoholeinfluß. Vielfach handelt es sich um Personen, die einen alkoholabhängigen Elternteil und/oder eine abhängige Persönlichkeitsstörung [→ Kap. 2.5.4] haben.

Tabelle 5.1. Aufgaben des Arztes zur Unterstützung von Angehörigen Alkoholabhängiger

Problem	Maßnahme
Ist die körperliche oder psychische Gesundheit des Angehörigen akut gefährdet?	Notfallmaßnahmen initiieren
Bestehen bei den Angehörigen körperliche Erkrankungen, psychosomatische Störungen oder psychische Beeinträchtigungen, die behandlungsbedürftig sind?	Gezielte Behandlungsplanung für Angehörige
Haben die Angehörigen den Wunsch, das alkoholabhängige Familienmitglied zur Inanspruchnahme von Hilfe zu motivieren?	Durchführung von motivationalen Interventionen
Bestehen Schwierigkeiten in Familie und Partnerschaft auch bei Aufrechterhaltung von Abstinenz?	Familien- oder paartherapeutische Maßnahmen empfehlen
Ist es zu einem Wiedertrinken nach einer Phase der Abstinenz gekommen?	Behandlungsmotivation des Abhängigen mit Hilfe der Angehörigen fördern (konstruktive Bewältigung)

Möglichkeiten zur Unterstützung und für therapeutische Intervention

Obwohl das Konzept der Co-Abhängigkeit auch besticht, ist die Nutzung im Rahmen beraterischer Interventionen dennoch problematisch. Es besteht die Gefahr der Schuldzuschreibung, im Sinne einer starken Selbstverantwortlickeit, an den Angehörigen. Vorhandene psychische Beeinträchtigungen beim Angehörigen können möglicherweise vorschnell als Symptom des Co-Alkoholismus gedeutet werden.

Der Mitbetroffene, der sich um Hilfe an einen professionellen Helfer wendet, benötigt eine einfühlenden, verständnisvollen Berater. Der Angehörige fühlt sich wie ein Verräter, wenn er über die Abhängigkeit des Partners berichtet. Er möchte konkrete Unterstützung und wehrt sich natürlich gegen eine vorschnelle Pathologisierung seines Verhaltens und Erlebens.

Für den niedergelassenen Arzt, der sich auch als Familienarzt versteht, bestehen vielfältige Möglichkeiten gezielter Interventionen. Wichtig ist, wie bereits erwähnt, eine empathische Grundhaltung. Veränderungshindernisse sollen abgebaut und konkrete Lösungsperspektiven entwickelt werden. Dabei sind fünf verschiedene Aufgaben zu unterscheiden [s. Tab. 5.1].

> **!** Da viele Angehörige von Alkoholabhängigen sich scheuen, über ihre psychischen und körperlichen Verletzungen, insbesondere durch die Gewalttätigkeiten der Alkoholiker, zu sprechen, sollte bei einem Verdacht auf eine solche Schädigung der Arzt das Problem ansprechen und seine Hilfe anbieten.

1. Schutz der Angehörigen

In der Hierarchie der Ziele therapeutischer Interventionen ist die Sicherung des möglichst gesunden Überlebens von entscheidender Bedeutung (*Schwoon, 1992*) Das Erleben von Gewaltandrohung oder manifester Gewalt durch das trinkende Familienmitglied ist für viele Partner und Kinder alltägliche Realität. Mit den Angehörigen sollten konkrete Absprachen getroffen, wie sie die Gefahr für ihr eigenes Leben minimieren können. So ist die zeitweise Unterbringung bei anderen Familienmitgliedern oder Freunden denkbar. Auch Frauenhäuser können Schutz bieten. Die Angehörigen sollten ermutigt werden, sich um Hilfe bei den Jugendämtern zu bemühen. Ein vorbereitender Kontakt durch den Arzt kann dabei hilfreich sein.

2. Behandlung von Beeinträchtigungen der Angehörigen

Sofern bei Kindern und Partnern von Alkoholikern somatische und psychische Störungen vorliegen, sind die entsprechenden Behandlungsmaßnahmen in die Wege zu leiten. Bei Kindern ist eine soziotherapeutische Betreuung oder auch eine kinder- und jugendpsychiatrische Vorstellung in Erwägung zu ziehen. Die Lebenspartner von Alkoholabhängigen können sich oft nicht entscheiden, ihre eigenen Erkrankungen, seien sie nun unabhängig von der Suchtproblematik oder in einem funktionalen Zusammenhang damit stehend, adäquat behandeln zu lassen. Sie fürchten, daß im Falle ihrer Abwesenheit der Abhängige seinen Alkoholkonsum noch weniger kontrollieren kann, sich „zu Tode trinkt". Klinische Erfahrungen zeigen jedoch, daß der Abhängige auf die vermehrte Eigenständigkeit des Angehörigen meist positiv reagiert und sich seinerseits um ärztliche Hilfe bemüht. Die Angehörigen sollten also bei entsprechender Indikation ermutigt werden, die notwendigen rehabilitativen Maßnahmen (z. B. Mutter-Kind-Kuren) in Anspruch zu nehmen.

3. Möglichkeiten der Angehörigen, die Abhängigen zur Therapie zu motivieren

Die meisten Angehörigen wenden sich an den Arzt, um über diesen Weg zu erreichen, daß der Abhängige sich in Behandlung begibt. Es gibt mittlerweile strukturierte motivationale Interventionsprogramme, um über die Angehörigen bei den Betroffenen eine initiale Therapiemotivation zu fördern. Der niedergelassene Arzt sollte prüfen, ob die notwendige kontinuierliche Begleitung durch ihn geleistet werden kann. Ansonsten sollte er mit einer lokalen Suchtberatungsstelle kooperieren. Von dem behandelnden Arzt ist eine „Allparteilichkeit" zu fordern, auch wenn er entrüstet ist über die Brutalität der Alkoholiker gegenüber seinen Familienmitgliedern. Nur wenn der Arzt eine kooperative Grundhaltung auch dem Betroffenen gegenüber zeigt, kann dieser ihm und seinen Vorschlägen vertrauen.

Mehrere Autoren haben Programme für Angehörige von Alkoholikern erarbeitet, um diese zu motivieren, sich in Behandlung zu begeben bzw. (*Barber, 1992; Sisson et al., 1986; Treadway, 1989*). Die wesentlichen Bestandteile dieser Programme, die den Ratsuchenden vermittelt werden sollten und von denen einige gegebenenfalls mit ihnen auch im Rahmen einer Gruppentherapie (z. B. Rollenspiel) geübt werden können, sind:

Motivierung zur Therapie

1. Umfassende Information des Angehörigen über die Alkoholabhängigkeit (z. B. körperliche und psychische Folgen des Alkoholismus einschließlich Gefahrenzeichen wie z. B. Bluterbrechen und Krampfanfälle) und Vermittlung des Gefühls, daß er mit Unterstützung des Arztes, von Beratungsstellen oder durch Teilnahme an einer Selbsthilfegruppe (z. B. ALANON) seinen alkoholkranken Angehörigen helfen kann, abstinent zu werden und zu bleiben.
2. Informationen für den Fall einer Bedrohung durch den Alkoholiker. Er soll sich dann rechtzeitig um entsprechende Hilfe (z. B. Polizei, Gesundheitsamt) kümmern. Dabei ist es wichtig, dem Angehörigen zu vermitteln, daß dieser für die Abhängigkeit des anderen keine Verantwortung oder Schuld trägt
3. In Phasen des überhöhten Trinkens werden die Angehörigen angewiesen, darauf zu achten, daß der Alkoholiker sich regelmäßig gesund ernährt und möglichst viele nichtalkoholische Getränke zu sich nimmt. Außerdem soll der Angehörige beim Trinken des Betroffenen anwesend sein. Er soll ihm immer wieder mitteilen, wie sehr er ihn schätzt, wenn er nicht trinkt.
4. Der Angehörige wird über mit überhöhten Trinken inkompatible Verhaltensweisen aufgeklärt, die er vermehrt vorschlagen soll, z. B. Planen gemeinsamer Aktivitäten (z. B. Ausflug mit Kindern)

In diesem Rahmen können die Angehörigen auch aufgefordert werden, ihre Betroffenheit und Sorge über das Trinkverhalten ihres Partners, Elternteils o. ä. schriftlich zu formulieren. Der Angehörige soll versuchen, seine Nähe zum Betroffenen auszudrücken und konkret zu schildern, wie der überhöhte Alkoholkonsum zu einer Zerstörung der Beziehung führt und gleichzeitig konkrete Veränderungswünsche äußern. Dabei sollten Abwertungen und Vorwürfe vermieden werden. In einer Angehörigengruppe können die Briefe geprüft werden, welche Ausführungen am hilfreichsten und bedeutsamsten erscheinen. Abschließend wird der Alkoholmißbraucher in einem persönlichen Gespräch mit diesen Aussagen konfrontiert.

5. Bei unverändertem Trinkverhalten soll im nächsten Schritt der Angehörige jegliche Zuwendung und Unterstützung einstellen, wenn der Alkoholkranke überhöht Alkohol konsumiert.
6. Falls immer noch keine Verbesserung der Trinksymptomatik stattfindet, wird der Angehörige aufgefordert, das Verhalten des Betroffenen völlig zu ignorieren und nur noch bei einer unmittelbaren Gefahr für das Leben des Angehörigen einzugreifen. Es findet keine weitere Unterstützung mehr statt.
7. Angehörige von Alkoholikern sollen in den alkoholfreien Intervallen positive Rückmeldung geben und gemeinsame Aktivitäten planen, die mit einem überhöhten Alkoholkonsum unvereinbar sind. Die Angehörigen sollen solche Aktivitäten einsetzen, um eine langfristige Änderung zu verstärken oder die Behandlungsmotivation zu fördern.
8. Darüber hinaus sollen die Angehörigen ermuntert werden, eigene Freizeitinteressen neu zu entdecken. Auch hier ist es wichtig, dem Angehörigen zu vermitteln, daß dieser sich Zeit für seine Interessen nehmen kann ohne dadurch für die Abhängigkeit mitverantwortlich zu sein oder den Alkoholkranken zu vernachlässigen.

> ! Der Arzt muß vorbereitet sein, innerhalb kürzester Zeit eine Aufnahme zur stationären Entzugsbehandlung organisieren zu können, wenn der Betroffene sich für eine Therapie entscheidet. Am besten Informationsblatt mit Adressen und Telefonnummern vorbereiten [→ hintere Innenseite des Buchumschlags]

Die Angehörigen sollten den Abhängigen zur Aufrechterhaltung der Abstinenz motivieren. Dies kann z. B. durch Verstärkung der ‚alkoholfreien' Aktivitäten erfolgen. Weiterhin soll ein Kontrakt zwischen Abhängigen und Angehörigen abgeschlossen werden, die Abstinenz oder ein reduziertes Trinken vorsieht.

4. *Behandlung von Folgeproblemen bei Abstinenz*

Der niedergelassene Arzt ist vielfach auch ein Ansprechpartner bei familiären oder partnerschaftsbezogenen Problemen. Bei abstinent lebenden Alkoholabhängigen werden in der ersten Phase der Trockenheit spezifische Probleme deutlich. So haben sich die Familienmitglieder „irgendwie" mit der Abhängigkeit arrangiert. Konflikte können dadurch entstehen, daß der Abstinente sich im familiären System um neue Verantwortungsbereiche bemüht und für Angelegenheiten engagiert, die ihn während der Trinkzeiten nicht interessiert haben. Oft möchte er auch Vernachlässigtes nachholen, indem er ständig gemeinsame Aktivitäten einfordert. In Deutschland gibt es noch zu wenig gezielte therapeutische Aktivitäten für Familien mit abhängigen Mitgliedern. Der Hausarzt kann Kontakte zu Erziehungs- und Familienberatungsstellen oder Familientherapeuten herstellen.

Frauen und Männer mit Alkoholproblemen beschreiben trotz oder gerade bei Aufrechterhaltung von Abstinenz psychosexuelle Funktionsstörungen, wie z. B. chronische Inappetenz, Erregungs- oder Orgasmusstörungen (*Gavalaer et al., 1995*). In den meisten Fällen ist eine Spontanremission nicht zu erwarten. Der Arzt kann entsprechende Selbsthilfemanuale empfehlen oder die Vorstellung in einer Sexualberatungsstelle vorbereiten.

5. *Rückfallbewältigung*

Professionelle Behandler werden regelmäßig mit dem Wiedertrinken ihrer Patienten konfrontiert. Sie beschreiben oft ihre Bemühungen um Alkoholabhängige als extrem frustierend (*Körkel et al., 1989*), da sie permanent nur mit den Mißerfolgen in Form von Wiederaufnahmen konfrontiert werden. Eine Vielzahl belastender affektiver Reaktionen, wie Besorgnis, Mitgefühl, Trauer, aber auch Wut, Selbstzweifel und Schuldgefühle treten auf und zwar vor allem dann, wenn sich der Behandler für das Wiedertrinken mitverantwortlich fühlt oder er unerwartet mit einem erneutem Konsum konfrontiert wird. Auch ambulante Behandler resignieren oft angesichts der vielen Rückfälle. Der niedergelassene Arzt kann gemeinsam mit den Angehörigen, Teil eines Interventions-Netzwerkes sein, das in Rückfallkrisen aktiv wird. Es sind mit allen Beteiligten klare Absprachen zu treffen, wie eine konstruktive Bewältigung des Rückfalls organisiert werden kann, um so die Entwicklung eines erneuten chronischen Alkoholkonsums zu verhindern [→ Kap. 8.3].

Weiterführende Literatur für Angehörige mit Tips zur Selbsthilfe: *Burr, 1985; Schaef, 1988*

MERKSÄTZE

- **Viele Angehörige von Alkoholabhängigen scheuen sich, über ihre psychischen und körperlichen Verletzungen, insbesondere durch die Gewalttätigkeit der Alkoholiker zu sprechen.**
  → Bei Verdacht auf eine solche Schädigung sollte der Arzt das Problem selbst ansprechen und Hilfe anbieten.
- **Vorrangig ist die Sicherung bzw. Wiederherstellung der körperlichen und psychischen Unversehrtheit der Angehörigen.**
- **Informationen über Hilfsangebote für Krisenfälle und über Selbsthilfegruppen (z. B. ALANON) sind für Angehörige sehr wichtig und hilfreich.**
- **Dem Angehörigen sollte das Gefühl vermittelt werden, daß er nicht schuld an der Abhängigkeit ist, aber durchaus in der Lage ist, dem Abhängigen zu helfen.**
- **Mit Angehörigen Möglichkeiten zur Förderung der Therapiebereitschaft des Alkoholikers besprechen bzw. an geeignete Beratungsstellen verweisen.**
- **Auf eine schnelle Einweisung zum stationären Entzug vorbereitet sein.**

! Vorher selbst informieren über:
- Hilfsangebote (Beratungsstellen, z. B. bei Gesundheitsamt, kirchlichen Trägern etc., Frauenhäuser, Selbsthilfegruppen für Angehörige) und
- Kliniken, die einen stationären Entzug durchführen [→ Kap. 9.2]

6 Entzug

T. Wetterling

Wenn ein langjähriger Alkoholabusus plötzlich unterbrochen wird, so kommt es bei ungefähr 40% der Alkoholabhängigen zu Entzugssymptomen. Da häufig der Alkoholkonsum aus medizinischen Gründen (Aufnahme ins Krankenhaus, z. B. nach Verletzungen oder bei schwerwiegenden Erkrankungen) unterbrochen wird, treten Entzugssymptome oft während einer stationären Behandlung auf. In der BRD muß mit etwa 200 000 stationären Entzügen pro Jahr gerechnet werden.

Definition eines Alkoholentzugssyndroms (ICD-10: F10.3)

Tabelle 6.1. Diagnostische Kriterien für ein Alkoholentzugssyndrom (nach ICD-10, modifiziert)

A1. Nachweis des Absetzens oder Reduzierens des Alkohols, nach wiederholtem und meist langanhaltenden Alkoholkonsum in hoher Dosierung.
A2. Das Zustandsbild ist nicht durch eine vom Alkoholkonsum unabhängige körperliche Erkrankung bzw. Verletzung (z. B. Schädel-Hirn-Trauma) oder eine andere psychische oder Verhaltensstörung zu erklären.
B. Nachweis von mindestens drei der folgenden Symptome: – Tremor der vorgehaltenen Hände, der Zunge oder der Augenlider – Schwitzen – Übelkeit, Würgen und Erbrechen – Tachykardie oder Hypertonie – psychomotorische Unruhe – Kopfschmerzen – Schlafstörungen (Insomnie) – Krankheitsgefühl oder Schwäche – vorübergehende optische, taktile oder akustische Halluzinationen oder Illusionen – Krampfanfälle (Grand Mal)

Das Entzugssyndrom kann verschiedene Schweregrade erreichen. Nach der ICD-10 sind zu unterscheiden:

Entzugssyndrom
- ohne Komplikationen (F10.30)
- mit Krampfanfällen (F10.31)

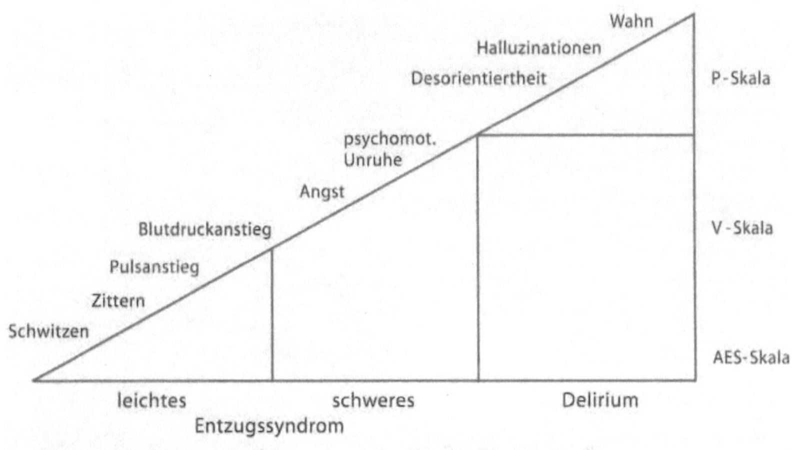

Abb. 4. Schematisierte Darstellung der Symptome eines Alkoholentzugssyndroms und die Möglichkeiten der Erfassung der Symptomatik mit Hilfe der AES-Skala

Entzugssyndrom mit Delir
- ohne Krampfanfälle (F10.40)
- mit Krampfanfällen (F10.41)

Im Entzug können eine Vielzahl körperlicher und psychischer Symptome auftreten. Daher hat sich in der angelsächsischen Literatur die Bezeichnung Entzugssyndrom eingebürgert (*z. B. Gross et al., 1973*). Im einfachen Fall bestehen die Entzugssymptome in einer vegetativen Überstimulation mit Schwitzen, Herzrasen, Blutdruckanstieg, Übelkeit und psychischen Symptomen wie Unruhe, Ängstlichkeit und Schlafstörungen [Abb. 4]. Patienten im Entzug erleiden gehäuft zerebrale Krampfanfälle (sehr unterschiedliche Angaben in der Literatur bis zu 35%, s. Übersicht bei *Soyka et al., 1989a*). Im komplizierten Fall, bei ~ 5% der Patienten mit einem langjährigen Alkoholabusus tritt ein Entzugsdelir mit Desorientiertheit, psychomotorischer Unruhe und meist angstvoll erlebten Halluzinationen auf. Die Prävalenz für Alkoholentzugsdelirien beträgt 35–50/100 000/Jahr (*v. Keyserlingk, 1978; Palsson, 1986*). Hochgerechnet ist in der BRD mit etwa 25 000–40 000 Alkoholentzugsdelirien pro Jahr zu rechnen.

6.1 Pathophysiologische Veränderungen im Alkoholentzug

Die einem Alkoholentzugssyndrom zu Grunde liegenden pathophysiologischen Veränderungen sind noch nicht zufriedenstellend geklärt. Eine wichtige Rolle spielen vor allem biochemische und neurophysiologische Veränderungen (*Wetterling, 1994a*).

Tabelle 6.2. Zuordnung von Entzugssymptomen zu Neurotransmitter-Störungen und daraus resultierender Behandlungsstrategien

Störung	wahrscheinliche Ursache	Behandlungsmöglichkeit
1. vegetative Störungen	Noradrenalin erhöht	
– Tachykardie oder Tachyarrhythmie		β-Blocker
– Hypertonus oder hypertensive Krisen		Clonidin
– Hyperpyrexie/erhöhte Schweißneigung		
– Übelkeit/Brechreiz		
– Tremor		
– Hyperreflexie		
– motorische Unruhe		
– Schlafstörungen	ev. Serotonin erniedrigt	
2. Zerebrale Krampfanfälle	GABA erniedrigt	
		Benzodiazepine Phenytoine, Carbamazepin Clomethiazol
	Hypomagnesiämie	Mg2+-Salze
3. Psychotische Symptome	Dopamin erhöht	
– Wahn		Butyrophenone
– optische, akustische und taktile Halluzinationen		
– illusionäre Verkennungen		
4. Kognitive Störungen	Acetylcholin erniedrigt	
– Suggestibilität/Verkennungen		
– Desorientiertheit		
– Bewußtseinstrübung		

Biochemische Veränderungen

Alkohol hat vielfältige Effekte auf das zentrale Nervensystem, insbesondere auf die Neurotransmittersysteme. Die Neurotransmitter-Veränderungen sind abhängig von Dauer des Alkoholkonsums. Bei chronischem Alkoholkonsum versucht der Organismus die schädigenden Auswirkungen soweit als möglich zu kompensieren (z. B. durch Verringerung der Rezeptordichte). Unterbleibt nun plötzlich die Alkoholzufuhr, so gerät dieses neue labile Gleichgewicht ins Wanken und es kommt zu einem Entzugssyndrom mit Störung z. B. der Ausschüttung verschiedener Neurotransmitter [s. Tab. 6.2 (*Rommelspacher et al., 1991, 1994; Wetterling, 1994a*)].

Beim einfachen Entzug steht eine erhöhte **Noradrenalin**-Sekretion im Vordergrund, die schon zu Beginn des Entzuges zu einer Reihe von Symptomen wie Angst, Unruhe, Dysphorie und starken vegetativen Symptomen (Schwitzen, Herzrasen, etc.) führt. Diese sind als Zeichen eines erhöhten Arousals zu werten. Im komplizierten Alkoholentzug kommt es noch zu Veränderungen weiterer Neurotransmittersysteme, meist im Sinne eines Rebound-Phänomens, d. h. einer überschießenden Gegenregulation (rebound) nach Wegfall der meist supprimierenden Wirkung des Alkohols.

Alkohol hat im zentralen Nervensystem (ZNS) u. a. **GABA**-ähnliche Wirkungen. GABA (γ-Aminobuttersäure) ist in der wichtigste hemmende Neurotransmitter im ZNS. Bei chronischen Alkoholkonsum wird durch die GABAerge Wirkung wahrscheinlich das körpereigene GABA-System herunterreguliert. Im Entzug kommt es zu einem Wegfall der supprimierenden Wirkung des Alkohol und damit zu einer verringerten Hemmung des Erregungsniveaus im ZNS. Dies kann zu Krampfanfällen führen. Krampfanfälle treten in etwa 5–15% aller Alkoholentzüge auf (*Soyka et al., 1989a*)

Weiter gibt es Hinweise dafür, daß das dopaminerge System im Entzug vermindert empfindlich (subsensitiv) ist bzw. die **Dopamin**-Konzentration erniedrigt ist (*Banger et al., 1995; Podschus et al., 1995*).

Eine **noradrenerge-cholinerge Dysbalance** gilt als wesentliche dem Delir zu Grunde liegende biochemische Störung (*Ackenheil et al., 1978*). Chronischer Alkoholkonsum führt einer Schädigung cholinerger Neurone (*Arendt et al., 1988*). Noradrenalin-Abbauprodukte sind im Serum, Liquor und Urin von Patienten mit einem Alkoholentzugsdelir erhöht (*Borg et al., 1983; Hawley et al., 1981*).

Eine sehr wichtige Rolle bei der Pathogenese eines schweren Alkoholentzugssyndroms, insbesondere des Alkoholentzugsdelirs kommt Elektrolytstörungen zu. Patienten mit niedrigen Chlor-, Kalium- und Natriumwerten haben ein besonders hohes Risiko, ein Delir zu entwickeln (*Wetterling et al., 1994a*) Ursache ist beim Alkoholentzugsdelir wahrscheinlich eine vermehrte Ausschüttung von Vasopressin (*Trabert et al., 1992*). Denn Äthanol supprimiert bei akutem und auch chronischen Genuß Vasopressin und im Entzug kommt es dann wahrscheinlich zu einer überschießenden Gegenreaktion (rebound). Auch neurophysiologischen Phänomenen kommt eine pathogenetisch bedeutende Rolle bei der Entstehung eines Alkoholentzugssyndroms zu: (s. Übersicht *Wetterling, 1994a*)

1. *Kindling-Phänomen*
   Durch viele kleine Entzüge (ohne ausgeprägte Symptomatik, z. B. Abfall des Alkoholspiegels während des Schlafs) könnte es zu einer Reizschwellenerniedrigung kommen, vergleichbar dem aus der Neurophysiologie bekannten Kindling-Phänomen. Bei häufiger unterschwelliger Reizung reichen nach einiger Zeit schon kleinere als normalerweise notwendige Reize aus, um einen Effekt (Entzugssymptome) hervorzurufen. Dieser Mechanismus ist wahrscheinlich auf die Auslösung eines Entzugsdelirs übertragbar.

2. *REM-Rebound*
   Im REM (Rapid-eye-movement)-Schlaf kommt es vermehrt zu Träumen. Alkohol unterdrückt bei chronischem Konsum den REM-Schlaf. Außerdem sind die REM-Schlafphasen fragmentiert. Nach Absetzen des Alkohols kommt zum REM-rebound, d. h. im Entzug treten vermehrt REM-Phasen auf. Außerdem sind im EEG pathologische REM-Schlafmuster nachweisbar, die kurzzeitig bis zu 100% des EEG-Musters ausmachen können – also einer Art Traumschlaf. Dies könnte sich klinisch als Delir äußern.

3. *Vermindertes bzw. vermehrtes Arousal*
Die EEG-Veränderungen können sich im Verlauf des Delirs ändern, daher werden serielle Ableitungen zur Verlaufsbeobachtung empfohlen. EEG-Untersuchungen bei Deliranten zeigen häufig eine deutliche Abnahme des Grundrhythmus und das vermehrte Auftreten langsamer theta- und auch delta-Wellen. Dies könnte einem hypoaktiven Delir entsprechen.

Angesichts der Vielzahl der Entzugssymptome und der Häufigkeit von Entzugssyndromen ergeben sich folgende Fragen:

1. Unter welchen Bedingungen können Alkoholiker ambulant entzogen werden?
2. Welche Alkoholiker müssen stationär entzogen werden?
3. Welche Alkoholiker benötigen Medikamente zur Therapie der Entzugssymptomatik?

6.2 Ambulante Alkoholentzugstherapie

Vor dem Hintergrund der hohen Krankenhauskosten sind in Skandinavien und den angelsächsischen Ländern Versuche unternommen worden, ambulante Entzugsprogramme für Alkoholiker zu entwickeln (*z. B. Björkqvist et al., 1975; Collins et al., 1990*)). Voraussetzung für eine sachgerechte Entscheidung, welche Patienten ambulant entzogen werden können, ist eine genaue Risikoabschätzung.

Risikoabschätzung

Zur Abschätzung eines schweren Alkoholentzugssyndroms ist besonders nach Prädiktoren für die zu erwartende Schwere der Entzugssymptomatik zu suchen. Bisher gibt es nur wenige Arbeiten zur Frage, ob es Risikofaktoren für einen schweren Entzug, insbesondere für ein Delir, gibt. Die Höhe des CDT-Wertes sagt nur wenig über die Schwere des zu erwartenden Entzuges aus (*Kanitz et al., 1995*). Eine Abschätzung ist, wie einige Studien (*Wetterling et al., 1994, 1995a*) zeigen, anhand von anderen Laborparametern und anamnestischen Daten möglich. Die wichtigsten Kriterien sind in der Lübecker Alkoholentzugs-Risiko-Skala (LARS) zusammengefaßt [Tab. 6.3] (*Wetterling, 1994b*).

Tabelle 6.3. Risikoabschätzung für einen komplizierten Alkoholentzug (Lübecker Alkoholentzugs-Risiko-Skala (LARS))

Anamnese:		
1. Anzahl der stationären Entgiftungsbehandlungen (mit medikamentöser Behandlung) in der Vorgeschichte	(Anzahl)	
2. Anzahl der ambulanten Entgiftungsbehandlungen (mit medikamentöser Behandlung) in der Vorgeschichte	(Anzahl)	
3. Entzugsdelir(e) in der Vorgeschichte	(Anzahl)	
4. Krampfanfälle im Entzug in der Vorgeschichte	(Anzahl)	
5. gleichzeitiger Medikamentenmißbrauch: - Benzodiazepine - Barbiturate - Clomethiazol (Distraneurin)	ja = 1 nein = 0	
6. regelmäßiger Alkoholkonsum in letzten 4 Wo.	ja = 1 nein = 0	
7. Spiegeltrinker, v. a. in letzten 4 Wochen	ja = 1 nein = 0	
8. häufige Schlafstörungen in letzter Woche	ja = 1 nein = 0	
9. häufige Alpträume in der letzten Woche	ja = 1 nein = 0	
10. unregelmäßige Ernährung in letzter Woche *(vorwiegend alkoholisches Getränk, kaum feste Nahrung)*	ja = 1 nein = 0	
11. mehrfaches Erbrechen in letzter Woche	ja = 1 nein = 0	
Untersuchungsbefunde:		
Alkoholspiegel *(bei Aufnahme)*		
für alle weiteren Fragen	ja = 1 nein = 0	
12. *trotz Alkoholkonsum (bei > 1 Promille)* - Zittern - erhöhte Schweißneigung - Pulsfrequenz > 100		
13. - Krampfanfall *(unmittelbar vor Aufnahme bzw. bei Untersuchung)* - Polyneuropathie - Ataxie	(Anzahl)	
14. Elektrolytstörungen: - Natrium (< 136 mmol/l) - Kalium (< 3,6 mmol/l) - Kalzium (< 2,2 mmol/l) - Chlorid (< 96 mmol/l)		
SUMME:		

Erste Erfahrungen haben gezeigt, daß bei Werten über 5 ein erhöhtes Risiko für ein schweres Entzugssyndrom besteht.

Weitere Voraussetzungen für einen ambulanten Entzug

- es liegen keine schwerwiegenden körperlichen Erkrankungen vor (z. B. Leberzirrhose, erosive Gastritis, Pankreatitis, Pneumonie etc. oder ein schlechter, reduzierter Allgemeinzustand)
- es liegen keine Verletzungen an Kopf oder Extremitäten vor
- es liegt keine psychiatrische Erkrankung vor (insbesondere keine Psychose bekannt)
- keine Krampfanfälle bekannt
- Patient ist bekannt und kommt zuverlässig in ambulante Behandlung
- Patient ist sozial ausreichend integriert und hat einen festen Wohnsitz
- Entzug ist geplant

Durchführung des ambulanten Entzugs

Der Patient sollte zunächst aufgefordert werden, langsam (über 2–3 Wochen) seine Alkoholmenge unter engmaschiger ärztlicher Aufsicht zu verringern. Eine Medikation ist bei einem Absetzversuch nicht indiziert. Ein ambulanter Alkoholentzug sollte nur durchgeführt werden, wenn es dem Patienten nicht (unter ärztlicher Anleitung und Kontrolle) gelingt, sich ‚runterzutrinken', denn ein abrupter Entzug bürgt eine wesentlich größere Gefahr, daß eine schwerwiegende Entzugssymptomatik auftritt.

Bei einem abruptem Entzug ist häufig eine Medikation erforderlich. Empfehlenswert ist in diesen Fällen eine Gabe von

- Carbamazepin (z. B. 3 × 300 mg Timonil ret®).

Zur Überwachung kann die AES-Skala [Tab. 6.4] herangezogen werden, denn auch bei täglichen AES-Ratings kann das Risiko eines komplizierten Entzugs gut abgeschätzt werden (*Wetterling et al., 1995a*).

Ein ambulanter Entzug unter engmaschiger ärztlicher Kontrolle wird von einer Reihe von Patienten aus den verschiedensten Gründen gewünscht, z. B. weil sie nicht als Alkoholiker entlarvt und stigmatisiert werden möchten. Auch aus therapeutischen Gründen kann ein ambulanter Entzug bzw. ein Heruntertrinken unter psychologischen Gesichtspunkten sinnvoll sein, denn der Patient sieht, daß er mit Hilfe, aber ohne eine stationäre Behandlung und ggf. auch ohne ein Medikament einen Entzug durchstehen kann. Dies stärkt das Selbstvertrauen, das bei Alkoholikern häufig nicht oder nur vordergründig ausgeprägt ist und fördert Zuversicht in die eigene Kompetenz, abstinent zu bleiben.

Welche Alkoholiker sollten nicht ambulant entzogen werden?

Besonders gefährdet, ein schweres Alkoholentzugssyndrom zu erleiden, sind Patienten mit schweren internistischen oder chirurgischen Erkrankungen und Unfallopfer

(*Foy et al., 1988*). In den genannten Fällen sollte ein Alkoholentzug stationär erfolgen, ebenso bei Alkoholikern mit Delirien und/oder Krampfanfällen sowie einem Medikamenten-/Drogenmißbrauch in der Vorgeschichte. Auch wenn Alkoholiker im LARS einen Wert > 5 ausweisen, sollte ein stationärer Entzug durchgeführt werden.

6.3 Stationäre Alkoholentzugstherapie

Bisher gibt es wenige Untersuchungen zu der Frage, welche Alkoholiker eine schwere Entzugssymptomatik entwickeln (*Foy et al., 1988; Wetterling et al., 1994, 1995a*).

Alkoholiker, die nach den bisherigen Erfahrungen stationär entzogen werden sollten:

- mit frischen Verletzungen, insbesondere mit Kopfverletzungen oder Knochenbrüchen
- mit Pneumonie, Tuberkulose
- mit schweren internistischen Erkrankungen
- in reduziertem Allgemeinzustand, insbesondere mit Elektrolytstörungen
- Polytoxikomane (Mehrfach-Abhängige, auch bei gleichzeitigen Medikamentenmißbrauch)
- bei psychiatrischen Begleiterkrankungen
- bei Krampfanfällen in der Vorgeschichte oder zu Beginn des Entzugs
- bei schweren Entzügen, insbesondere Delirien in der Vorgeschichte

Zur stationären Behandlung der Alkoholentzugssymptomatik ist eine Vielzahl von Medikamenten vorgeschlagen worden (*Busch et al., 1988; Litten et al., 1991*). Zu den in der BRD gebräuchlichsten zählen: Clomethiazol (Distraneurin®) und Haloperidol (z. B. Haldol®) (*Schied et al., 1986*). In den USA gilt dagegen Diazepam (Valium®) als Mittel der Wahl bei einem schweren Alkoholentzugssyndrom (*Naranjo et al., 1986*). Bisher gibt es nur wenige Vergleichsstudien oder Placebokontrollierte Studien. Auch liegen nur wenige kontrollierte Studien über die Wirksamkeit von Medikamenten bei einem Alkoholentzugssyndrom vor (*Anton et al., 1995a*). Danach ergeben sich keine sicheren Vorteile für eine bestimmte Entzugsmedikation. Die Wahl der Entzugsmedikation hängt daher weitgehend von der mit bestimmten Medikamenten gewonnenen Erfahrungen sowie spezifischen Anforderungen bzw. Kenntnissen oder Voraussetzungen (z. B. Ort (internistische/chirurgische Wachstation vs. psychiatrische Aufnahmestation) ab. So werden auf psychiatrischen Stationen meist keine durch schwere körperliche Erkrankungen komplizierten Entzüge durchgeführt, während auf internistischen/chirurgischen Stationen ein Patient schon durch seine erhebliche Unruhe auffallen kann.

Eine wichtige Voraussetzung zur Entwicklung weitgehend operationalisierter Therapiekonzepte für verschiedene Ausprägung des Entzugssyndroms sind Kriterien, mit denen die Schwere der Entzugssymptomatik im Verlauf eines Alkoholentzuges abgebildet werden kann. Hierzu sind eine Reihe von Skalen entwickelt worden. Aus der international gebräuchlichsten CIWA-A-Skala (*Shaw et al., 1991*), die den Nachteil hat, daß eine Reihe von Items nicht ausreichend operationalisiert sind, wurde die ‚Alkohol-Entzugssyndrom-Skala' (AES-Skala) mit zwei kurzen Unterskalen (für vegetative bzw. psychische Symptome) entwickelt (s. u.) (*Wetterling et al., 1995a*). Da jedes Item definiert ist, kann nach Einweisung auch medizinisches Hilfspersonal diese Skala ausfüllen (je nach Schweregrad der Symptomatik ein- bis vierstündlich).

Erfahrungen an über 500 Patienten zeigen, daß eine weitgehend standardisierte Alkoholentzugsbehandlung anhand der AES-Skala möglich ist (*Wetterling et al., 1993, 1995a*). Insbesondere ist bei frühzeitigem Einsatz der AES-Skala der Verlauf des Entzugssyndroms gut abschätzbar, vor allem anhand des psychischen Subscore der AES. Nur bei einem geringen Anteil unserer Patienten (< 5%) war es notwendig, die ursprünglich anhand des AES-Wertes gewählte Medikation zu ändern. Über die Hälfte der Patienten benötigte keine Entzugsmedikation (AES-Score < 6). Dies ist in Hinblick auf die potentielle Suchtgefährdung durch die Entzugsmedikation, insbesondere von Clomethiazol (Distraneurin®) von Wichtigkeit. Überdies ist es bei diesem Vorgehen möglich, bei etwa der Hälfte der Patienten im Alkoholentzug auf eine Medikation zu verzichten. Dies ist unter anderem auch aus psychologischen Gründen ein wichtiger Aspekt, denn der Patient sieht, daß er mit Hilfe, aber ohne eine neue Droge (Medikament) einen Entzug durchstehen kann und so an Selbstvertrauen gewinnen kann.

Patienten mit schweren körperlichen Begleiterkrankungen, insbesondere mit pulmonalen Erkrankungen oder Verletzungen benötigen meist eine andere Medikation (s. Alternativen in Behandlungsschema nach *Wetterling, 1995b, 1996a*). Auch Patienten mit einem gleichzeitigen Medikamenten- und/oder Drogenmißbrauch erfordern spezifische therapeutische Strategien (s. u.).

> ! **Eine medikamentöse Behandlung der Alkoholentzugssymptomatik sollte wegen vielen Wechselwirkungen zwischen Medikamenten und Alkohol erst erfolgen, wenn die Blutalkoholkonzentration unter 1 Promille beträgt.**

Durchführung (*Wetterling, 1995b, 1996a*)

1. Überprüfung der Vitalfunktionen und ggf. Stabilisierung bzw. bei Delir Weiterleitung auf eine Überwachungsstation

2. Feststellung der Schwere der Alkoholentzugssymptomatik anhand der AES-Skala.

3. Blutabnahme für Laborparameter (Alkoholspiegel) und EKG

4. Ausschluß bzw. Nachweis von komplizierenden körperlichen Erkrankungen, insbesondere intrakranielle Blutungen, Pankreatitis, gastrointestinale Blutung, Elektrolytstörung, Pneumonie oder Thoraxtrauma. Bei Delir Abgrenzung von anderen Erkrankungen, die zum Delir führen können (s. (*Wetterling, 1994a*)).

5. Behandlung anhand des AES-Skalenwertes: (bei unter 1,0 Promille) bei einem Summenwert < 6 und einem Wert für psychische Symptome < 6 kann
   - in der Regel auf die Gabe von Medikamenten verzichtet werden.
   - bei einem Summenwert < 10 und einem Wert für psychische Symptome < 6: Carbamazepin (z. B. Timonil ret®) 2–3 × 300 mg/24std

     Alternative: Propanolol (z. B. Dociton®) initial 20 mg oral bis 240 mg/24std; Clonidin (Paracefan®) init. 75 mg oral bis 600 mg/24std
     Cave: Blutdrucksenkung, Bradykardie.

   - bei einem Summenwert ≥ 10 *oder* einem Wert für psychische Symptome ≥ 6: Clomethiazol (Distraneurin®) bis zu 2 Kps bzw. 10 ml Mixtur/2 Std gegeben werden (Tageshöchstdosis 20 Kps bzw. 200 ml Mixtur)
     Cave: Verschleimung, Ateminsuffizienz, gute Überwachung gewährleisten (Monitor), zu starke Sedierung, Pat. muß leicht erweckbar bleiben.

     Alternative bei pulmonalen Komplikationen bzw. Vorerkrankungen: Diazepam (z. B. Valium®) max. 10 mg/2stdl (oral oder i. v.) oder Clonidin (s. o.) + Haloperidol (z. B. Haldol®) max. 5 mg/4stdl. (γ-Hydroxybuttersäure (Somsanit®) initial 25 mg/kg Gewicht, dann 10 mg/h/kg über i. v. Perfusor

     Cave: Zu starke Sedierung (Diazepam); Blutdrucksenkung und Bradykardie (Clonidin); Krampfanfälle, Hypernatriämie (γ-Hydroxybuttersäure); Clonidin i. v., Diazepam i. v. und γ-Hydroxybuttersäure i. v. nur bei Monitoring und Intensivüberwachung.

6. Weitere Maßnahmen, v. a. bei schwerem Entzugssyndrom ($S \geq 10$):
   - Elektrolytstörungen langsam ausgleichen
   - bei Delir i. v. Zugang legen, 100 mg Thiamin langsam i. v. und dann 500 ml 5,25% Glucose i. v. infundieren (zur Vermeidung einer Wernicke-Enzephalopathie)

Die AES-Überwachungskurve sollte solange geführt werden, bis der Pat. einen Tag lang einen Summenwert AES- S < 5 aufweist. Die Medikamente sind dann über einen Zeitraum von 3–5 Tagen stufenweise abzusetzen (‚ausschleichen').

Alkoholintoxikation

Auch schwere Alkoholintoxikationen, ab etwa 3,5 Promille [→ Kap. 2.1] sollten stationär behandelt werden:
- Alkoholisierungsgrad quantitativ im Blut bestimmen
- Überwachung der Herz-/Kreislauffunktion sowie der Atmung
- auf Aspirations- und Verletzungsgefahr achten (→ geeignete Lagerung)
- bei Verdacht auf Suizidalität oder Polytoxikomanie genaue Abklärung, v. a. laborchemisch (Schnellteste auf Opiate, Cannabis, Benzodiazepine etc. im Urin sowie Serumelektrolyte, Blutgase und Blutzucker)
- bei unklarer Vorgeschichte, insbesondere bei komatösen Patienten ist zum Ausschluß einer (traumatischen) Hirnblutung ein CT zu empfehlen.

Die Behandlung richtet sich nach den Symptomen und nachgewiesenen Schädigungen: (s. *Kurowski, 1995*)
- Ausgleich der Stoffwechselstörung (Elektrolyte, Blutzucker, Säure-Basenhaushalt)
- bei zusätzlichen Vergiftungen (Magenspülung, ev. Apomorphin 5–10 mg i. m.)
- bei Benzodiazepin-Intoxikation (inital 2 ml Flumazenil (Anexate®), dann 1 mg/min)
- bei Schädelhirntrauma ev. neurochirurgische Operation.

Bei leichteren Alkoholintoxikationen (unter etwa 3,5 Promille) ist nach einer eingehenden Untersuchung keine spezifische Behandlung notwendig. Die Betreffenden können ihren ‚Rausch' ausschlafen. Dabei ist auf eine geeignete Lagerung zur Vermeidung von Verletzungen zu achten.

Entzug bei Polytoxikomanen (Mehrfach-Abhängigen)

Der Entzug bei Mehrfach-Abhängigen sollte nur stationär erfolgen, da Komplikationen recht häufig auftreten. Bisher existieren kaum Studien zur Entzugsbehandlung von Polytoxikomanen. Ein wesentlicher Grund hierfür ist, daß diese selten zu einem geregelten Entzug in die Klinik kommen. Meist sind körperliche Erkrankungen oder Verletzungen der Grund für eine Behandlung bzw. Krankenhausaufnahme (z. B. Spritzenabzess) oder der fehlender Nachschub an Drogen. Die Abbruchquote ist bei Entzugsbehandlungen von Polytoxikomanen sehr hoch. Die mediamentöse Entzugstherapie ist meist symptomatisch.

Spezifische Therapieansätze bestehen nur für Opiatentzüge. Clonidin als zentraler alpha2-Agonist hemmt präsynaptisch die noradrenergen Neurone im Locus coeruleus, die nach Wegfall der präsynaptischen Hemmung durch die Opiate überschießend Noradrenalin ausschütten (*Keup, 1983*). Zur Behandlung der häufig im Rahmen eines Opiatentzuges auftretenden depressiven Verstimmungen und zur allgemeinen Dosierung wird das antihistaminerg wirksame Doxepin (Aponal® oder Sinquan®) empfohlen (*Benkert et al., 1996*).

Therapieansätze für Entzug bei Alkoholabhängigkeit und gleichzeitgem Medikamenten-/Drogenmißbrauch (mit Alkoholabhängigkeit als im Vordergrund stehender Störung)

bei Alkoholabhängigkeit + Benzodiazepinmißbrauch:

- Verfahren wie bei reiner Alkoholabhängigkeit, aber wesentlich länger mit der AES überwachen und therapieren (je nach Halbwertszeit der eingenommenen Benzodiazepine bis zu 14 Tagen)
  Cave: Halbwertszeiten von aktiven Metaboliten, die sehr lang sein können, beachten! Entzugssymptomatik entwickelt sich oft verzögert erst nach einigen Tagen (relativer ‚Schutz' durch noch vorhandene Benzodiazepin- Wirkung)
- bei einem AES-Summenwert < 10 und einem Wert für psychische Symptome < 6: Carbamazepin (z. B. Timonil ret®) 2–3 × 300 mg/24std
- bei einem AES-Summenwert ≥ 10 *oder* einem Wert für psychische Symptome ≥ 6: Clomethiazol (Distraneurin®) bis zu 2 Kps bzw. 10 ml Mixtur/2 Std. gegeben werden (Tageshöchstdosis 20 Kps bzw. 200 ml Mixtur)
  Cave: Verschleimung, Ateminsuffizienz, gute Überwachung gewährleisten (Monitor), zu starke Sedierung, Pat. muß leicht erweckbar bleiben.

bei Alkoholabhängigkeit + Barbiturat-/Clomethiazolmißbrauch:

Diese Form der Mehrfachabhängigkeit ist äußerst schwierig zu therapieren, denn es besteht hohes Risiko, daß der Pat. von potentiell suchtgefährdenden Medikamenten zur Behandlung der Entzugssymptomatik abhängig wird. Daher ist ein strenges Regime bei Entzugsbehandlung durchzuhalten (Absetzen von Benzodiazepinen spätestens nach 14 Tagen).

Diazepam (z. B. Valium®) initial max. 10 mg/2stdl, dann 60 mg/Tag oder Clonidin (Paracefan®) initial 75 mg oral bis 600 mg/24std + Haloperidol (z. B. Haldol®) max. 5 mg/4stdl.

Cave: Suchtpotential von Diazepam

Bei Barbiturat-/Clomethiazolabhängigkeit wird ein sukzessiver Entzug über 10–14 Tage empfohlen (*Benkert et al., 1996*)

bei Alkoholabhängigkeit + Opiatmißbrauch:

bei einem AWS-Summenwert < 10 und einem Wert für psychische Symptome < 6: Carbamazepin (z. B. Timonil ret®) 2–3 × 300 mg/24std

Tabelle 6.4. Alkohol-Entzugssyndrom-Skala (AES-Skala)

A. Vegetative Symptomatik					
1. Pulsfrequenz	0 < 100	1 101–110	2 111–120	3 > 120	4 Herzrhythmus- störungen
2. diastolischer Blutdruck	0 < 95	1 95–100	2 100–105	3 > 105	
3. Temperatur	0 < 37,0	1 < 37,5	2 < 38,0	3 > 38,0	
4. Atemfrequenz	0 < 20	1 20–24	2 > 24		
5. Schwitzen	0 kein	1 leicht (feuchte Hände)	2 deutlich (Stirn + Gesicht)	3 massiv (profuses Schwitzen)	
6. Tremor	0 kein	1 leicht (Arm vorhalten + Finger spreizen)	2 deutlich (Finger + spreizen)	3 schwer (spontan)	
Teilscore Veg. Symptomatik					V =
B. Psychische Symptomatik					
1. Psychomotorische Unruhe	0 keine	1 Nesteln	2 Wälzen	3 will im Bett aufstehen	4 erregt
2. Kontakt	0 kann kurzem Gespräch folgen	1 leicht ablenkbar (Geräusche)	2 schweift andauernd ab	3 geordnetes Gespräch unmöglich	
3. Orientierung (Zeit, Ort, Person)	0 voll orientiert	1 eine Qualität gestört (z. B. Zeit)	2 zwei gestört	3 alle gestört	
4. Halluzinationen (optisch, akustisch, taktil)	0 keine	1 suggestibel (liest von leerem Blatt)	2 eine Qualität (z. B. optisch)	3 zwei Qualitäten (opt. + taktil)	
	4 alle Qualitäten	5 szenische Hall. („Film" – mehrere Halluzinationen hintereinander mit Handlungsablauf)			

Forts. Tabelle 6.4

5. Angst		
0 keine	1 leicht (auf Befragen)	2 stark (spontan angegeben)
Teilscore psychische Störungen P		
Gesamtscore S = P + V		

6.4 Craving im Entzug

Bei der Entzugsbehandlung fällt auf, daß ein erheblicher Anteil der behandelten Patienten die Therapie vorzeitig abbricht und sofort rückfällig wird. Auch beschreiben viele Alkoholiker, daß ihre Versuche, selbst zu entziehen, nicht durchhalten konnten. Als Grund wird neben den als unangenehm erlebten Entzugssymptomen ein überaus starker Wunsch nach Alkohol angegeben. In den angelsächsischen Ländern wird dieses sehr starke Verlangen nach Alkohol häufig als Craving bezeichnet. In der deutschen Umgangssprache gibt es hierfür mehrere Ausdrücke z. B. Saufdruck, Gier, Janker und Jieper. In der wissenschaftlichen Literatur hat sich zur Beschreibung dieses psychischen Phänomens, das nur durch die subjektiven Angaben des Betroffenen erfaßbar ist, der Begriff Craving durchgesetzt, obwohl bisher eine klare Definition fehlt (*s. Wetterling et al., 1996c*).

In den diagnostischen Leitlinien des ICD-10 (*Dilling et al., 1993*) wird als erstes wesentliches Kriterium der Abhängigkeit ein starker Wunsch oder eine Art Zwang, Alkohol zu konsumieren, aufgeführt. Diese Definition entspricht weitgehend dem umgangssprachlichen Gebrauch des Begriffs Craving, er wird jedoch nicht explizit erwähnt. Eine Schwierigkeit besteht darin, daß eine Einschätzung der Intensität des Alkoholverlangens vorgenommen wird, denn mit Craving wird nicht einfach der Wunsch, sondern das starke, fast übermächtige Verlangen bezeichnet. Der Wahrnehmung des Schweregrades ist aber interindividuell wie z. B. auch beim Schmerz sehr unterschiedlich. Daher ist eine Erfassung des Cravings schwierig (*Wetterling et al., 1996c, 1996f*).

Craving umfaßt vor allem Aspekte wie

- Vermissen von Alkohol
- Schwierigkeiten, erneut Alkohol zu trinken, widerstehen zu können
- einer gedanklichen Einengung auf Alkohol

Bei diesen Aspekten handelt es sich wahrscheinlich um notwendige Bedingungen für Craving, in denen auch die Intensität des Verlangens zum Ausdruck kommt. Craving ist aber nicht gleichzusetzen mit Kontrollverlust, der zum Weitertrinken führt. Mit Craving wird eine Kognition (subjektives Gefühl bzw. Einstellung) bezeichnet, wäh-

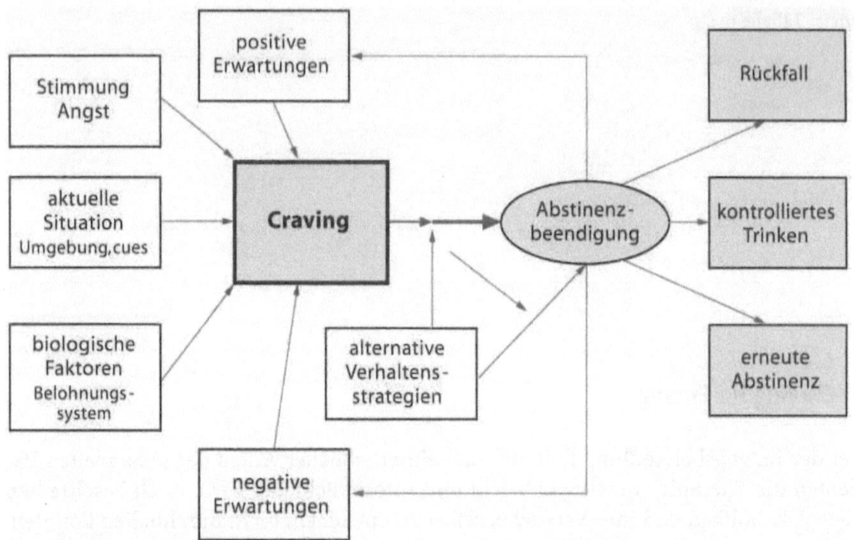

Abb. 5. Schema möglicher Einflußfaktoren und Folgenreaktionen von Craving (nach *Wetterling et al., 1996d*)

rend der Rückfall ein Verhalten ist. Falls der Alkoholiker über alternative Verhaltensstrategien verfügt, kommt es trotz ausgeprägten Cravings nicht zwangsläufig zum Wieder-/Weitertrinken. [Abb. 5].

Von dem Craving im frühen Entzug wird ein Craving nach längerer Abstinenz abgrenzt [→ Kap. 7.1] (*Wetterling et al., 1996c*)

Das Craving im Entzug ist abhängig von einer Reihe von Faktoren. Die wichtigsten sind (s. *Wetterling et al., 1996c*):

- Gewißheit, daß Alkohol den gewünschten Effekt hat = positive Erwartungen (v. a. Beseitigung der als quälend erlebten Entzugssymptome etc.)
- Auftreten von als sehr unangenehm erlebten psychischen Symptomen (wie Angst, Unruhe, Dysphorie, erhöhte Reizbarkeit etc.)
- Auftreten von ausgeprägten vegetativen Symptomen (Zittern, Schwitzen, Herzrasen, etc.)
- Momentanes Befinden (Gefühl der Hilflosigkeit, Depression, etc.)

Eine Rolle spielen auch äußere Reize, die mit Alkohol in Verbindung gebracht werden, und die Umgebung (z. B. alkoholkonsumierende Freunde).

Im frühen Entzug wird der Alkoholkonsum oft fortgesetzt, wie z. B. beim morgendlichen Trinken, um vegetative Entzugssymptome wie Händezittern etc. zu vermeiden. Das in diesem Rahmen angegebene Craving wird häufig durch ‚positive' Erwartungen gefördert, denn der Alkoholiker hat durch eigene Erfahrung gelernt, daß erneuter Alkoholkonsum die Entzugssymptome zuverlässig beseitigt. Ein im frühen Entzug, besonders unter ambulanten Bedingungen im ‚nassen' Milieu, häufig stattfindendes fortgesetztes Trinken läßt sich daher als eine konditionierte Vermeidungsreaktion beschreiben, bei dem die Entzugssymptomatik als aversiver Stimulus eine direkt strafende Funktion hat und die mit der Alkoholkonsum verbundene Beseitigung des unangenehmen Entzugszustandes eine negative Verstärkung des Suchtverhaltens darstellt. Eine positive Verstärkung im Sinne angenehmer Wirkungen durch die psychotrope Substanz muß nicht vorliegen. Sie wird von chronisch Abhängigen oft auch gar nicht erlebt.

Einige Untersuchungen (*Björkqvist et al., 1975; Bokström et al., 1992*) zeigen, daß einige psychische Symptome wie z. B. Traurigkeit, pessimistische Gedanken, innere Anspannung oder Unruhe und Angst, die in einem engen Zusammenhang mit Craving stehen, am ersten Tag des Alkoholentzuges besonders ausgeprägt sind. Innerhalb einer Woche nehmen diese Symptome signifikant ab. Vorzeitige Therapieabbrüche bei einer Entzugsbehandlung korrelieren mit dem von den Patienten angegebenen Ausprägungsgrades des Cravings (*Horwitz et al., 1989; O'Connor et al., 1991*). Sie treten signifikant gehäuft bei den Patienten auf, die ein starkes Craving angeben (*Horwitz et al., 1989*).

Zur Erklärung des Cravings im Entzug werden neben den verhaltenstheoretischen Aspekten auch biochemische Veränderungen diskutiert (*s. Wetterling et al., 1996c*). Bei chronischem Alkoholkonsum versucht der Organismus die schädigenden Auswirkungen soweit als möglich zu kompensieren. Unterbleibt nun plötzlich die Alkoholzufuhr, so gerät dieses neue labile Gleichgewicht ins Wanken und es kommt zu einem Entzugssyndrom mit Störung verschiedener Neurotransmittersysteme [s. Tab. 6.2]. Im Vordergrund steht eine erhöhte Noradrenalin-Ausschüttung (*Linnoila et al., 1987*), die schon zu Beginn des Entzuges zu einer Reihe von Symptomen wie Angst, Unruhe, Dysphorie und starken vegetativen Symptomen (Schwitzen, Herzrasen, etc.) führt. So bewirkt auch die Gabe von noradrenerg oder serotonerg wirksamen Substanzen bei entgifteten Alkoholiker eine Symptomatik (v. a. Nervösität), die Ähnlichkeit mit dem Craving aufweist (*Krystal et al., 1996*). Diese Symptome sind als Zeichen eines erhöhten Arousals (Anhebung des Erregungsniveaus im ZNS) zu werten. Durch diese als quälend erlebten Symptome entsteht oft der übermächtige Wunsch (Craving), wieder Alkohol zu konsumieren, um so die Entzugssymptome zu verringern bzw. zu vermeiden. Bei chronisch Abhängigen reicht oft auch schon ein relativer Entzug (z. B. Abfall des Alkoholspiegels über Nacht), um Entzugssymptome auszulösen (Kindling-Phänomen (*Ballenger et al., 1978*)) und damit ein Craving zu induzieren.

Es gibt einige Hinweise dafür, daß das dopaminerge System im Entzug vermindert empfindlich (subsensitiv) ist bzw. die Dopamin-Konzentration erniedrigt ist (*Banger et al., 1995; Podschus et al., 1995*). Der Schweregrad des Cravings steigt mit der verminderten Erregbarkeit des dopaminergen Systems (*Podschus et al., 1995*) und mit niedrigen Liquorwerten von MOPEG, dem Hauptabbauprodukt von Noradrenalin (*Borg et al., 1983*).

In der angelsächsischen Literatur werden meßbare vegetative Parameter wie Herzfrequenzanstieg, Hypersalivation, etc. als physiologische Zeichen für das Craving angesehen. Es ist aber umstritten, ob es sich hierbei nicht nur um eine Stressreaktion auf bestimmte als unangenehm empfundene mit der Sucht in Verbindung gebrachte Reize handelt (s. *Wetterling et al., 1996c*). In der Literatur wurden einige Instrumente bzw. Methoden vorgeschlagen, wie ‚Craving' gemessen werden kann Da die Methodik, besonders die Messung des Cravings zu unterschiedlichen Zeitpunkten und unter verschiedenen äußeren Bedingungen (Reizsituationen) außerordentlich schwierig ist, benutzen die meisten Autoren eine visuelle Analogskala oder skalierte Skalen zur Selbsteinschätzung des Cravings in einem bestimmten Zeitraum (s. *Veltrup, 1994; Wetterling et al., 1996f*).

Bisher ist aber unzureichend geklärt, inwieweit Craving mit der Rückfallhäufigkeit korreliert (s. Übersicht *Wetterling et al., 1996b*). In einer Katamnesestudie gingen Rückfalle bei etwa 75% der untersuchten Alkoholiker mit einem ausgeprägtes Verlangen nach Alkohol einher (*Veltrup, 1994*). Die wenigen vorhandenen Verlaufsuntersuchungen zeigen, daß:

ein ausgeprägtes Craving im Entzug einen Risikofaktor für einen frühen Rückfall darstellt (*O'Connor et al., 1991; Podschus et al., 1992; Veltrup et al., 1996b*).

Inwieweit medikamentös das Craving im Entzug unterdrückt werden kann, ist noch nicht hinreichend untersucht. Erste Hinweise sprechen dafür, daß β-Blocker, Carbamazepin und γ-Hydroxybuttersäure das Craving im Entzug vermindern können (*Gallimberti et al., 1992; Horwitz et al.,1989*).

MERKSÄTZE

- Das Risiko eines schweren Entzugssyndroms sollte immer, besonders bei ambulanten Patienten und präoperativ abgeschätzt werden.
  (z. B. anhand des LARS, Wert > 5 → komplizierter Entzug wahrscheinlich)
- Ambulante Entzüge sollten nur bei Patienten durchgeführt werden, bei denen eine regelmäßige ambulante Überwachung gewährleistet ist.
  (fester Wohnsitz, wenn möglich bekannte Bezugsperson)
- Patienten mit akuten körperlichen Erkrankungen (z. B. Pneumonie, Pankreatitis, etc.) oder Verletzungen sowie Patienten in schlechtem Allgemeinzustand sollten stationär entzogen werden.
- Patienten mit einer psychiatrischen Erkrankung, insbesondere mit einer Psychose sollten stationär entzogen werden.
- Patienten mit Krampfanfällen in der Vorgeschichte sollten stationär entzogen werden.
- In der Regel benötigen nur Patienten mit einer ausgeprägten Entzugssymptomatik (AES-Score > 5) Medikamente.
- Eine medikamentöse Behandlung der Alkoholentzugssymptomatik sollte wegen der vielen Wechselwirkungen zwischen Medikamenten und Alkohol erst erfolgen, wenn der Alkoholspiegel < 1 Promille ist.
- Eine ambulante Entzugsbehandlung mit Clomethiazol (Distraneurin®) ist angesichts des hohen Risikos von schwerwiegenden Nebenwirkungen und des hohen Suchtpotentientials kontraindiziert.
- Vorzeitige Abbrüche der Entzugsbehandlung sind besonders bei Patienten zu erwarten, die im Entzug ein starkes Craving angeben.
- Patienten, die ein starkes Craving im Entzug angeben, zeigen auch in der frühen Abstinenz ein besonders hohes Rückfallrisiko.
- Patienten im Entzug befinden sich in einer ‚besonderen' Situation, in der sie sich wenig abwehrend verhalten und daher für die Aufnahme eines therapeutischen Kontaktes sehr geeignet sind.

7 Aufrechterhaltung der Abstinenz

7.1 Bedeutung des Cravings für die Aufrechterhaltung der Abstinenz

T. Wetterling und C. Veltrup

Viele Alkoholabhängige geben an, daß Craving für sie das größte Hindernis bei der Aufrechterhaltung der Abstinenz sei. Bisher gibt es aber erst sehr wenige Untersuchungen zu der Frage, wie häufig und intensiv das Verlangen nach erneutem Alkoholkonsum in der Abstinenz ist (*Anton et al., 1996; Banger et al., 1995; Podschus et al., 1992, 1995; Scholz, 1985; Veltrup, 1994, 1995a; Veltrup et al., 1996b*).

Wie in Kap. 6.4 betont wurde, ist die begriffliche Fassung von ‚Craving' schwierig und uneinheitlich. Neben dem umgangssprachlichen Gebrauch gibt es eine Reihe verschiedener wissenschaftlicher Definitionen des Begriffes Craving, die mit verschiedenen konzeptuellen Vorstellungen verbunden sind (s. Übersicht *Bauer, 1994; Kozlowski et al., 1987; Wetterling et al., 1996c*)). Dabei stehen entweder psychologische oder physiologische Aspekte im Vordergrund. Nach dem Zeitpunkt des Auftretens kann zwischen zwei Formen des Cravings unterschieden werden:

- primäres (nach längerer Abstinenz), auch als symbolisches Craving bezeichnet
- sekundäres (im frühen Entzug), von angelsächsischen Autoren oft auch als physisches Craving bezeichnet [→ Kap. 6.4].

Psychologische Aspekte

Die psychologischen Auffassungen zum Craving nach längerer Abstinenz unterscheiden sich von denen des Cravings im Entzug [Kap. 6.4]. Ausgehend von verschiedenen psychologischen Modellvorstellungen zur Suchtgenese (s. *Ackermann, 1996*) [→ Kap. 3.4] kommt Craving eine unterschiedliche Bedeutung zu.

Bei dem *Konditionierungsmodell* wird davon ausgegangen, daß neutrale Reize, wenn sie mehrfach mit Alkoholtrinken einhergehen, schließlich schon, wenn sie allein auftreten, zu Reaktionen führen, die den Wirkungen beim Trinken von Alkohol ähneln. Bei Wiederauftreten der äußeren Reize (Stimuli) kann es dann zum starken Verlangen nach Alkohol kommen (i. S. einer Konditionierung) (s. *Drummond et al., 1990*). Mitunter wird auch die These vertreten, daß eine Entzugssymptomatik konditioniert wird und dann bei entsprechenden Reizen zu einer Art Craving führt (*Littleton, 1995*)

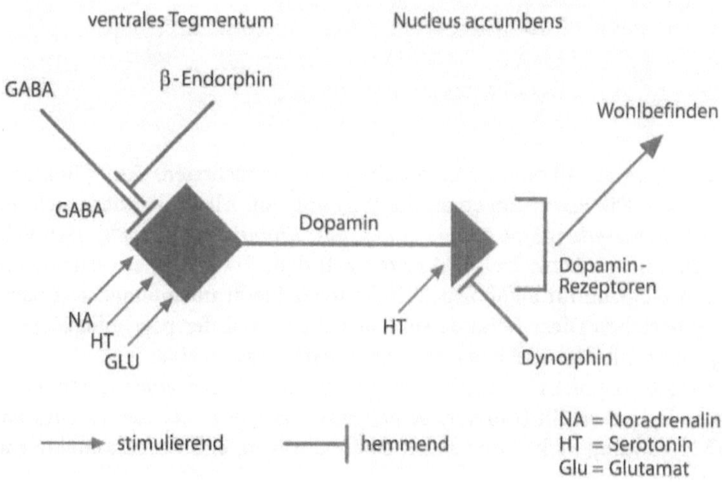

Abb. 6. Schematisierte Darstellung des zentralen Belohnungssystems

Craving weist nach den Untersuchungen von *Anton et al., 1995, 1996* und *Modell et al., 1992* zwanghafte Züge auf, so findet z. B. eine gedankliche Einengung auf den erneuten Konsum statt. Die Schwierigkeit des Widerstehens und ein stereotyper Handlungsablauf sind zwei charakteristische Aspekte des psychischen Zwangssyndroms. Nach den Untersuchungen von *Anton et al., 1996* und *Modell et al., 1992* hat das Trinkverhalten bei vielen Alkoholikern zwanghafte Züge (hastiges Trinken (compulsive drinking) ohne Genuß). In diesem Kontext wird auch häufig ein ‚Kontrollverlust' bei Alkoholikern gesehen. Hiermit wird ein Phänomen beschrieben, das von vielen Alkoholikern angegeben wird – nämlich nach dem ersten Schluck Alkohol nicht mehr aufhören zu können. Möglicherweise liegt bei diesen Personen ähnlich wie bei anderen Personen mit einer Impulskontrollstörung ein erniedrigter Serotoninspiegel im ZNS vor. Es liegen einige Hinweise für eine entsprechende Störung bei Alkoholikern vor (*Roy et al., 1989*). Auch scheinen Personen mit einem Serotonin-Mangel besonders frühzeitig eine Alkoholabhängigkeit zu entwickeln (*Fils-Aime et al., 1996*).

Craving kann auch nach sehr langer Abstinenz auftreten. Es gibt Hinweise aus physiologischen und psychologischen Studien für ein sogenanntes ‚Suchtgedächtnis' (*Böning, 1994*), das für das plötzliche Auftreten von Craving in spezifischen Situationen verantwortlich zu sein scheint. Als mögliche Ursache hierfür wird ein Neurotransmitter-Ungleichgewicht diskutiert (*Littleton, 1995*)

In dem Spannungsreduktionsmodell wird von einer Differenz zwischen einem unangenehmen und dem Normalzustand ausgegangen. Die subjekte Wahrnehmung dieses psychologischen Ungleichgewichts kann sich als Craving äußern, und auch als wichtiger Faktor in dem Rückfallprozeß gesehen werden. [→ Kap. 8].

Craving nach längerer Abstinenz ist abhängig von einer Reihe von Faktoren. Die wichtigsten sind (*Veltrup, 1994, 1995a*) [Abb. 6]:

- Positive Erwartungen an die Wirkung von Alkohol (Euphorie, Sedierung etc.)
- Negative Erwartungen an ein Wiedertrinken (z. B. soziale Negativfolgen)
- Momentanes Befinden (Depression, Gefühl der Hilflosigkeit, etc.)
- Umgebungsbedingung (z. B. alkoholkonsumierende Gruppe und spezifische äußere Reize, die mit Alkohol in Verbindung gebracht werden).

Die Erwartungen an Alkohol können anhand des Fragebogens EAT [Tab. 7.1] abgeschätzt werden. Die Erwartungen an die Wirkung von Alkohol ändern sich nur sehr langsam (*Brown et al., 1985; Connors et al., 1993; Fromme et al., 1986*). Deutliche Veränderungen sind erst etwa 12–18 Monate nach dem Entzug zu erwarten. Auch eine erhöhte ‚Anfälligkeit' für alkoholspezifische Reize bleibt noch einige Zeit nach einer Entgiftung bestehen Diese Befunde sprechen dafür, daß der psychologischer Veränderungsprozeß mit dem Ziel einer Abstinenz sehr langsam abläuft.

Die erwarteten positiven Alkoholwirkungen werden bei einer Abstinenzbeendigung überwiegend erfüllt (*Connors et al., 1988; Veltrup et al., 1995a*). Dies kann als positive Verstärkung wirken und somit dazu beitragen, daß der Alkoholkonsum beibehalten wird.

Tabelle 7.1. Erwartungen an Alkoholtrinken (EAT)

Wenn ich Alkohol trinke,	Nie	Selten	Häufig	Immer
1. fühle ich mich allgemein besser				
2. fühle ich mich in Gesellschaft anderer Menschen sicherer und kontaktfreudiger				
3. kann ich besser körperliche Beschwerden (Schmerzen) ertragen				
4. kann ich Streß besser aushalten				
5. fühle ich mich entspannter und ruhiger				
6. fühle ich mich leistungsfähiger				
7. fühle ich mich sexuell attraktiver und/oder bin sexuell aktiver				
8. wird meine Stimmung besser				
9. werde ich durchsetzungsfähiger				
10. habe ich überwiegend schlechte Gefühle (Angst, Selbstmitleid usw.) oder Gedanken an die negativen Folgen (z. B. Führerscheinverlust)				

(in Anlehnung an den AEQ (*Brown et al., 1980*))

Angesichts der hohen Komorbidität mit psychiatrischen Störungen bei Alkoholabhängigen [→ Kap. 2.5] stellt sich die Frage, ob und inwieweit diese einen Einfluß auf den Ausprägungsgrad des Cravings in der Abstinenz haben. Bisher gibt es kaum Untersuchungen zu dieser Frage. Craving scheint von Persönlichkeitsmerkmalen abhängig zu sein (*McCusker et al., 1991*), insbesondere von Introvertiertheit und ‚Neurotizismus' sowie auch von Ängstlichkeit.

Bisher gibt es kaum Untersuchungen zu der Frage, ob es Gruppen von Alkoholikern gibt, die besonders häufig ein Craving aufweisen. Wenn Alkoholiker nach bestimmten Eigenschaften typisiert werden, so zeigen vor allem die Alkoholiker, die Alkohol zur ‚Selbstbehandlung' ihrer Entzugssymptomatik (Typ I) bzw. ihrer Ängste (Typ II n. *Lesch, 1985*) verwenden, ein deutliches Craving (*Lesch et al., 1996*).

Physiologische Aspekte

Die biochemischen Erklärungsansätze zur Suchtentwicklung und zum Craving basieren auf dem Modell eines zentralnervösen Belohnungssystems (engl. reward system) (*Gardner, 1994; Wise, 1980*), das durch Wechselwirkungen mit Drogen oder Alkohol aktiviert werden kann. Ein solches Belohnungssystem ist in mesolimbischen Strukturen (vor allem dem ventralen Tegmentum und dem Nucleus accumbens [Abb. 6] lokalisiert (*Herz, 1995*). Im Belohnungssystem spielen die Neurotransmitter Dopamin und β-Endorphin eine wesentliche Rolle. Die Stimulierung des Belohnungssystems führt zu einem Zustand besonderen Wohlbefindens, im Extremfall zu einem euphorischen Zustand. Eine Aktivierung des Belohnungssystem kann neben Drogen und Alkohol auch durch physiologische Reize wie Nahrungsaufnahme, sexuelle Aktivität etc. erfolgen.

Alkohol hat vielfältige Wirkungen auf das zentrale Nervensystem, insbesondere auf die Neurotransmitter, die im Belohnungssystem eine wichtige Rolle spielen [Abb. 6]. Die Neurotransmitter-Veränderungen sind abhängig von Dauer und Art des Alkoholkonsums. Die Veränderungen im frühen Entzug unterscheiden sich von denen im späten Entzug und besonders von denen nach einer längeren Abstinenzphase (s. *Wetterling et al., 1996c*).

Die biochemischen Erklärungsmodelle für das Craving nach längerer Abstinenz basieren auf zwei verschiedenen Annahmen:

1a. Unterstimulation des Belohnungssystems (Defizittheorie)
1b. Bestimmte Neuronenverbände sind vermindert erregbar (Subsensitivitätstheorie). Die verminderte Erregbarkeit wird durch eine durch den Alkoholkonsum verursachte Schädigung der Neuronen oder in der Abstinenz persistierende alkoholinduzierte Stoffwechselveränderungen verursacht.
2. Bestimmte Neuronenverbände sind vermehrt erregbar. Durch eine Gegenregulation kommt es zu einer vermehrten Ausbildung von bestimmten Rezeptortypen

Die ersten beiden Hypothesen gehen davon aus, daß bei dem Abhängigen das Belohnungssystem ‚unternormal' aktiviert ist und exogen durch Alkohol erregt werden kann (in Richtung ‚Normalzustand'), d. h. das biologische Korrelat für das Craving ist die Differenz zwischen Normalzustand und subaktivem Zustand des Belohnungssystems (→ Spannungsreduktionsmodell). Neben einer primär (genetisch?) bedingten Störung könnte auch eine durch die chronische Alkoholzufuhr bedingte zentralnervöse Schädigung zu einer Untererregbarkeit (z. B. bestimmter dopaminerger Neuronenverbände) führen und somit ein Craving hervorrufen.

Die andere Hypothese geht davon aus, daß die chronische Alkoholzufuhr durch eine erhöhte Erregbarkeit verursacht wird. Dies könnte z. B. durch eine Veränderung der Rezeptorendichte für erregende Neurotransmitter wie Glutamat erfolgen. Alkohol würde in diesem Fall getrunken, um die Erregung (innere Unruhe etc.) zu dämpfen.

In biochemischen Untersuchungen fanden sich einige Hinweise für die Defizithypothese:

- Bestimmte Untergruppen von Alkoholikern (mit familiärer Häufung bzw. mit chronischer Dysphorie) weisen erniedrigte β-Endorphin-Spiegel auf (*Facchinetti et al., 1985; Genazzani et al., 1982; Gianoulakis et al., 1990*). Ob dieser Mangel Folge des Alkoholmißbrauch ist oder schon vorher bestanden hat, ist noch nicht hinreichend geklärt. Erniedrigte β-Endorphin-Spiegel könnten für den Alkoholmißbrauch zumindest dieser Untergruppen von Alkoholikern wesentlich mitverantwortlich sein. Nach ersten positiven Erfahrungen würden diese ihren Alkoholkonsum aufrechterhalten, um so eine Art ‚Normalzustand' des Belohnungssystems zu erreichen, in dem β-Endorphin eine wichtige regulatorische Funktion hat [Abb. 6].
- Bei abstinenten Alkoholikern konnte ein Serotoninmangel festgestellt werden (*Borg et al., 1985*). Ein Serotonin-Defizit wird aber mit einer Reihe von psychischen Störungen in Verbindung gebracht, u. a. Depression, aber auch den vielfältigen Störungen (Aggressivität, verminderte Impulskontrolle), wie sie bei einem bestimmten Typ (Cloninger II) von Alkoholikern typisch sein sollen (s. *Roy et al., 1989*).
- Bei niedrigen Liquorwerten des Hauptabbauprodukts von Noradrenalin MOPEG tritt ausgeprägtes Craving auf (*Liljeberg et al., 1987*).

Es wurden auch Hinweise für die Subsensitivitätsthypothese gefunden:

- Die hypothalamisch-hypophysäre Achse (z. B. ACTH-Sekretion) ist bei vielen Alkoholikern in der Abstinenz deutlich gestört. Diese Störungen im Sinne einer Subsensitivität können bis zu 9 Monate bestehen bleiben (*Adinoff et al., 1990; von Bardeleben et al., 1989*).

Weiter wurden Hinweise für eine vermehrte Ausprägung bzw. Empfindlichkeit von Rezeptoren bei chronischem Alkoholkonsum gefunden:

- Die GABA-Rezeptoren werden nach chronischen Alkoholkonsum in ihrer Empfindlichkeit herunterreguliert (*Ticku et al., 1980*). GABA ist der wichtigste hemmende Neurotransmitter im ZNS. GABA regelt den Chlorid-Einstrom in die Nervenzellen. Bei plötzlichem Absetzen des Alkoholkonsums kommt es dann durch die fehlende Inhibition durch Alkohol zu einem gegenregulatorischen Prozess mit vermehrter Erregbarkeit (= Entzug).

- Die glutamaterge Neurotransmission im ZNS wird durch Alkohol in vielfältiger Weise beeinflußt (*Tsai et al., 1995*). Die NMDA-Rezeptoren, die durch Glutamat, den wichtigsten erregenden Neurotransmitter im ZNS, aktiviert werden und die den Kalziumeinstrom in die Nervenzelle regulieren, werden bei chronischem Alkoholkonsum kompensatorisch vemehrt ausgebildet (*Guyla et al., 1991*). Nach Beendigung des Alkoholkonsums ist noch über einen längeren Zeitraum (bis zu mehreren Monaten) eine erhöhte Dichte von (wahrscheinlich leicht veränderten) NMDA-Rezeptoren nachweisbar (*Morgan et al., 1992*). Durch diese länger bestehende ‚Überangebot' an Rezeptoren kann es wiederum zu einer veränderten Erregbarkeit kommen, die sich als Craving äußern könnte.

Die wenigen vorhandenen Verlaufsuntersuchungen (*Anton et al., 1996; Veltrup, 1994, 1995a; Veltrup et al., 1996b*) zum Craving in der Abstinenz zeigen, daß

- ein ausgeprägtes Craving in der frühen Abstinenz ein Risikofaktor für einen frühen Rückfall darstellt
- nicht jedem Rückfall ein deutliches Craving vorausgeht
- Craving und auch Rückfälle besonders oft bei gedrückter Stimmungslage (Gefühl der Hilflosigkeit) oder Angst auftreten
- Craving nicht immer zu einem Rückfall führt
- die Schwere des Craving nicht mit der Dauer der Abhängigkeit korreliert
- die Ausprägung des Cravings intraindividuell im Zeitverlauf deutlichen Schwankungen unterliegt, also ein dynamischer Prozeß ist. (Maximum meist in den späten Abendstunden)

In einer Katamnesestudie gaben etwa 75% der rückfälligen Alkoholiker an, daß ein ausgeprägtes Craving dem Rückfall voranging (*Veltrup, 1994*). Eine andere Studie zeigte, daß die Alkoholiker, die nach einem Entzug in den ersten 12 Wochen wieder anfingen, Alkohol zu trinken, ein intensiveres Craving angaben als die, die abstinent blieben. Besonders ausgeprägt war das Craving bei denen, die wieder ein abhängiges Trinkmuster entwickelten (*Anton et al., 1996*).

Zu diskutieren ist auch die Möglichkeit eines protrahierten Entzugssyndroms, das ähnlich wie im akuten Entzug [→ Kap. 6.4] zu Craving führt. Neben biochemischen und neurophysiologischen Studien (*Adinoff et al., 1990; von Bardeleben et al., 1989; Gillin et al., 1990; Ziegler et al., 1992*) liegen auch klinische Hinweise aus Verlaufsstudien für ein protrahiertes Entzugssyndrom vor (*Alling et al., 1982; Scholz, 1985*). Dieses ist v. a. gekennzeichnet durch:

- Angst und dysphorische Stimmung
- innere Unruhe und Anspannung
- Schlafstörung
- Tremor
- Gastrointestinale Beschwerden

Diese Störungen sind Zeichen einer allgemeinen Übererregbarkeit und klingen in vielen Fällen erst nach Monaten ab.

7.2 Suchtverlagerung

K. Junghanns und T. Wetterling

Auf Stationen, in denen Entzugsbehandlungen bei Alkoholabhängigen durchgeführt werden, ist häufig zu beobachten, daß diese verstärkt andere Genußmittel konsumieren. Hierzu gehören vor allem Zigaretten, Kaffee und Süßigkeiten, vor allem Schokolade. Mitunter erfolgt dieser Konsum mit einem erheblichen Verlangen, so daß von einem Craving-Shift gesprochen werden kann. Wenn dieser Konsum längere Zeit aufrechterhalten wird, kann es sogar zu einer Suchtverlagerung kommen, d. h. es entsteht (mitunter auch iatrogen) eine Abhängigkeit von einem anderen psychotropen Stoff, z. B. Benzodiazepinen.

Craving-Shift

Das Phänomen Craving-Shift hat in der wissenschaftlichen Literatur bislang kaum Beachtung gefunden. In diesem Zusammenhang stellen sich vor allem folgende Fragen:

- Wie kann ein Craving-Shift erklärt werden?
- Welche Bedeutung hat Craving-Shift für die Behandlung?
- Wann und wie sollte ein Craving-Shift mit den Patienten besprochen werden?

Neurobiologische Erklärungsmöglichkeiten eines Craving-Shifts

Wie schon im Kapitel 7.1 ausgeführt wurde, stellt Craving ein wesentliches, wenn auch kein notwendiges Kriterium für eine Alkoholabhängigkeit dar. Als neurobiologisches Korrelat für Craving wird eine im Rahmen des Konsumes von Alkohol erfolgende wiederholte Anregung des Belohnungssystemes angenommen (*Wetterling et al., 1996c*), die zu einem ausgeprägten Wohlbefinden und zu einem starken Verlangen nach erneuter Herbeiführung dieses Zustandes durch denselben Auslöser (sog. Verstärkerwirkung) führt. Wenn nun die Wohlbefinden auslösende Substanz Alkohol nicht mehr zur Verfügung steht, so kommt es gehäuft zu einem dysphorischen Zustand. Entsprechende Beschwerden werden von vielen Alkoholabhängigen im und nach dem Entzug angegeben. Um diesen unangenehmen Zustand zu beenden oder zu lindern wird ein Suchprozeß ausgelöst, mit dem Ziel alternative Anregungen für das Belohnungssystem zu finden. Eine solche Alternative können Nikotin, Koffein und Süßigkeiten, insbesondere Schokolade darstellen, die auch auf das zentrale Belohnungssystem wirken. Auch Medikamente mit einem sedierenden Effekt werden häufig konsumiert, um diesen Spannungszustand zu lösen.

Einen Hinweis für die Beteiligung des Belohnungssystem an dem Craving-Shift findet sich durch die Beobachtungen des Verhaltens von Patienten, die Neuroleptika erhalten. Diese (z. B. Haloperidol) bewirken u. a. eine Blockierung im Dopaminsystem. Das Dopamin ist aber ein wesentlicher Neurotransmitter im Belohnungssystem. Unter Neuroleptika-Einnahme kommt es bei vielen der Patienten zu einem verstärkten Konsum von Tabak, Kaffee und Süßigkeiten. Dies kann einer der Gründe für eine unter Neuroleptika-Therapie mitunter zu beobachtenden erheblichen Gewichtszunahme sein (*Wetterling et al., 1996b*).

Psychologische Erklärungsmöglichkeiten

Viele Menschen haben die Erfahrung machen können, daß Nikotin, Süßigkeiten etc. zumindest im ersten Moment angenehme Wirkungen, z. B. auf die Stimmung haben und dass es ihnen daher schwer fällt, bewußt aufzuhören. So geben Raucher häufig an, daß der Suchtcharakter des Nikotins wesentlich aus dem rasch auftretenden Wohlbefinden resultiert, das der Genuß einer Zigarette auslöst. Kaffeetrinker schätzen die anregende, stimmungsverbessernde Wirkung des Koffeins, aber kennen in vielen Fällen auch das Phänomen, fortgesetzt Kaffee zu trinken, obwohl der Konsum nur noch die Nervosität steigert und das Genießen in den Hintergrund getreten ist.

Die beschriebenen Verhaltensweisen zeigen ein typisch menschliches Phänomen: die schnell und sich rasch intensivierenden Gefühle von Wohlbefinden leiten das Verhalten mehr als die Rücksicht auf mögliche Spätfolgen derselben Handlung, unabhängig davon, ob diese vorteilhaft oder nachteilig sind. Dieses Phänomen ist besonders bei Alkoholabhängigen und Drogensüchtigen anzutreffen. Bei Wegfall der schnellen Befriedigungsmöglichkeit durch Alkoholkonsum sind Alkoholabhängige häufig bestrebt zur Abwehr des unangenehmen (dysphorischen) Zustandes einen Ersatz zu suchen. Der einfachste Ersatz ist der Konsum von gesellschaftlich akzeptierten Genußmitteln, die ebenso leicht zu erreichen sind wie Alkohol. Nach einer Studie von *Olbrich, 1989* ist das Konsumverhalten von Genußmitteln (Kaffeetrinken und Rauchen) bei Frauen in der Zeit nach der Entgiftung unterschiedlich ausgeprägt. Nur bei einem Teil tritt ein zunehmender Kaffee- oder Nikotinkonsum auf. Es gibt aber auch einige, die ihren Konsum reduzieren.

Welche Bedeutung hat Craving-Shift für die Behandlung?

Bei den meisten Therapieangeboten für Alkoholabhängige wird der Craving-Shift nicht zum Thema gemacht. Allenfalls indirekt wird über Reglementierungen bei stationären Therapien, z. B. nur kurze Pausen zum Rauchen, begrenzter Ausgang und damit eingeschränkte Kaufmöglichkeiten- eine Begrenzung der genannten Genußmittel während der Therapiezeiten erreicht. Solche Beschränkungen sind in einem ambulanten Rahmen nicht praktikabel. Daher ist es empfehlenswert, die Patienten auf einen Konsum von Ausweichgenußmitteln und die entsprechenden möglichen Spätfolgen anzusprechen.

Bisher ist noch unzureichend geklärt, inwieweit der Umstieg auf alternativen oralen Konsum als Zeichen für eine besonders hohe fortbestehende Rückfallgefährdung gewertet werden kann. In der Studie von *Olbrich, 1989* wurden die Frauen, deren Zigarettenverbrauch während der Entwöhnungsbehandlung zunahm, häufiger rückfällig als die, deren Konsum abnahm. Auch der psychologische Umstand, daß der Umstieg auf Genußmittel mit verwandten (Früh-) Wirkungen das zu Grunde liegende Verhalten, Wohlbefinden über oralen Konsum und Genuß und nicht etwa über alternative Handlungen zu erlangen, eher weiter verfestigt, spricht für eine erhöhte Rückfallgefährdung bei Personen mit einem erhöhtem Konsum an anderen Genußmitteln. Daher ist es therapeutisch wünschenswert der erhöhte Konsum von ‚Genußmitteln' durch alternative Verhaltensweisen ersetzt wird. Ansonsten findet nämlich in der Abstinenz keine Auseinandersetzung mit den (meist interpersonellen) Problemen statt. Vielmehr wird das eine Genußmittel, welches dem Ausweichen vor den Problemen diente und in der Folge zum Suchtmittel wurde, durch ein anderes Genußmittel ersetzt.

Andererseits könnte ein solcher Umstieg auch den sonst schwierigen Ausstieg aus dem Alkohol dadurch fördern, daß der Verlust von Wohlbefinden zumindest zum Teil kompensiert wird. Dies erschiene insbesondere dann akzeptabel, wenn der alternative Genußmittelgebrauch nur vorübergehender Natur ist. Hierzu jedoch fehlen bislang empirische Daten.

Wann und wie sollte ein Craving-Shift zum Thema werden?

Bei der Fülle der unbeantworteten Fragen fällt es nicht leicht, eine klare Antwort auf diese Frage zu geben. Eine puristische Position: ‚kein Genußmittel mehr' erscheint wenig sinnvoll, da dies die Motivation zu den an den Entzug anschließenden Therapien nicht fördern dürfte und damit die Alkoholismustherapie selbst potentiell gefährden könnte. Überhaupt scheint es für Therapieangebote, die als Grundannahme die mögliche Selbstkontrolle des Patienten haben, paradox anzumuten, wenn man strikte Vorgaben mit dem Ziel den Genußmittelgebrauch zu minimieren, in die Therapie einführt. Dies dürfte auch leicht Anlaß geben zu Versuchen, seine Autonomie dadurch zu belegen, daß man die Restriktionen heimlich unterläuft.

Andererseits sollte natürlich auch keine zu große Freizügigkeit gewährt werden, denn es ist gerade ein Problem der Alkoholabhängigkeit, daß die Grenzen des Konsums zumindest von Alkohol nicht mehr aufrechterhalten werden konnten und nun Ähnliches für andere Genußmittel droht. Man würde also mit zu großer Freizügigkeit ein grundsätzliches Fehlhandeln unterstützen. Daher sollte ein Rahmen, in dem der Konsum von anderen Genußmittel gestattet wird, festgelegt sein, z. B. in Form einer gemeinsamen Übereinkunft (‚Vertrag'), nicht mehr als bisher zu kosumieren. Aus medizinischen Gründen wäre aber eine Reduzierung angezeigt. Dieser Standpunkt sollte konsequent vermittelt werden.

Daher gilt es, den Wechsel von einem Genußmittel auf ein anderes zu problematisieren, gerade auch hinsichtlich der Verwandtschaft dieses Genußmittelkonsumes mit dem des Alkoholkonsumes. Eine solche Problematisierung könnte sogar eine Gelegenheit bieten, das Problem des Alkoholkonsums in einem weiteren Rahmen aufzuzeigen und damit die Frage nach einer Verhaltensänderung grundsätzlicher zu stellen. Dabei sind auch mögliche schwerwiegende Folgewirkungen anzusprechen, wie:

- bei erhöhtem Süßigkeitenkonsum: Gewichtszunahme, Trägheit etc.
- bei erhöhtem Koffein-Genuß: innere Unruhe, Konzentration und Schlafstörung,
- bei erhöhtem Nikotingenuß: dysphorische und Konzentrationsstörungen

7.3 Medikamente zur Rückfall-Prophylaxe (‚Anti-Craving'-Medikamente)

T. Wetterling

Von den meisten Alkoholikern wird nach einem Entzug der Wunsch nach einer längeren Abstinenz angegeben und oft eine medikamentöse Unterstützung erbeten. Grundsätzlich stehen drei Möglichkeiten der medikamentösen Rückfallprophylaxe zur Verfügung:

1. **Aversivtherapie** mit z. B. Disulfiram (Antabus®)
2. **Behandlung der psychiatrischen Begleiterkrankungen**
3. **‚Anti-Craving'-Medikamente** (z. B. Acamprosat (Campral®))

1. *Aversivtherapie mit z. B. Disulfiram (Antabus®)*

Bei dieser Art der Behandlung soll der Abhängige durch die kurz nach dem Trinken von Alkohol durch das Medikament ausgelösten heftigen vegetativen Reaktionen (Übelkeit, Brechreiz, Kopfschmerzen, Vasodilation, Dysphorie, Brady-/Tachykardie etc.) veranlaßt werden, nicht weiter zu trinken. Disulfiram vermindert den Abbau von Alkohol durch eine irreversible Hemmung des Enzyms Aldehyddehydrogenase (ALDH). Neuere Studien (*Übersicht s. Fuller et al., 1995*) zeigen jedoch, daß die Abstinenzrate nach längerer Disulfiram-Therapie sich nicht von der bei Placebo-Gabe unterscheidet.

2. *Behandlung der psychiatrischen Begleiterkrankungen*

Die Komorbidität von Alkoholikern mit psychiatrischen Störungen ist – wie große Feldstudien gezeigt haben (*Regier et al., 1990*) – sehr hoch (z. B. Angst- (19.4%) oder affektive Störungen (13.4%)) [→ Kap. 2.5]. Angesichts der hohen Zahl von Rückfällen in gedrückter oder ängstlicher Stimmung (*Veltrup, 1994; Veltrup et al., 1996b*) ist zu überlegen, inwieweit nicht eine Behandlung der psychiatrischen Begleiterkrankung (z. B. mit dem Ziel, eine Verbesserung der depressiven Stimmung bzw. eine Reduktion der Angst zu erreichen) eine geeignete Maßnahme zur Rückfallprophylaxe bei Alkoholabhängigen darstellt. Bisher gibt es allerdings kaum sichere empirische Befunde, die zeigen, daß derartige Behandlungsansätze die Abstinenzrate erhöhen (s.

Übersicht (*Bohn et al., 1995*)). Dennoch sollten Alkoholiker mit Psychopharmaka, insbesondere mit Antidepressiva oder Neuroleptika behandelt werden, wenn eine entsprechende psychiatrische Symptomatik vorliegt.

3. ‚Anti-Craving'-Medikamente

Die Frage, ob und wie Craving anhand von biochemischen Modellen erklärt werden kann, ist bisher trotz zahlreicher Untersuchungen nicht zufriedenstellend beantwortet worden [→ Kap. 7.1.]. Dennoch sind auf Grund bestimmter Hypothesen eine Reihe von Medikamenten mit unterschiedlichen pharmakologischen Wirkungsprofilen auf ihre ‚Anti-Craving'-Wirkung getestet worden (s. (*Böning et al., 1995; Schmidt et al., 1995; Wetterling et al., 1996c,e*)). In diesem Zusammenhang taucht die Frage auf, wie ein ‚Anti-Craving'-Effekt definiert werden kann (s. *Böning, 1995*).

Durch die ‚Anti-Craving'-Medikamente soll vor allem das primäre oder symbolische Craving gemindert bzw. unterdrückt werden. Genaugenommen ist aber das Therapieziel nicht die Reduktion des Cravings, sondern eine Verringerung der Rückfallquote oder positiv ausgedrückt eine erhöhte Abstinenzrate und eine längere Abstinenzdauer. Es sind schon eine ganze Reihe von Medikamenten mit unterschiedlichen pharmakologischen Wirkprofilen auf ihre ‚Anti-Craving'-Wirkung untersucht worden. Beim Vergleich der bisherigen Studien fällt auf, daß sehr verschiedene Kriterien für einen Therapieerfolg herangezogen wurden und die Beobachtungszeiträume stark differierten [s. auch Tab. 3.3]. Um methodische Probleme, z. B. bei Vergleich der verschiedenen Studien zu vermeiden, ist eine Operationalisierung der Kriterien für einen Anti-Craving-Effekt dringend geboten (s. auch *Böning, 1995; Schmidt et al., 1995; Wetterling et al., 1996c*).

Ein Vergleich hinsichtlich ein besseren Wirksamkeit ist angesichts der verschiedenen Kriterien und des unterschiedlichen Studiendesigns kaum möglich. In Kap. 3.2 wurde nur die andauernde Abstinenz als Therapieerfolg gewertet. Eine Metaanalyse der Effektstärke (*Engel et al., 1995*) zeigt, daß Acamprosat, γ-Hydroxybuttersäure und Naltrexon einen deutlichen ‚Anti-Craving'-Effekt haben. Auch Bromocriptin soll einen ‚Anti-Craving'-Effekt haben. Nach einer anderen Studie (*Dongier et al., 1991*) ist dieser Effekt eher zweifelhaft. Hier erfolgt nur eine summarische Darstellung der bisher vorliegenden Studienergebnisse für verschiedene pharmakologisch definierte Stoffklassen unter besonderer Berücksichtigung von Acamprosat (Campral®) und Naltrexon, die in verschiedenen Ländern schon als ‚Anti-Craving'-Medikamente zugelassen worden sind.

Angaben zu weiteren als den hier aufgeführten Medikamenten, die auf ihre mögliche ‚Anti-Craving'-Wirkung bzw. rückfallprophylaktische Wirkung hin untersucht wurden, finden sich bei *Böning, 1995; Schmidt et al., 1995; Wetterling et al., 1996b.*

Buspiron
Buspiron, ein Anxiolytikum mit vorwiegend serotonerger Wirkung, führt zu einer Verminderung des Cravings und der Trinkmenge (*Bruno, 1989; Kranzler et al., 1994; Tollefson et al., 1992*). Hierbei spielt wahrscheinlich die Angstreduktion eine entscheidende Rolle, da nur Alkoholiker mit einer Angststörung untersucht wurden. In einer anderen Studie (*Malcolm et al., 1992*) konnten allerdings keine deutlichen Un-

terschiede beim Vergleich von Buspiron zu Placebo bei der Behandlung dieser Patientengruppe festgestellt werden.

Dopamin-Agonisten (Bromocriptin, L-DOPA, Lisurid)
Das Verlangen nach Alkohol scheint an die Sensitivität des dopaminergen Systems gekoppelt zu sein. In der Trinkphase ist die Sensitivität geringer, aber das Verlangen nach Alkohol höher als in der Abstinenz (*Podschus et al., 1992*). Unter der Vorstellung, daß es sinnvoller erscheint, das Belohnungssystem durch einen exogenen nicht-suchterzeugenden Stoff zu stimulieren als durch Alkohol, wurden zentralwirksame Dopamin-Agonisten auf ihren Anti-Craving-Effekt untersucht. Eine erste Untersuchung mit Bromocriptin, die sehr positive Ergebnisse zeigte (*Borg, 1983*), konnte in einer weiteren Studie nicht repliziert werden (*Dongier et al., 1991*). Auch bei Gabe von anderer dopaminerger Substanzen wie Lisurid (*Schmidt et al., 1995*) und L-DOPA (*George et al., 1992*) war kein eindeutiger ‚Anti-Craving'-Effekt zu beobachten.

Dopamin-Antagonisten (Haloperidol, Tiaprid)
Haloperidol und Tiaprid, die vor allem an dem Dopamin-D2-Rezeptor antagonistisch wirken, haben einen Effekt auf den Wunsch weiterzutrinken (*Modell et al., 1993; Shaw et al., 1987*). Dies ist möglicherweise darauf zurückzuführen, daß die durch Alkohol induzierte erhöhte Dopamin-Ausschüttung antagonisiert wird und somit der gewünschte euphorisierende Effekt ausbleibt. Eine neuere noch nicht publizierte Studie mit Tiaprid zeigte jedoch keinen eindeutigen Anti-Craving-Effekt und keine Verringerung der Rückfälle (*Bender et al., 1995*).

GABAerg wirksame Medikamente:
Die Gabe von γ-Hydroxybuttersäure, die vielfältige, u. a. GABA-erge Wirkungen hat, führte im Vergleich zu Placebo zu einer deutlich erhöhten Rate an Abstinenz bzw. kontrolliertem Trinken (*Addolorato et al., 1996; Gallimberti et al., 1992*).

Lithiumsalze
Lithiumsalze, die einen stimmungsstabilisierenden Effekt haben und vor allem zur Rezidivprophylaxe bei bipolaren affektiven Psychosen (manisch-depressive Psychosen) verwendet werden, wurden auch zur Behandlung chronischer Alkoholiker eingesetzt. Eine Verringerung der Rückfallrate oder eine andauernde Stimmungsbesserung konnte jedoch nicht eindeutig nachgewiesen werden (s. Zusammenfassung *Lejoyeux et al., 1993*).

Serotonin-Wiederaufnahmehemmer (Citalopram, Fluoxetin)
Serotonin hat wahrscheinlich eine regulierende Wirkung auf die Dopamin-Ausschüttung und damit auf das Belohnungssystem [→ Abb. 6] (*Blum, 1991*). Die Serotonin-Wiederaufnahmehemmer Fluoxetin und Citalopram, die die Serotoninkonzentration erhöhen, haben einen Effekt auf die Fähigkeit, nicht weiter zu trinken und die Trinkmenge zu verringern. Diese Effekte sind allerdings nur sehr kurz (in der ersten Woche der Abstinenz) nachweisbar (*Gorelick et al., 1992; Naranjo et al., 1995*). Die Serotonin-Wiederaufnahmehemmer wirken nicht durch ihren antidepressiven Effekt, da die untersuchten Alkoholiker keine Depression aufwiesen. Auch die Serotonin-Vorstufe 5-Hydroxytryptophan zeigt keinen ‚Anti-Craving'-Effekt (*George et al., 1992*).

Opiat-Antagonisten (Naltrexon)

Die dopaminergen Neurone des ventralen Tegmentums, eines zentralen Teils des Belohnungssystems [→ Abb. 6], stehen unter einer präsynaptischen Hemmung durch GABA, die durch β-Endorphin moduliert wird. Hier kann der Opiat-Antagonist Naltrexon ansetzen (*Herz, 1995*) und indirekt die Dopamin-Ausschüttung erhöhen. Erste positive Resultate (*O'Malley et al., 1992; Volpicelli et al., 1992*) führten 1995 zur Marktzulassung in den USA. Naltrexon reduziert sowohl das Craving (*Volpicelli et al., 1992*) als auch die Zahl der konsumierten Drinks (*O'Malley et al., 1992*). Allerdings hatten die begleitenden psychotherapeutischen Maßnahmen einen erheblichen Einfluß auf den Therapieerfolg (*O'Malley et al., 1992*). Naltrexon scheint vor allem das ‚High'-Gefühl beim Trinken von Alkohol zu vermindern (*Volpicelli et al., 1995*). Kritisch ist anzumerken, daß die publizierten Naltrexonstudien nur 12 Wochen dauerten.

Glutamat-Antagonisten (Acamprosat)

Acamprosat, (Handelsname: Campral®) ist das bisher einzige in der BRD zugelassene ‚Anti-Craving'-Medikament. Das pharmakologische Wirkungsprofil von Acamprosat (Calcium-bis-acetyl-homo-taurinat) ist noch nicht hinreichend geklärt (*Littleton, 1995*). Es ist ein Derivat des im ZNS vorkommenden Neuromodulators Homotaurin und hat vorwiegend erregungshemmende Wirkungen im ZNS. Acamprosat hemmt die exzitatorische Wirkung von Glutamat und verstärkt die hemmende Wirkung von GABA und Taurin (*Lhuintre et al., 1985; Zeise et al., 1993*). Diese Wirkungen sind wahrscheinlich für den ‚Anti-Craving'-Effekt von Acamprosat verantwortlich, denn im glutamatergen System finden sich bei chronischem Alkoholabusus deutliche Veränderungen (*Tsai et al., 1995*).

Acamprosat (Campral®) hat, wie in 12 z. T. noch nicht publizierten multizentrischen Doppelt-Blindstudien in mehreren europäischen Ländern nachgewiesen wurde (z. B. *Ladewig et al., 1993, Lhuintre et al., 1985, 1991; Paille et al., 1995; Pelc et al., 1992; Saß et al, 1996; Whitworth et al., 1996*), einen rückfallprophylaktischen Effekt. Insgesamt wurden 4031 Alkoholiker behandelt, davon 2430 mit Acamprosat und 1601 mit einem Placebo. Zwei Dosisfindungsstudien ergaben, daß eine Dosierung von 3×2 Tabletten a 333 mg = 1998 mg/Tag die besten Therapieerfolge zeigt. Die Nachbeobachtungsdauer betrug in 5 Studien 48 Wochen bzw. 1 Jahr und in 6 ein halbes Jahr. In 11 von 12 Studien konnte sowohl eine signifikante Erhöhung der Abstinenzrate als auch der abstinenten Tage sowie eine Veringerung des Cravings bei den mit Acamprosat im Vergleich zu den mit einem Placebo behandelten Alkoholikern festgestellt werden. Wenn man die Studienergebnisse zusammenfaßt, waren nach 180 Tagen 35% der mit Acamprosat-, aber nur 25% der Placebo-Patienten noch abstinent ($p < 0.001$), nach 360 Tagen 33% bzw. 21% ($p < 0.001$). Zu beachten ist bei diesen Ergebnissen die bei Alkoholiker leider zu erwartende hohe Abbruchrate. Nach 1 Jahr waren 50% der mit Acamprosat und 40% der mit Placebo Behandelten noch in den Studien.

Im Zusammenhang mit der Einführung von ‚Anti-Craving'-Medikamenten, wie z. B. Acamprosat (Campral®) stellen sich folgende Fragen (*Wetterling et al., 1996d,e*):

- Wer kann und wer sollte mit ,Anti-Craving'-Medikamenten behandelt werden?
- Wie lange sollte mit ,Anti-Craving'-Medikamenten behandelt werden?
- Gibt es Hinweise für differentielle Indikationen?

Wer kann und wer sollte mit ,Anti-Craving'-Medikamenten behandelt werden?

Voraussetzung für eine erfolgversprechende Behandlung mit ,Anti-Craving'-Medikamenten ist eine genaue Suchtanamnese und aktuelle Befunderhebung. Einige Fragen lassen sich jedoch nur aus der Kenntnis der Krankengeschichte des Patienten beantworten. Die wichtigsten Fragen sind in einer Checkliste zusammengefaßt (*Wetterling et al., 1996d*) [→ Tab. 7.2].

Tabelle 7.2. Checkliste für eine erfolgversprechende Behandlung mit ,Anti-Craving'-Medikamenten

		Ja	Nein
1	Ist die Diagnose Alkoholabhängigkeit gesichert ? (z. B. nach ICD-10)		
2	Besteht kein Mißbrauch oder Abhängigkeit von anderen Drogen oder Medikamenten?		
3	Ist keine psychiatrische Begleiterkrankung bekannt? (z. B. Angst- und depressive Störung)		
4	Besteht beim Patienten ein eigener Wunsch, abstinent zu bleiben? (Befindet sich der Pat. In der Handlungsphase?)		
5	Ist der Entzug erfolgreich absolviert oder ist der Patient zur Zeit abstinent?		
6	Ist Craving wiederholt in Zusammenhang mit einem Rückfall aufgetreten?		
7	Werden mit einem Wiedertrinken keine besonderen positiven Erwartungen verbunden?		
8	Ist eine regelmäßige Tabletteneinahme gewährleistet?		
9	Ist eine regelmäßige Wiedervorstellung zur Therapiekontrolle gewährleistet?		
10	Ist eine Teilnahme an Selbsthilfe-Gruppen oder an therapeutisch geführten Gruppen für Alkoholiker gewährleistet?		

(in Anlehnung an *Wetterling et al., 1996d*)

1. *Diagnose Alkoholabhängigkeit gesichert*

Die Diagnose einer Alkoholabhängigkeit sollte anhand operationalisierter Kriterien wie dem ICD-10 erfolgen [→ Kap. 2.1]. Bei einem Alkoholmißbrauch sollte zunächst die Problematisierung des Mißbrauches in einem ausführlichen Gespräch sowie eine Beratung hinsichtlich der lokalen Hilfsmöglichkeiten im Vordergrund stehen [→ Kap. 3]. Eine Behandlung mit ‚Anti-Craving'-Medikamenten sollte bei Patienten mit Alkoholmißbrauch nur in Ausnahmefällen erfolgen, wenn ein ausgeprägtes Craving angegeben wird.

2. *Ausschluß einer weiteren Suchterkrankung*

Alkoholiker betreiben häufig einen Mißbrauch anderer psychotroper Substanzen [→ Kap. 2.4], vor allem von Benzodiazepinen und anderen Beruhigungsmitteln. Zwar sind bisher keine Wechselwirkungen von Acamprosat (Campral®) mit diesen Medikamenten (*Nalpas et al., 1990*) bekannt. Dennoch sollte berücksichtigt werden, daß wenn nur die Abhängigkeit vom Alkohol behandelt wird, eine Verschiebung in Richtung auf den anderen Suchtstoff, z. B. Benzodiazepine, zu befürchten ist [→ Kap. 7.2]. Besonders groß ist die Gefahr der Suchtverlagerung bei einem Mißbrauch illegaler Drogen. Bei polyvalentem Mißbrauch ist daher bis weitere Erfahrungen vorliegen, von einer Verordnung von Acamprosat abzuraten.

3. *Psychiatrische Begleiterkrankung*

Alkoholiker weisen eine hohe Komorbidität mit psychiatrischen Störungen, z. B. Angst- oder affektiven Störungen, auf [→ Kap. 2.5]. Grundsätzlich sollten alle Alkoholiker, die eine zusätzliche psychiatrische Störung haben, von Psychiatern bzw. Nervenärzten (mit-)behandelt werden, da in den meisten Fällen zu einer erfolgversprechenden Therapie auch die Behandlung der psychiatrischen Erkrankung gehört, die in vielen Fällen zu einer Aufrechterhaltung des Alkoholkonsums führt. Besonders schwierig ist die Behandlung von Psychotikern mit einer Alkoholabhängigkeit. Diese Patienten sollten in jedem Fall einem Facharzt vorgestellt werden. Meist ist eine stationäre Entwöhnungstherapie indiziert.

4. *Eigene Motivation*

Bei der Behandlung mit einem ‚Anti-Craving'-Medikament kommt es entscheidend auf die Motivation des Patienten an. Denn die bisherigen Untersuchungen mit Acamprosat (Campral®) haben gezeigt, daß nach 1 Jahr nur noch etwa 50% der Patienten an der Studie teilnahmen, d. h. ein großer Teil hatte die Einnahme abgebrochen. Daher ist in jedem Einzelfall die Motivation zu einer längerfristigen medikamentösen Therapie genau zu hinterfragen. Es sollte bei dem Patienten ein deutlicher Wunsch nach Veränderung seiner Alkoholproblematik erkennbar sein. Er sollte sich in der Handlungsphase nach dem Phasenmodell [→ Kap. 3.4] befinden.

5. *Craving in der Anamnese*

Nur etwa 6% der Alkoholiker geben an, daß sie das Gefühl des Cravings nicht kennen (*Veltrup, 1994*). Wenn Craving auftritt, ist die Wahrscheinlichkeit, daß die Abstinenz beendet wird, sehr groß (*Schwoon, 1996; Veltrup et al., 1996b*). Daher sollten vor allem die Alkoholiker, die ein starkes Craving vor einem früheren Rückfall beschreiben, behandelt werden. Als besonders rückfallgefährdet sind die Alkoholiker zu betrachten, die im frühen Entzug ein deutliches Craving angeben (*O'Connor et al., 1991; Podschus et al., 1992; Veltrup, 1995a*). Bei diesen Patienten ist die Gabe von ‚Anti-Craving'-Medikamenten besonders indiziert.

6. *Positive Erwartungen an Wiedertrinken*

Der euphorisierende Effekt des Alkohols, der zumindest zu Beginn der Suchtentwicklung die Funktion eines positiven Verstärkers des Alkoholkonsumes hat, führt häufig zu einer positiven Erwartung an erneuten Alkoholgenuß. Viele Alkoholiker geben an, daß sie vor ihrem Rückfall positive Erwartungen hatten, die sich dann durch erneuten Konsum auch erfüllten (*Veltrup, 1994; Veltrup et al., 1996b*). Wenn die Patienten ausgeprägte positive Erwartungen an Alkohol angeben, sind verhaltenstherapeutische Interventionen indiziert [→ Kap. 6.4] und nur in Ausnahmefällen, z. B. zur Schaffung der Voraussetzungen für eine Therapie, ein ‚Anti-Craving'-Medikament zu verordnen.

7. *Abstinenz bei Therapiebeginn*

Obwohl von Acamprosat bisher keine schwerwiegenden Wechselwirkungen mir Alkohol bekannt sind (*Nalpas et al., 1990*), ist eine Grundvoraussetzung für eine erfolgversprechende Therapie mit ‚Anti-Craving'-Medikamenten, daß ein Entzug (stationär oder in geeigneten Fällen auch ambulant) durchgeführt wurde. Ein ‚durchgemachter' Entzug kann auch als Hinweis dafür gelten, daß eine Motivation, abstinent zu bleiben, vorhanden ist.

8. *Regelmäßige Tabletteneinnahme*

Um einen längerfristigen Therapieerfolg zu gewährleisten, ist eine regelmäßige Kontrolle der Tabletteneinnahme (auch durch Dritte) notwendig, denn die Compliance der Patienten ist besonders gefordert. So war in den Therapiestudien mit Acamprosat (Campral®) die Abbrecherquote mit 50% recht hoch (*LIPHA, 1994*).

9. *Regelmäßige Therapiekontrolle*

Eine regelmäßige Therapiekontrolle dürfte bei jeder neuen Therapiemethode selbstverständlich sein, nicht zuletzt auch, um eigene Erfahrungen im Umgang mit neuen Medikamenten und den üblichen Nebenwirkungen zu gewinnen. Eine regelmäßige Therapiekontrolle ist auch deswegen sinnvoll, weil die Abbruchquote sehr hoch ist und die Kontakte dazu genutzt werden können, die Patienten immer wieder neu zu motivieren.

10. Teilnahme an weiteren therapeutischen Maßnahmen

Eine Studie mit Naltrexon (*O'Malley et al., 1992*) hat deutlich gezeigt, daß einer begleitenden psychotherapeutischen Behandlung ein entscheidender Anteil am Therapieerfolg zukommt. Daher sollte nach den Empfehlungen der Herstellerfirma LIPHA neben der Behandlung mit Acamprosat (Campral®) eine Teilnahme an einer Selbsthilfe- oder einer anderen therapeutischen Gruppe in das Therapieprogramm integriert werden. Hier kann der Patient dann auch seine Suchtproblematik bearbeiten. Diese Forderung scheitert jedoch häufig an der Einstellung des Patienten, seine Alkoholprobleme allein ‚in den Griff' zu bekommen, oder an dem Dogma von vielen Selbsthilfegruppen, daß neben einer Teilnahme keine Medikamente, insbesondere keine Psychopharmaka, eingenommen werden dürfen. Hier können alternativ regelmäßige stützende ärztliche Gespräche hilfreich sein.

Wie lange sollte behandelt werden?

Bisher besteht noch keine Einigkeit darüber, wie lange ein Therapie mit ‚Anti-Craving'-Medikamente erfolgen sollte. Da die größte Gefährdung, rückfällig zu werden, nach vielen Untersuchungen, in den ersten Monaten der Abstinenz besteht (*Veltrup, 1995a*), sollte eine Behandlung über 1 Jahr angestrebt werden. In dieser Zeit wächst durch eine länger anhaltende Abstinenz das Vertrauen in die eigene Kompetenz zur Bewältigung der Alkoholproblematik. Eine kurzfristige Gabe von Acamprosat (Campral®) in ‚Krisensituationen' ist nicht möglich, da auf Grund der pharmakologischen Eigenschaften (geringe Resorptionsrate) wirksame Spiegel erst nach etwa 7 Tagen erreicht werden.

Hinweise auf differentielle Indikationen

Bisher gibt es leider kaum Untersuchungen zur Frage von differentiellen Indikationen von ‚Anti-Craving'-Medikamenten. Verschiedene Alkoholiker (Einteilung n. *Lesch (1985)*) zeigen sehr unterschiedliche Ausprägungsformen des Cravings. Auch das Ansprechen auf Acamprosat (Campral®) scheint von dem Alkoholiker-Typ abhängig zu sein (*Lesch et al., 1996*). Nach diesen noch vorläufigen Ergebnissen wirkt Acamprosat (Campral®) besonders bei Alkoholikern, die Alkohol zur ‚Selbstbehandlung' von Angststörungen und zur Vermeidung von Entzugssymptomen trinken. Naltrexon soll das ‚High'-Gefühl bei erneutem Trinken verringern (*Volpicelli et al., 1995*).

Da ein ‚Anti-Craving'-Medikament über einen längeren Zeitraum (in der Regel ein Jahr) eingenommen soll, kann es insbesondere bei Patienten, bei denen eine erhöhte Abbruchgefahr besteht, ähnlich wie auch bei anderen in diesem Buch dargestellten therapeutischen Schritten sinnvoll sein, mit den Patienten eine feste schriftlich formulierte Übereinkunft (‚Vertrag') über die regelmäßige Tabletteneinnahme und Teilnahme an anderen therapeutischen Maßnahmen zu treffen, um eine Vereinbarung zu haben, die den Patienten psychologisch bindet.

7.4 Psychotherapeutische Interventionen zur Aufrechterhaltung der Abstinenz

C. Veltrup

In der Erhaltungsphase sollten psychologische und soziale Interventionen durchgeführt werden, um die Aufrechterhaltung der Abstinenz zu sichern. *Marlatt* und *Gordon* (1985) empfehlen globale Selbstkontrollstrategien, z. B.

- Entwickeln positiver Süchte
- Streß-Management sowie
- spezifisch rückfallverhütende Techniken:
  Abstinenzbeendigungsverträge
  kognitive Umstrukturierungen
  Durchspielen von Gefährdungssituationen

Einige dieser therapeutischen Ansätze werden in Kap. 8 genauer beschrieben.

Die Patienten sollen umfassend über empirische Ergebnisse zum Wiedertrinken, zu den Bedingungen und möglichen spezfischen Vorläufern und Auslösern von Abstinenzbeendigung informiert werden. Die Bücher von *Körkel* und *Kruse* (1993): „Mit dem Rückfall leben" oder von *Körkel* (1991): „Rückfall muß keine Katastrophe sein" sind sehr hilfreich, da sie dem Wiedertrinken die Bedrohlichkeit nehmen, ohne die Abstinenzbeendigung zu bagatellisieren und viele konstruktive Bewältigungsmöglichkeiten nennen. Es werden zusätzlich die Entwicklungschancen nach erneutem Trinken dargestellt, wie die Hinwendung zu bislang nicht berücksichtigten Lebensbereichen. Zur Aufklärung gehört auch, daß „Rückfallmythen" in Frage gestellt werden: Der Konsum einer likörhaltigen Praline, löst eben nicht „automatisch" wieder einen Kontrollverlust oder ein erneutes chronisch-exzessives Trinken aus (s. *Sobell et al.*, *1972*).

Community-Reinforcement Approach

Dieses Programm, von *Hunt* und *Azrin* (1973) entwickelt und mehrfach modifiziert, umfaßt folgende Elemente: Partnerberatung zur Verbesserung des kommunikativen Verhaltens, einen Club für Arbeitslose, in denen u. a. auch Bewerbungsstrategien besprochen werden sowie die Förderung von Freizeitaktivitäten. Jeder Teilnehmer wird von einem erfahrenen Mentor begleitet. (Das Programm beinhaltet weiterhin eine medikamentöse Therapie mit Disulfiram).

Entsprechende Ansätze sind in einigen Beratungsstellen und auch in einigen Selbsthilfegruppen in der BRD schon verwirklicht. Falls solche Möglichkeiten vor Ort vorhanden sind, sollte der Arzt zum Besuch dieser Einrichtungen raten.

Ein Selbsthilfemanual zur Aufrechterhaltung der erreichten Abstinenz hat *Küfner* (1991) verfaßt: ‚Die Zeit danach'.

MERKSÄTZE:

- ▶ Auch bei erreichter Abstinenz braucht ein Alkoholiker weiter Unterstützung.
- ▶ Auch nach längerer Abstinenz kann noch ein erhebliches Craving auftreten.
- ▶ Häufig haben Alkoholiker gerade in der Abstinenz besonders hohe Erwartung an Alkohol.
  ➜ Diese sollten erfragt werden (s. Checkliste 7.1)
- ▶ Wenn Alkoholiker angeben, in der Abstinenz häufiger ein Craving zu verspüren und/oder daß sie früher vor einem Rückfall Craving hatten, sollte überprüft werden, ob ein ‚Anti-Craving'-Medikament verordnet werden sollte.
- ▶ Bisher ist in Deutschland nur Acamprosat (Campral®) als ‚Anti-Craving'-Medikament zugelassen.
  ➜ Seine Wirksamkeit ist in 11 von 12 Studien nachgewiesen.
- ▶ Bei der Verordnung von Acamprosat sollte die Indikationsstellung anhand der Checkliste (Tab. 7.2) überprüft werden.
- ▶ In vielen Fällen kann es sinnvoll sein, mit den Patienten einen ‚Behandlungsvertrag' zu vereinbaren, um so die Verbindlichkeit der Zusage zur Teilnahme an langfristigen Therapiemaßnahmen zu erhöhen.

8 Umgang mit Rückfällen

C. Veltrup und T. Wetterling

8.1 Rückfall-Konzept

In der Suchttherapie ist das Abstinenzparadigma handlungsbestimmend [→ Kap. 3.1]. Es besagt, daß die absolute Alkoholabstinenz das allein gültige Behandlungsziel ist (*Schneider, 1992b*). Der erneute Alkoholkonsum bei generell bestehender Abstinenzabsicht wird als Rückfall gekennzeichnet. Die Aufrechterhaltung von Abstinenz bezieht sich aber nur auf Alkohol. Der Konsum anderer „weicher" Suchtmittel, vor allem Nikotin, Koffein wird toleriert. Hieraus können sich Probleme durch Verlagerung der Sucht ergeben [→ Kap. 7.2]. Die Abstinenzregel wird unterschiedlich eng ausgelegt. So ist umstritten, ob der Genuß von alkoholhaltigen Nahrungsmitteln (z. B. Branntweinessig, alkoholhaltige Saucen, likörhaltige Pralinen) bzw. Medikamenten (*Hochrein, 1990*) eine Brechung des Abstinenzgebotes und damit einen Rückfall darstellt oder nicht. Auch der Konsum von sogenannten „alkoholfreien Getränken", die bis zu 0,5% Alkohol enthalten können, wird unterschiedlich bewertet.

Alternative Behandlungsziele in der Suchttherapie, wie der kontrollierte oder sozial unauffällige Konsum von Alkohol sind umstritten (*Olbrich et al., 1978; Roizen, 1987*) [→ Kap.3.1]. *Watzl* (1991) betont, daß das kontrollierte Trinken nicht den Gegebenheiten der Sucht entspricht, sondern nur einen Versuch darstellt, die Realität den Behandlungsprinzipien anzupassen und nicht die Behandlung den Gegebenheiten der Beeinträchtigung. Kontrolliertes Trinken bei Alkoholabhängigen meint, daß der Wiedertrinkende sorgfältig die Zeit, den Ort und die Umstände seines Trinkens vorbestimmt und die Trinkmenge rigide begrenzen muß (*Reinert et al., 1968*). Bislang gibt es nur wenig Behandlungskonzepte mit dem Ziel der Entwicklung eines kontrollierten Trinkens (*Czypionka et al., 1976*). Ein Rückfall wäre nach dieser Definition dann gegeben, wenn das geplante bzw. verabredete Trinkverhalten nicht eingehalten wird, sondern eine Dosissteigerung erfolgt oder die Konsumfrequenz erhöht wird. Die meisten Alkoholabhängigen selbst bewerten den einmaligen Konsum von Alkohol als Rückfall (*Lauer et al., 1994*). Diese Meinung wird auch von den meisten Selbsthilfeorganisationen vertreten, die weitgehend das Konzept der Anonymen Alkoholiker (AA) übernommen haben, wonach der Alkoholismus eine lebenslange (unheilbare) Krankheit ist (*Anonyme Alkoholiker, 1980*). Der erste Schluck nach Abstinenz wird mit dem Verhalten eines Menschen verglichen, „der die Leidenschaft hat, immer bei Rot über die Kreuzung zu rennen". Nach diesem ersten Konsum ergibt sich automatisch der Rückfall, der normalerweise zu einem völligen Kontrollverlust führt (*Neuendorff et al., 1985*). Der Rückfall wird als ein Rückschritt bewertet.

Betroffene betonen nach längerdauernder Abstinenz häufig ihre Niederlage und persönliche Schuld für den Neubeginn ihres Suchtmittelkonsums (*Wallburg, 1993*).

In den Selbsthilfegruppen wird vielfach das Konzept des „trockenen" Rückfalls vertreten, der zumeist Vorbote des „nassen" Rückfalls ist (*Schmidt, 1988*). Hierunter werden Denk-, Erlebens- und Verhaltensgewohnheiten gefaßt, die vor der Abstinenz mit dem Suchtmittelkonsum in engem Zusammenhang gestanden haben (z. B. das Besuchen von Stammlokalen, die Bagatellisierung des früheren Alkoholkonsums etc.).

Petry (1985) differenziert im Rückfallstadium zwischen dem beginnenden Wiedertrinken und der wiederauflebenden Abhängigkeit. *Edwards* (1986) unterscheidet folgende Verlaufsformen des Rezidivs:

- langsames Abrutschen,
- kurzlebige Rückfälle sowie
- massive Rezidive.

Ein wichtiger Theorieansatz sieht als zentrale Vorbedingung für die Entstehung eines Rezidivs ein ausgeprägtes Craving, also ein starkes Verlangen nach Alkohol (*Kozlowski et al., 1987; Lesch et al., 1992; Wetterling et al., 1996c*), auch als „narcotic hunger" (*Ludwig et al., 1974*) bezeichnet, an. Dieses psychische Bedürfnis wird nach dem ersten Alkoholkonsum über einen physiologischen Auslöser verstärkt. Es kommt zu einem ‚Kontrollverlust' und dann zum erneuten abhängigen Trinken mit dem zentralen Merkmal eines nun physiologisch determinierten Verlangens nach der psychoaktiven Substanz zur Linderung bzw. zur Vermeidung von Entzugssymptomen (*Ludwig et al., 1974*). Ein psychisches Craving kann sowohl über Außenreize (z. B. Anblick von Alkohol im Supermarkt) als auch durch Innenreize (Euphorie, Angstgefühle) ausgelöst werden. *Baar et al.* (1985) haben einen von *Körkel et al.* (1988) als „psychiatrisch-psychopathologisch" bezeichneten Ansatz zur Erklärung des Rückfallgeschehens entwikkelt, in dem Rückfälle, die plötzlich und ohne erkennbaren Grund auftreten, als eine kurze psychotische Episode gewertet werden.

Risikofaktoren für eine Abstinenzbeendigung

Edwards (1986) stellt aus klinischer Sicht einige entscheidende Gründe und Auslöser für den Rückfall zusammen, wie z. B.:

- innere Ambivalenz,
- mangelnde Kompetenz bei der Aufrechterhaltung von Enthaltsamkeit,
- Störungen des seelischen Gleichgewichts (Depression, hypomane Stimmung, Angst) sowie
- soziale Verführungen („peer-pressure").

Häufig verblassen nach Wochen der Abstinenz auch die Erinnerungen an die negativen Erfahrungen und Erlebnisse mit der Droge Alkohol. Nach ungefähr sechs Monaten Abstinenzaufrechterhaltung findet sich bei Betroffenen häufig eine Unzufriedenheit mit der „nüchternen" Lebensgestaltung und somit eine verstärkte Rückfallgefahr

(*Scholz, 1985*). Probleme in der Partnerschaft, der Familie oder am Arbeitsplatz können als relativ „alltägliche" Ereignisse ein Wiedertrinken provozieren (vgl. *Edwards, 1986a*).

8.2 Konzept der Abstinenzbeendigung

Eine Beendigung der Abstinenz, d. h. das erneute Trinken nach längerer Enthaltsamkeit, ist nicht unbedingt gleichzusetzen mit einer Wiederaufnahme des alten Trinkverhaltens. Vielmehr kann der Betreffende

- sofort wieder abstinent werden
- nach einiger Zeit, ohne ein abhängiges Trinkverhalten zu entwickeln, wieder abstinent werden
- ein **nicht** abhängiges Trinkverhalten behalten
- über mehr oder weniger kurze Zeit wieder ein abhängiges Trinkverhalten ausbilden

Auf Grund dieser Überlegungen erscheint es sinnvoller von Abstinenzbeendigung zu sprechen (*Veltrup, 1995a*). In diesem Modell wird zwischen Abstinenzbeendigung und -gefährdung unterschieden und versucht diesen Prozess genauer zu erfassen. Dabei sind folgende Faktoren zu berücksichtigen (Abb. 7):

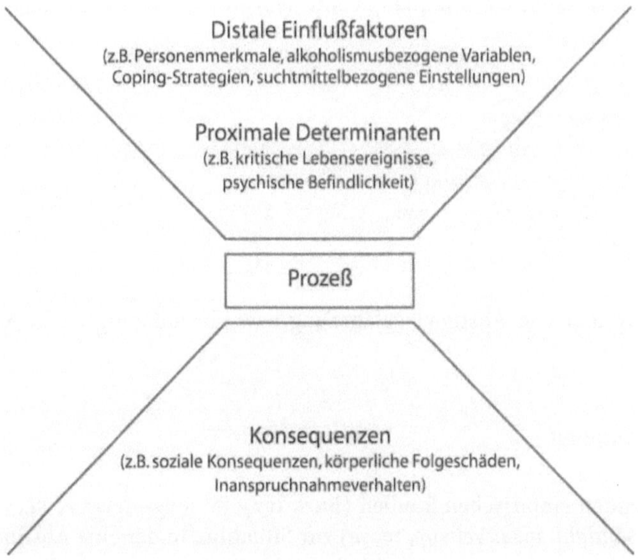

Abb. 7. Modell von Abstinenzbeendigung

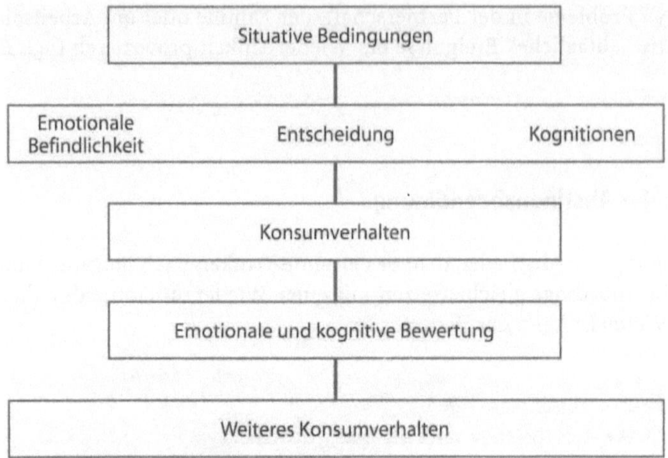

Abb. 8. Prozeß von Abstinenzgefährdung und -beendigung

- vorauslaufende Einflußfaktoren
- der kognitive Prozeß sowie
- die Folgen (Verlauf, Konsequenzen) des Konsums bzw. des Abstinenzsicherungsverhaltens.

Alle genannten Einflußgrößen gelten gleichermaßen für Abstinenzgefährdung und -beendigung. Zu den Prozeßvariablen der Abstinenzbeendigung und -gefährdung gehören alle Faktoren, die unmittelbar mit dem Ablauf des Geschehens verbunden sind:

- situative Bedingungen
- interpersonale Einflüsse und intrapersonale Determinanten wie Gedanken und Affekte, Entscheidungen
- das konkrete Konsum- bzw. Trinkvermeidungsverhalten (Abstinenzsicherungsverhalten).

Der Prozeßverlauf von Abstinenzgefährdung bzw. -beendigung ist in Abbildung 8 dargestellt.

Rückfallsituation

Die vorliegenden empirischen Studien (*Burt, 1974; de Jong-Meyer et al., 1988; Funke et al., 1981; Sandahl, 1984; Veltrup, 1995a*) zur Situation, in der eine Abstinenzbeendigung stattfindet, ergeben kein einheitliches Bild. Wo jemand rückfällig wird (in der Wohnung oder in einem Lokal), und ob jemand allein oder mit anderen Personen

Alkohol konsumiert, hängt von vielfältigen kulturellen, gruppenspezifischen und individuellen Gegebenheiten ab (*Körkel et al., 1988*). *De Jong-Meyer et al., 1993* und *Veltrup, 1995a* beschreiben als besonders risikoreichen Ort für eine Abstinenzgefährdung und -beendigung die eigene Wohnung, als besonders kritischen Wochentag den Sonnabend. Etwa zwei Drittel der untersuchten Alkoholabhängigen berichten von der Anwesenheit anderer Personen in der Risiko- bzw. Abstinenzbeendigungssituation.

Kognitive und emotionale Faktoren (intrapersonale Faktoren)

Zu den intrapersonalen Faktoren der Gefährdung bzw. Abstinenzbeendigung gehören emotionale und kognitive Variablen. Durchgängig wird in den Untersuchungen immer wieder ein aktuell unangenehmer Zustand (Dysphorie) bei der Beendigung von Abstinenz angegeben (*Kivlahan et al., 1983; Veltrup, 1995a*). Außerdem wird das Vorhandensein eines starken Cravings angenommen [→ Kap. 7.1]. Es folgt dann der Entscheidungsprozeß („Soll ich Alkohol trinken oder lieber doch nicht?"). Bei der Abstinenzbeendigung ergibt sich das Trinkverhalten, bei der Abstinenzgefährdung erfolgt ein Abstinenzsicherungsverhalten. Die subjektive Bewertung des gezeigten Verhaltens schließt die Prozeßphase von Abstinenzgefährdung oder -beendigung ab.

Der Trinkverlauf nach Abstinenzbeendigung läßt sich im wesentlichen wie folgt einteilen (*Veltrup, 1995a*):

- ein einmaliger Alkoholkonsum,
- sporadisches Trinken,
- phasenhafter Alkoholmißbrauch sowie
- kontinuierlicher Alkoholkonsum

8.3 Interventionsmöglichkeiten zur Bewältigung der Abstinenzbeendigung

Der Verlust des schützenden stationären Settings, die noch fehlende Anbindung an ein weiterführendes Unterstützungssystem, Skepsis bei Angehörigen etc., kann die Gefahr einer frühzeitigen Abstinenzbeendigung nach einer Entzugs- oder auch Entwöhnungsbehandlung erhöhen. Nach dem Veränderungsmodell (*Prochaska et al., 1983; Davidson, 1991*) [Kap. 3.4] ist das Wiedertrinken ein ‚natürlicher Teil' des Abhängigkeitsprozesses. Die Gefahr nach Abstinenzbeendigung besteht darin, daß ein Betroffener wieder in die Vorahnungsphase ‚abgleitet' und das problematische Trinkverhalten sich erneut chronifiziert. Eine Bewältigung der Abstinenzbeendigung liegt vor, wenn es dem Betreffenden gelingt, wieder in die Handlungsphase einzutreten. Abstinenzbewältigungstechniken umfassen erworbene Fertigkeiten, die bei einem Wiedertrinken von den Betroffenen eingesetzt werden, um (weitere) körperliche, psychische oder soziale Folgeschäden des Alkoholkonsums zu vermeiden.

In der Literatur finden sich bislang nur wenige Vorschläge für systematische Interventionsstrategien zur erfolgreichen Bewältigung von Abstinenzbeendigung. Im Folgenden sollen einige Möglichkeiten hierzu vorgestellt werden:

- Patientenzentrierte verhaltenstherapeutische Maßnahmen
  Es handelt sich dabei um Techniken, in denen kognitive, affektive oder aktionale Coping-Strategien zur Anwendung kommen.
- Hinweise für Angehörige zum Umgang mit dem Wiedertrinken der Alkoholiker
  und
- Hilfestellungen zur Be- und Aufarbeitung von Abstinenzbeendigung durch (semi-)professionelle Helfer

Während die Techniken zur Rezidivprävention, die Entscheidungsautonomie im Zusammenhang mit dem Trinkverhalten fördern, sind Interventionen zur erfolgreichen Bewältigung einer Abstinenzbeendigung eher einengend und kontrollierend.

1. Patientenzentrierte Interventionen

1. Technik: Information über Abstinenzbeendigung

Diese Intervention gehört zu der Maßnahmen der Abstinenzbeendigungsprophylaxe. Die Patienten sollen umfassend über empirische Ergebnisse zum Wiedertrinken, zu den Bedingungen und möglichen Auslösern/Vorläufern von Abstinenzbeendigung informiert werden. Die Bücher von *Körkel und Kruse* (1993): „Mit dem Rückfall leben" oder von *Körkel* (1991): „Rückfall muß keine Katastrophe sein" sind in diesem Zusammenhang sehr hilfreich, da sie dem Wiedertrinken die Bedrohlichkeit nehmen, ohne die Abstinenzbeendigung zu bagatellisieren und viele konstruktive Bewältigungsmöglichkeiten nennen. Es werden zusätzlich die Entwicklungschancen nach erneutem Trinken dargestellt, wie die Hinwendung zu bislang nicht berücksichtigten Lebensbereichen oder die Möglichkeit konkretere Zielperspektiven zu entwickeln und adäquate Unterstützung in Anspruch zu nehmen. Zur Aufklärung gehört auch, daß „Rückfallmythen" in Frage gestellt werden: Der Konsum einer likörhaltigen Praline, löst eben nicht „automatisch", „krankheitsbedingt", „naturgegeben" wieder einen Kontrollverlust oder ein erneutes chronisch-exzessives Trinken aus (*Sobell et al.*, 1972).

2. Technik: Selbstgespräche

Velleman (1992) schlägt vor, mit Alkoholabhängigen Kognitionen einzuüben, die sie nach dem ersten Alkoholkonsum nutzen können, um das Weitertrinken zu erschweren oder zu verhindern. Diese Gedanken sollen Gefühle und Bewertungen, die bei Alkoholikern häufig auftreten, entgegenwirken bzw. zu ersetzen. Nach dem ersten Trinken soll der Betroffene sich sagen:

1. ,Es gibt keinen notwendigen Zusammenhang zwischen dem jetzigen Konsum und einem schwerwiegenden und folgenreichen Weitertrinken'.
2. ,Jetzt noch weiter zu trinken, bedeutet eine Katastrophe bewußt auszulösen und in Kauf zu nehmen'.
3. ,Ich kann mein Trinkverhalten jetzt noch kontrollieren'.

Der Patient soll sich die entscheidenden Vorteile der Abstinenz vor Augen führen: ,Wenn ich weiter abstinent lebe, werde ich befördert oder mit meiner Familie Urlaub machen können'. Er kann sich klar machen, wieviel Geld er bereits durch die Abstinenz eingespart hat und in Zukunft noch einsparen kann oder er kann über die verbesserten sozialen Beziehungen in der Abstinenzzeit nachdenken. Es werden somit nur solche Gedanken und Vorstellungen beschrieben, die die Vorteile des Nicht-Weitertrinkens betonen. Angstauslösende Gedanken („Wenn ich nun weitertrinke, werde ich bald wieder stationär behandelt werden müssen, werde ich sterben"), sind für die erfolgreiche Bewältigung von ambivalent besetzten Handlungen wenig hilfreich.

3. *Technik: Krisenkarten*

Marlatt und *Gordon* (1985) schlagen vor, den Patienten nach der Therapie ein Set versiegelter „Erinnerungs-Karten" auszuhändigen, die sie immer bei sich tragen müssen. Nach dem ersten erneuten Alkoholkonsum wird der Umschlag geöffnet. Der Betroffene findet Botschaften, wie sie oben bereits beschrieben wurden, nämlich Gedanken, die mit dem Weitertrinken nicht vereinbar sind. Diese Karten können während der Behandlung von dem Patienten selbst erarbeitet werden. Auch ein Hilfsangebot kann hier integriert werden, z.B eine Karte mit folgendem Text: „In Falle einer schwerwiegenden Gefährdungssituation oder nach einem erneuten Wiedertrinken kann ich mich melden bei ... (Telefonnummer)". Der Patient kann dann je nach örtlichen Möglichkeiten neben den Stichworten Selbsthilfegruppe, Arzt, Beratungsstelle, Freundin/Freund die entsprechenden Telefonnummer eintragen.

4. *Technik: Abstinenzbeendigungs-Vertrag*

Bei dieser Technik sollen die Patienten sich möglichst sofort nach Erreichen der Abstinenz mit einer relevanten Bezugsperson zusammenzusetzen und gemeinsam festlegen, was im Falle eines Wiedertrinkens geschehen sollte. Die gemeinsam verabredeten Vorgehensweisen werden schriftlich fixiert und von beiden Vertragspartnern unterschrieben. Alle Beteiligten erhalten einen Durchschlag, es besteht auch die Möglichkeit dem Arzt eine Kopie der Vereinbarung zu überlassen. Wichtig ist, daß konkrete Absprachen getroffen werden. So ist beispielsweise eine Einigung darüber zu erzielen, bis zu welcher (täglichen) Trinkmenge das Wiedertrinken keine Konsequenzen zur Folge hat. *Marlatt* und *Gordon* (1985) schlagen vor, daß die Abhängigen möglichst vielen Bezugspersonen über ihre Alkoholproblematik und die Gefahr des Wiedertrinkens informieren sollen und diese bitten, im Falle des ersten Konsum den Betroffenen mit den unter 2) beschriebenen Gedanken vom Weitertrinken abzuhalten.

2. Hilfe durch Netzwerke

Es sind drei Schichten eines unterstützenden Netzwerkes zu unterscheiden (*Murgatroy, 1993*):

- das primäre Netzwerk (Angehörige, Arbeitskollegen),
- informelle Hilfssysteme (z. B. Selbsthilfegruppen) und
- formelle Unterstützung

1. Hilfe durch primäres Netzwerk

Lebenspartner, Kinder, Angehörige und Freunde sind von dem Wiedertrinken des Abhängigen meist unmittelbar betroffen [→ Kap. 6.4]. Es sind grob drei typische Umgangsweisen zu unterscheiden: Die erste Gruppe von Angehörigen verarbeitet das Wiedertrinken des Familienmitglieds schuldhaft. Sie machen sich Vorwürfe, weil sie glauben, das Wiedertrinken provoziert zu haben. Sie reagieren überbeschützend und verzeihend. Davon abzugrenzen ist ein Reaktionsmuster, welches durch Enttäuschung, Resignation und Hilflosigkeit gekennzeichnet ist. Die Familienangehörigen hoffen, daß der Betroffene irgendwann das problematische Trinken wieder einstellt. Ein drittes Bewältigungsverhalten besteht in der Androhung massiver Konsequenzen (zeitweise Trennung, Scheidung), um so den Betroffenen zu bewegen, sich um erneute Abstinenz zu bemühen.

Im Rahmen der Suchtbehandlung sollten Angehörige umfassend über Abstinenzbeendigungsprozesse informiert werden (vgl. Technik 1). Sie benötigen Hilfestellungen zum Selbstschutz, aber auch konkrete Hinweise, wie sie den Betroffenen helfen können, wieder zur Abstinenz zurückzukehren. Mit Abstinenzsicherungsverträgen (Technik 2) können Angehörige und Betroffene gemeinsam Konsequenzen für den Fall des Wiedertrinkens besprechen. Angehörige sollten für den Not- und Bedarfsfall gerüstet sein. Dazu gehören Listen mit Adressen und Telefonnummern von Beratungsstellen, Frauenhäusern und ärztlichem Notdienst. Angehörige sollten sich bei Verwandten, Freunden und psychosozialen Einrichtungen vergewissern, ob und in welchem Umfang beispielsweise vorübergehende Wohnmöglichkeiten bestehen, um sich vor dem wiedertrinkenden Familienmitglied zu schützen.

Von *Gorski* und *Miller* (1982) wird der Aufbau eines „Interventions-Netzwerkes“ empfohlen, welches auch Freunden, Arbeitskollegen und Familienmitgliedern bestehen kann und von den Alkoholabhängigen zusammengerufen wird, um diese zu bitten, ihm bei der Aufrechterhaltung der Abstinenz zu unterstützen und bei Krisen aktiv zu werden. Den Angehörigen sollte empfohlen werden, auf eine Abstinenzbeendigung vorbereitet zu sein. Hierzu können folgende Hinweise dienen:

Informelle Hilfe

Bei dem Prozeß der Bewältigung des Wiedertrinkens kann die Selbsthilfegruppe von großer Bedeutung sein. Alkoholiker, die auch während der Zeit des Wiedertrinkens

Tabelle 8.1 Maßnahmen für Angehörige, um auf eine Abstinenzbedingung vorbereitet zu sein

- Frühzeitig Abstinenzsicherungsvertrag schließen
- Keine Vorwürfe bei Abstinenzbeendigung
- In der Abstinenz gemeinsame Suche nach positiver Veränderung
- Abstinenzmotivation des Betroffenen fördern (durch positive Rückmeldung)
- Rechtzeitig Notfallplan erarbeiten:
  - Sich um soziale Unterstützung bemühen
  - Abstinenzbeendigung in der Angehörigenselbsthilfegruppe ansprechen
  - Kontakt zu professionellen Helfern aufnehmen.

die Gruppe weiterhin besuchen, demonstrieren ihren Wunsch nach Hilfe. Die Qualität einer Selbsthilfegruppe ist auch daran abzulesen, ob und wie sie es schafft, die Bindung an die Gruppe bei dem Abstinenzbeender aufrechtzuerhalten. Das Wiedertrinken sollte in der Gruppe thematisiert werden. Allerdings sind konfrontative Auseinandersetzungen wenig hilfreich. Andere Teilnehmer der Selbsthilfegruppe können Wegbegleiter sein. Sie können beispielsweise durch Hausbesuche ihr Verständnis für das Wiedertrinken ausdrücken und über diesen Weg erreichen, daß der Betroffene sich wieder in einer ambulante oder stationäre professionelle Behandlung begibt. Die Analyse der auslösenden und aufrechterhaltenden Bedingungen des Wiedertrinkens sind in der Selbsthilfegruppe von geringerer Bedeutung.

Professionelle Hilfe

Häufig neigen auch professionelle Helfer zur Resignation, wenn ein von ihnen betreuter Alkoholiker wieder trinkt. Aber es gibt Ansätze zur konstruktiven Auseinandersetzung mit Rückfällen. Dabei sind Rückfälle während der Behandlung von solchen während der Abstinenz zu unterscheiden.

Abstinenzbeendigung während der Behandlung

Nach *Feuerlein et al.* (1989) trinken etwa 10% der Patienten in stationären Entwöhnungstherapien während der Behandlungszeit Alkohol. Ein bisher vernachlässigtes Thema ist die Bearbeitung von Abstinenzbeendigung im Rahmen ambulanter Behandlungen. Das Vorgehen wird häufig nur unklar beschrieben und in der Literatur kaum diskutiert. Die Gefahr des Therapieabbruchs nach Abstinenzbeendigung ist hoch. Wichtigster Punkt in dem Krisenmanagement muß sein, den Kontakt zu dem Betreffenden zu halten und ihn dazu zu bewegen, wieder zur Therapie zu kommen, um dort die Umstände des Rückfalls zu besprechen.

Bei aktuell trinkenden Patienten steht die Frage im Vordergrund, welche Interventionsformen notwendig und sinnvoll sind, um wieder Abstinenz erreichen zu können. In Abhängigkeit vom Schweregrad des Wiedertrinkens, bisherigen Erfahrungen und Bewältigungsversuchen werden geeignete Maßnahmen (z. B. tägliche Kontakte, kurze stationäre Aufnahme) abgesprochen. Auch bei offensichtlich weiter fehlender Abstinenzkompetenz wird ein Krisenmanagement verabredet (ev. auch ‚Abstinenzvertrag' erstellen, s. u.). Bei einer Gruppentherapie bieten oft andere Teilnehmer Unterstützung an, in dem sie die Betroffenen in deren Wohnung aufsuchen oder Telefongespräche verabreden.

Im zweiten Schritt sollte der Betreffende den genauen Ablauf des Abstinenzbeendigungsprozesses einschließlich der aufgetretenen Gedanken und Gefühle ausführlich schildern. Anschließend wird (auch in der Therapiegruppe) besprochen, welche Entscheidungs- und Verhaltensalternativen zur Sicherung oder Erhöhung der Distanz zum Alkohol möglich gewesen wären. Danach werden die Vorläufer und subjektiv bedeutsamen Auslöser der Abstinenzbeendigung analysiert. Der Betroffene soll dann Überlegungen anstellen und Pläne entwickeln, welche Veränderungen der Alltagsgestaltung (in den Bereichen Partnerschaft, Familie, Arbeit und Freizeitgestaltung) hilfreich sind, um zukünftig gesicherter Abstinenz einhalten zu können.

Abstinenzbeendigung nach Behandlungsabschluß

In empirischen Untersuchungen wird übereinstimmend gezeigt, daß in den ersten drei Monaten nach Abschluß einer Therapie das Risiko einer Abstinenzbeendigung enorm hoch ist. Nach einer stationären Behandlung haben innerhalb eines Katamnesezeitraums von einem Jahr fast 50% der Wiedertrinker im ersten Monat nach Therapiebeendigung mit dem Alkoholkonsum begonnen (*Veltrup, 1995a*) Eine Möglichkeit, diese kritische Zeit zu überbrücken sind regelmäßige ambulante Nachkontakte über ungefähr vier Wochen. Auch eine Behandlung mit ‚Anti-Craving-Medikamenten' kann hilfreich sein [→ Kap. 7.3].

Hilfestellungen durch den niedergelassenen Arzt

Der Hausarzt ist meist der kontinuierlichste professionelle Helfer für die Alkoholabhängigen (*John et al., 1996; Wienberg, 1992*). Den niedergelassenen Ärzten kommt daher nicht nur in der Frühintervention (Erkennungsphase), sondern auch im Rahmen der Nachsorge erhebliche Bedeutung zu. Über labordiagnostische Kontrolluntersuchungen kann die Abstinenzeinhaltung des Patienten relativ genau erfaßt werden [→ Kap. 1.2]. Neben den oben geschilderten Maßnahmen ist in Abhängigkeit von der Schwere des Wiedertrinkens ein konsequentes und gleichzeitig flexibles Vorgehen angezeigt (*Lauer, 1994*). Die ärztliche Unterstützung kann bestehen in:

- Einzel- und Paargesprächen
- Hausbesuchen
- Krankenhauseinweisung
- der Gabe von Medikamenten

Moralische Abwertungen oder Sanktionen, die häufig im Umgang mit Alkoholikern zu finden sind (*Reimer et al., 1985*), sind für die Wiedererreichung der Abstinenz **kontraindiziert**. Als eine abstinenzerzeugende Strategie bietet sich für den Arzt eine systematische Dosisreduzierung in einem festgelegten Zeitraum an. Durch tägliche Kurzkontakte in der Praxis kann der Alkoholkonsum überwacht werden. Die Maßnahmen sollten zeitlich befristet sein. Wenn erkennbar ist, daß dem Patienten die Einhaltung der verabredeten Regeln nicht gelingt, so kann die Einweisung in ein Krankenhaus zur Akutbehandlung notwendig sein.

Auch der betreuende Arzt kann eine Art ‚Abstinenzvertrag' mit dem Patienten abschließen, der z. B. Regelungen enthält, wie der Arzt sich bei einem Rückfall verhalten soll:

- ob er beispielsweise, wenn ein Vorstellungstermin nicht eingehalten würde, davon ausgehen soll, daß der Betreffende rückfällig geworden ist und einen Hausbesuch oder eine telefonische Nachfrage wünscht oder nicht
- ob er die Angehörigen benachrichtigen soll
- nach wievielen Abstinenzverletzungen eine stationäre Einweisung erfolgen soll
- wieviele Abstinenzverletzungen der Arzt toleriert und den Betreffenden ggf. kurz krank schreibt.

Eine solche Vereinbarung kann dem Arzt helfen, nicht zum ‚Komplizen' des Alkoholikers zu werden (Stichworte: wiederholte Krankschreibungen). Er kann sich auf diese Vereinbarung berufen und so die Grenzen in der Arzt-Patienten-Beziehung klarer gestalten. Außerdem erhöht solch ein ‚Vertrag' für den Patienten die Verbindlichkeit der therapeutischen Beziehung.

Motivationale Interventionen in der Abstinenzbeendigungsphase

Die Gefahr der Abstinenzbeendigung liegt vor allem darin, daß der Betroffene häufig meint, zukünftig moderat trinken zu können und somit wieder in die Vorahnungsphase abgleitet. Das Motivational Interviewing von *Miller* (*1991*) ist hilfreich, um sich dem Klienten erneut zu nähern, seine Bedürfnisse und seine Betroffenheit zu explorieren, objektive Rückmeldung zu geben und Lösungsalternativen zu verhandeln. Die Möglichkeiten der sekundären Prävention von Abstinenzbeendigung werden an anderer Stelle beschrieben [→ Kap. 5.1].

MERKSÄTZE

- Das Ziel einer Kompetenz zur lebenslangen Aufrechterhaltung von Abstinenz ist von den meisten Alkoholikern – wenn überhaupt – nicht in einem Schritt erreichbar

- Statt den „Rückfall" als Versagen des Betroffenen und damit letztendlich auch des Behandlers zu bewerten, sind individuelle Interventionsstrategien zu entwerfen

- Immer auf einen Rückfall vorbereitet sein!
  → Rechtzeitig Krisenplan (mit Angehörigen) ausarbeiten
  → Möglichst Kontakt zu Betroffenen aufrechterhalten

- Oft ist es zweckmäßig, mit den Betreffenden eine Art ‚Vertrag' für das Vorgehen im Fall eines Rückfalls zu schließen

- Die Angehörigen dahingehend beraten, ebenfalls frühzeitig einen Krisenplan auszuarbeiten.
  → Dieser sollte konkrete Schritte enthalten, wie und wo sich die Angehörigen Hilfe holen können.

III. Anhang

T. Wetterling

9.1
Kurzcharakterisierung der erwähnten Medikamente

Acamprosat (Campral®)

Acamprosat ist das bisher einzige in der BRD zugelassene sogenannte ‚Anti-Craving'-Medikament [→ Kap. 7.1]. In Frankreich bestehen schon seit mehreren Jahren Erfahrungen mit Acamprosat.

Wirkmechanismus:
Das pharmakologische Wirkungsprofil von Acamprosat (Calcium-bis-acetyl-homotaurinat) ist noch nicht hinreichend geklärt (*Littleton, 1995*). Es ist ein Derivat des im ZNS vorkommenden Neuromodulators Homotaurin und hat vorwiegend erregungshemmende Wirkungen im ZNS. Acamprosat hemmt die exzitatorische Wirkung von Glutamat und verstärkt die hemmende Wirkung von GABA und Taurin.

Pharmakologische Eigenschaften von Acamprosat:
Resorption: gering, daher längere Aufsättigung (etwa 7 Tage) notwendig
Orale Bioverfügbarkeit: etwa 11%
Halbwertzeit: 21 Stunden (im steady state)
Elimination: ausschließlich renal
Metaboliten: keine Metaboliten

Wirkung:
Acamprosat hat eine nachgewiesene rückfallprophylaktische Wirkung bei Alkoholikern [→ Tab. 3.3]. Die Abstinenzrate ist nach 1 Jahr etwa doppelt so hoch wie bei mit Placebo behandelten Alkoholabhängigen.

Nebenwirkungen von Acamprosat:
An Nebenwirkungen sind bisher bekannt (*LIPHA, 1994; Nalpas, 1990*):
Gastrointestinale Nebenwirkungen, v. a. Diarrhoe, abdominelle Schmerzen, Übelkeit, Erbrechen, Pruritus und Urtikaria und seltener Erythema multiforme, Benommenheit (Verwirrtheit), Schlafstörungen und Impotenz.

Kontraindikationen:
Störung der Nierenfunktion, Hyperkalziämie
Für Schwangere, Patienten mit einem Alter > 65 und Mehrfach-Abhängige liegen bisher keine ausreichenden Erfahrungen vor.

Dosierung:
3 × 2 Tabletten a 333 mg/Tag (unter 60 kg Körpergewicht: 2 × 2 Tabletten)

> ! Bisher keine Wechselwirkungen mit Alkohol und Psychopharmaka nachgewiesen.
>
> Kein Abhängigkeitspotential

Benzodiazepine (Diazepam, Clorazepat)

In der angelsächsischen Literatur wird überwiegend das Benzodiazepin Diazepam zur Behandlung des schweren Alkoholentzugssyndroms empfohlen (*Naranjo et al., 1986; Sellers et al., 1983*). In der BRD ist Diazepam nicht offiziell vom BIArM zur Behandlung des Alkoholentzugs zugelassen, sondern nur das Benzodiazepin Dikaliumclorazepat (Tranxillium®).

Wirkmechanismus:
Alle Benzodiazepine verstärken die hemmende Wirkung GABAerger Neurone im ZNS.

Pharmakologische Eigenschaften von Diazepam (Dikaliumclorazepat):
Resorption: vollständig
Orale Bioverfügbarkeit: 95%
Halbwertzeit: 20–40 Stunden (bei Alkoholikern mit Leberzirrhose und im Alter verlängert)
Plasmaproteinbindung: 98%
Elimination: fast ausschließlich hepatisch
Metaboliten: mehrere wirksame Metaboliten mit unterschiedlichen Halbwertszeiten (bis max. 100 Std)

Wirkung von Diazepam:
Sedierend, antikonvulsiv, anxiolytisch, muskelrelaxierend

Nebenwirkungen von Diazepam:
Atemlähmung, Darmatonie, Tachykardie, Blutdruckabfall, Muskelrelaxation, Sedierung

Kontraindikationen:
Myasthenia gravis, Schlafapnoe Vorsicht
relative Kontraindikation: Mehrfach-Abhängigkeit

Indikationen:
Status epilepticus (auch im Alkoholentzug)
Alkoholentzug einschließlich Delir (nur Tranxillium® zugelassen)

Dosierung:
Als Entzugsmedikation:
Diazepam (z. B. Valium®) initial max. 10 mg/2stdl , dann 60 mg/Tag oder Clorazepat (Tranxillium®)

> ! Wechselwirkung mit Alkohol → Wirkungsverstärkung → Intoxikation!
> Als Entzugsmedikation erst geben, wenn Alkoholspiegel deutlich unter 1 Promille gesunken ist.
> Erhebliches Suchtpotential, maximal 14 Tage verordnen!

Buspiron (Bespar®)

Buspiron ist ein Anxiolytikum aus der Stoffklasse der Azopirone, die chemisch keine Ähnlichkeit zu den Benzodiazepinen hat.

Wirkmechanismus:
Buspiron ist ein partieller Agonist an einem Serotonin-Rezeptorsubtyp (5-HT_{1A}-Rezeptor).

Pharmakologische Eigenschaften von Buspiron:
Resorption: vollständig
Orale Bioverfügbarkeit:
Halbwertzeit: 2–3 Stunden
Plasmaproteinbindung:
Elimination: fast ausschließlich hepatisch
Metaboliten: mehrere, teils wenig wirksame Metaboliten

Wirkung von Buspiron:
Anxiolytisch

Nebenwirkungen von Buspiron:
Schwindel, Magenbeschwerden, Übelkeit, Durchfall, Kopfschmerzen, Erregung, Erbrechen, Erregung, Schlaflosigkeit, Benommenheit

Kontraindikationen:
Akute Intoxikationen, Leber- und Niereninsuffizienz, Engwinkelglaukom, Myasthenia gravis

Indikationen:
Angstzustände (Wirkung tritt erst nach etwa 14 Tagen ein)
Auch bei Alkoholikern, die Angstzustände aufweisen, scheint Buspiron wirksam zu sein und sogar einen ‚Anti-Craving' Effekt zu haben (*Bruno, 1989; Kranzler et al., 1994; Tollefson et al., 1992*). In der BRD nicht als ‚Anti-Craving'-Medikament zugelassen!

Dosierung:
Initial 3 × 5 mg, auf 3 × 20 mg steigern

> **!** Wechselwirkung mit Alkohol möglich!

Carbamazepin (Handelsnamen: z. B. Finlepsin®, Sirtal®,Tegretal®, Timonil®)

Carbamazepin ist als Antikonvulsivum und für einige neurologische Indikationen (z. B. Schmerzsyndrome) schon lange eingeführt. Es hat sich auch in der Phasenprophylaxe von bipolaren affektiven Störungen bewährt.

Wirkmechanismus:
Das pharmakologische Profil von Carbamazepin ist sehr vielgestaltig, so sind bisher mindestens 12 Wirkungen bekannt (*Post et al., 1984; Waldmeier et al., 1989; Zieglgänsberger et al., 1989*):

a. auf Neurotransmitter-Systeme: GABA, L-Glutamat, Noradrenalin, Acetylcholin und Dopamin
b. neurophysiologische Effekte:Unterdrückung paroxysmaler neuronaler Aktivität (z. B. repetitive Reizung (kindling)) und Verkürzung der Nachentladung
c. weitere Wirkungen: ADH-ähnliche Wirkung

Welche dieser vielfältigen Wirkungen die Hauptwirkung des Carbamazepins ist bzw. ob eine solche überhaupt gibt, ist noch nicht hinreichend geklärt.

Pharmakologische Eigenschaften:
Resorption: je nach Darreichungsform, am schnellsten bei Suspension oder Saft
Orale Bioverfügbarkeit: unterschiedlich, da ausgeprägter hepatischer First-pass-Effekt
Halbwertzeit: etwa 15 Stunden (bei Alkoholikern mit Leberzirrhose verlängert) durch deutlichen enzyminduzierenden Effekt abhängig von Einnahmedauer
Metabolisierung: Oxidation in der Leber.
Elimination: fast ausschließlich renal
Metaboliten: ein aktiver Metabolit (Carbamazepin-Epoxid) Halbwertszeit etwa 8 Std.

Wirkung:
Antikonvulsiv, schmerzsenkend bei anfallsartigen Schmerzen

Nebenwirkungen:
Sehr vielfältige Nebenwirkungen (s. *Sillanpää, 1987*), bes.: Übelkeit, Brechreiz, Reizbarkeit, Schwindel, Doppelbilder, Ataxie, Nystagmus, Exanthem, Dermatitis exfoliativa, Ekzem, Veränderungen des weißen Blutbildes bis zur Agranulozytose, Leberfunktionsstörungen (Enzyminduktion + -freisetzung) und Hyponatriämie durch ADH-ähnliche Wirkung

Kontraindikationen:
Schwere Leberfunktionsstörungen, AV-Block, Überempfindlichkeit

Indikationen:
Alkoholentzugssyndrom, Epilepsie, Schmerzsyndrome

Dosierung:
3 × 200 mg/d bis 3 × 300 mg/d (insbesondere bei über 90 kg Körpergewicht)
Innerhalb von 1Woche nach Abklingen der Symptomatik ausschleichen!

Clomethiazol (Distraneurin®)

Clomethiazol ist ein synthetisches Thiazolderivat, das strukturchemisch dem Thiamin (Vitamin B1) ähnlich ist. Der genaue Wirkmechanismus ist noch nicht bekannt. Wahrscheinlich spielt eine Interaktion mit hemmenden GABAergen Neurone eine wesentliche Rolle.

Pharmakologische Eigenschaften:
Resorption: bei oraler Gabe:
Mixtur etwa 15 min, Kapseln etwa 30 min, Tabletten etwa 70 min
Orale Bioverfügbarkeit 10–40% (ausgeprägter hepatischer First-pass-Effekt)
Halbwertzeit: 4 Stunden (bei Alkoholikern mit Leberzirrhose verlängert, bei Alkoholikern ohne Leberschädigung verkürzt!)
Plasmaproteinbindung: 65%
Metabolisierung: fast ausschließlich durch hepatische Oxidation
Metaboliten: nur schwach wirksam
Elimination: fast ausschließlich renal

Wirkung von Clomethiazol:
Sedierend, antikonvulsiv, anxiolytisch

Nebenwirkungen:
Verschleimung der Atemwege!
Atemlähmung, Darmatonie, Tachykardie, Blutdruckabfall, Muskelrelaxation

Kontraindikationen:
Pneumonie, schwere respiratorische Insuffizienz

Anwendungsgebiete:
Alkoholentzugsdelir *i. v. Gabe nur unter Intensivüberwachung!*
(Mittel der 1. Wahl, wenn keine Kontraindikationen bestehen)
bei anderen deliranten Zustandsbildern, Schlafmittel in der Geriatrie

> **!** Die Gabe von Clomethiazol (Distraneurin®) für einen ambulanten Alkoholentzug ist wegen des hohen Suchtpotentials und schwerwiegender Nebenwirkungen obsolet

Clonidin

Clonidin (z. B. Catapressan®) wurde als Medikament zur Behandlung des Bluthochdrucks eingeführt und gut untersucht. Als Paracefan® wird es auch in der Alkohol- und Opiatentzugsbehandlung eingesetzt.

Wirkmechanismus: **α2-Sympathikomimetikum**
Der Hauptangriffspunkt des Imidazolderivats Clonidin liegt im ZNS. Es hat v. a. an den präsynaptischen α-Rezeptoren im Locus coeruleus eine agonistische Wirkung und führt damit zu einer verminderten Ausschüttung von Noradrenalin. Im Entzug kommt es zur einer noradrenerger Überstimulation [→ Kap. 6.1], die von Clonidin unterdrückt werden kann.

Pharmakologische Eigenschaften:
Resorption: fast vollständig
Orale Bioverfügbarkeit: 75%
Wirkungseintritt: parenteral nach 10 min
Halbwertzeit: 20 Stunden
Plasmaproteinbindung: 20–40%
Elimination: 60% unverändert renal, Rest hepatisch verstoffwechselt
Metaboliten: keine

Wirkung von:
Blutdrucksenkend, sedierend

Nebenwirkungen:
Blutdruckabfall, initial auch Anstieg, Bradykardie, Müdigkeit, Mundtrockenheit, Muskelrelaxation

Kontraindikationen:
Schwangerschaft, Sick Sinus Syndrom, Phäochromozytom

Indikationen:
Alkoholentzug (zur Behandlung der vegetativen Symptomatik)
In Kombination mit Haloperidol auch zur Behandlung des Delirs geeignet
Opiatentzug

> ! Cave: i. v.-Gabe nur unter Intensivüberwachung (Herzrhythmusstörungen, Bradykardie)

Doxepin (z. B. Aponal®, Sinquan®)

Doxepin ist ein gut untersuchtes und bewährtes Antidepressivum. Es gehört zu den trizyklischen Antidepressiva mit dämpfender Wirkung.

Wirkmechanismus:
Doxepin hemmt die Noradrenalin- und weniger auch die Serotonin-Wiederaufnahme in das präsynaptische Neuron und erhöht so die Konzentration dieser Neurotransmitter im synaptischen Spalt.

Pharmakologische Eigenschaften:
Resorption: fast vollständig
Orale Bioverfügbarkeit: unterschiedlich, da hepatischer first-pass-Effekt (individuell stark unterschiedlich)
Halbwertzeit: 15–20 Stunden
Metabolisierung: fast vollständig durch hepatische Oxidation
Metaboliten: aktiver Metabolit (Desmethyldoxepin)
Eliniminerung: über enterohepatischen Kreislauf

Wirkung:
Antidepressiv, sedierend und auch anxiolytisch

Nebenwirkungen:
Mundtrockenheit, Akkommodationsstörungen, Obstipation, orthostatische Dysregulation, Sedation, Blutbildveränderungen, Herzrhythmusstörungen

Kontraindikationen:
Akute Intoxikationen. Harnverhalt, Engwinkelglaukom
Vorsicht bei kardialer Vorschädigung, insbesondere bei Rhythmusstörungen

Indikationen:
Agitiert-ängstliche Depression, auch bei generalisierter Angststörung
Opiat-Entzug zur Unterstützung, ev. auch bei langandauernden depressiven Verstimmungen nach Kokain-Mißbrauch

Haloperidol (z. B. Haldol®)

Als erstes Butyrophenonderivat in die Therapie von schizophrenen Psychosen eingeführt. Es wirkt stark antipsychotisch. Daher wird es auch zur Behandlung von deliranten Zuständen häufig verwendet.

Wirkmechanismus:
Haloperidol wirkt stark antidopaminerg, v. a. an dem postsynaptischen D2-Rezeptor.

Pharmakologische Eigenschaften:
Resorption: Orale Bioverfügbarkeit: 50–70% (hepatischer first-pass-Effekt)
Halbwertzeit: 20 Stunden
Plasmaproteinbindung: 90%
Metabolisierung: fast vollständig durch hepatische Oxidation
Metaboliten: keine aktiven
Eliminierung: über enterohepatischen Kreislauf

Wirkung:
Antipsychotisch (gegen Wahn, Halluzinationen, psychotische Denkstörungen, Ich-Störungen) antiemetisch, nur gering sedierend

Nebenwirkungen:
Extrapyramidale Bewegungsstörungen (v. a. Dyskinesien, Hypokinesien), Blutbildveränderungen, AV-Block, Schenkelblock

Kontraindikationen:
Parkinson-Syndrom, Lewy-body-disease

Indikationen:
Alkoholentzug (zur Behandlung der psychotischen Symptomatik)
Erregungszustände (auch bei Alkoholintoxikation vorsichtig dosieren!)
auch bei Alkoholhalluzinose und Schizophrenie

> ! Cave: Potentiell anfallssteigernd, daher bei Alkoholentzug Kombination mit Antikonvulsivum (z. B. Carbamazepin) sinnvoll.
> Möglichst einschleichend dosieren!

Imipramin (z. B. Tofranil®)

Imipramin ist ein seit langem eingeführtes und bewährtes Antidepressivum. Es gehört zu den trizyklischen Antidepressiva mit leicht aktivierender Wirkung.

Wirkmechanismus:
Impramin hemmt die Noradrenalin- und die Serotonin-Wiederaufnahme in das präsynaptische Neuron und erhöht so die Konzentration dieser Neurotransmitter im synaptischen Spalt.

Pharmakologische Eigenschaften:
Resorption: fast vollständig
Orale Bioverfügbarkeit: hepatischer first-pass-Effekt (individuell stark unterschiedlich)
Halbwertzeit: 20 (7–26) Stunden
Plasmaproteinbindung: 90%
Metabolisierung: fast vollständig durch hepatische Oxidation
Metaboliten: aktiver Metabolit (Desipramin), Halbwertszeit etwa 20 Stunden
Eliniminerung: über enterohepatischen Kreislauf

Wirkung:
Antidepressiv und auch anxiolytisch

Nebenwirkungen:
Mundtrockenheit, Akkommodationsstörungen, Obstipation, orthostatische Dysregulation, Sedation, Blutbildveränderungen, Herzrhythmusstörungen

Kontraindikationen:
Akute Intoxikationen. Harnverhalt, Engwinkelglaukom
Vorsicht bei kardialer Vorschädigung, insbesondere bei Rhythmusstörungen

Indikationen:
Gehemmte Depression, auch bei Alkoholikern (*McGrath et al., 1996*), Panikattacken, generalisierte Angststörung und auch bei Zwangsstörung (besser Clomipramin)

γ-Hydroxybuttersäure (Somsanit®)

Neues Therapieprinzip in der Behandlung des Alkoholentzugs. Wegen der schwierigen Handhabbarkeit nur für Intensivstationen geeignet. Möglicherweise ist γ-Hydroxybuttersäure auch als ‚Anti-Craving'-Medikament geeignet (*Addolorato et al., 1996; Gallimberti et al., 1992*). In der BRD nur als i. v.-Lösung zur Narkose erhältlich.

Wirkmechanismus:
Noch nicht hinreichend geklärt, wahrscheinlich ist γ-Hydroxybuttersäure ein Neurotransmitter im ZNS, der möglicherweise bei der Regulation des Schlafs eine Rolle spielt.

Pharmakologische Eigenschaften:
Halbwertzeit: 2 Stunden
Metaboliten: keine aktiven
Eliminierung: fast vollständig als CO_2

Nebenwirkungen:
Verlangsamung des Herzrhythmus, Hypernatriämie (Natriumsalz!)

Kontraindikationen:
Schwere Nierenfunktionsstörung, art. Hypertonie, Alkoholintoxikation und Epilepsie.

Dosierung:
10–20 mg/h/kg KG

> ! γ-Hydroxybuttersäure ist noch nicht zur Behandlung des Alkoholentzugssyndroms zugelassen. Es scheint jedoch bei Patienten mit körperlichen Komplikationen, insbesondere mit Taumata oder nach Operationen, geeignet zu sein.

Naltrexon (Nemexin®)

Naltrexon ist ein partieller Opiat-Antagonist, der indirekt die durch Alkohol induzierten positiven Gefühle (Euphorisierung) unterdrückt.

Wirkmechanismus: partieller Opiat-Antagonist
Seit längerem zur Unterstützung der Entwöhnung bei Opiatabhängigen zugelassen. In amerikanischen Studien hatte Naltrexon auch bei Alkoholikern einen rückfallprophylaktischen Effekt (*O'Malley et al., 1992; Volpicelli et al., 1992*). Diese Studien führten 1995 zur Marktzulassung in den USA. Naltrexon reduziert sowohl das Craving (*Volpicelli et al., 1992*) als auch die Zahl der konsumierten Drinks (*O'Malley et al., 1992*). Die begleitenden psychotherapeutischen Maßnahmen hatten einen erheblichen Einfluß auf den Therapieerfolg (*O'Malley et al., 1992*). Allerdings ist festzustellen, daß die Studien nur über 12 Wochen liefen. Die Ergebnisse der Multicenter-Studien in Europa sind bisher noch nicht publiziert.

Nebenwirkungen:
Entzugserscheinungen bei Opiatgebrauch, Erhöhung der Leber-Transaminasen, reversible idiopathische thrombozytopenische Purpura.

Indikation:
In der BRD bisher nur zur **Opiatentwöhnung** zugelassen!

Dosierung:
50 mg/Tag.

9.2 Praktische Hinweise

9.2.1 Abrechnung von ärztlichen Leistungen bei der Behandlung von Alkoholikern

Die Bestimmungen zur Abrechnung von ärztlichen Leistungen unterliegen z. Z. leider einem ständigen Wandel, so daß hier nur kurze Hinweise gegeben werden können:

Beim ersten Arzt-Patient-Kontakt wird die Ordinationsgebühr als pauschalierte Leistung fällig: 90 Punkte

Zur Erkennung möglicher psychiatrischer Begleiterkrankungen ist eine umfassende klinisch-diagnostische Untersuchung notwendig EBM 11 450 Punkte

Therapeutische Gespräche und Kurzinterventionen wie sie in diesem Buch empfohlen wurden, können mit EBM 10 abgerechnet werden: Therapeutisches hausärztliches Gespräch (bei mehrfacher Abrechnung Begründung notwendig) jeweils 450 Punkte

Häufig ist insbesondere bei kognitiv beeinträchtigten Alkoholikern eine **Fremdanamnese** notwendig. Zum Schutz der Angehörigen kann auch eine **Unterweisung** von diesen notwendig sein. EBM 19 500 Punkte

Die Laborparameter, die in diesem Buch empfohlen wurden, können wie folgt abgerechnet werden. Allerdings wird in dem Gebühren-Handbuch (*Broglie et al., 1996*) CDT nicht explizit aufgeführt. Folgende EBM-Nr. sind denkbar: 4246, 4272, 4288, 4298 bzw. 4127 je nach Bestimmungsmethode. Auch ist die CDT-Bestimmung eine Leistung aus der Ausschlußliste gem. 6 Abs. 2 Hausarztvertrag.

	EBM-Nr	Punkte
γ-GT	3683	25
MCV	3843	100
CDT (RIA)	4246–4298	600–1000
CDT (HPLC)	4127	350

Besondere Fälle

Bei Suizidalität oder akuter psychischer Dekompensation EBM 21 800 Punkte

Bei kognitiv schwer beeinträchtigten und/oder körperlich abgebauten Alkoholikern kann eine Betreuung im Wohnheim erforderlich sein EBM 15 800 Punkte

eventuell in besonders schweren Fällen auch EBM 14 1800 Punkte

Hinweise zur Abrechnung für Nervenärzte finden sich bei *Kohler, 1996*

9.2.2 Wichtige Adressen

In Deutschland sind viele Institutionen und Ämter mit den Belangen von Alkoholkranken und/oder ihrer Angehörigen befaßt. Leider arbeiten diese häufig nicht gut miteinander verzahnt zusammen. Hier kann dem behandelnden Arzt ein wichtige Koordinatorfunktion zukommen. Daher sollten wichtige Adressen hier verzeichnet werden:

Sucht-Beratungsstelle:
Name:
Straße:
Ort:
Tel.-Nr:

Sucht-Beratungsstelle:
Name:
Straße:
Ort:
Tel.-Nr.:

Sozial-Beratungsstelle:
Name:
Straße:
Ort:
Tel.-Nr:

Familien-Beratungsstelle:
Name:
Straße:
Ort:
Tel.-Nr.:

Sozialamt:
Straße:
Ort:
Tel.-Nr:

Jugendamt:
Straße:
Ort:
Tel.-Nr.:

9.2.3 Vorgehen bei Einweisung in Langzeittherapie

Der Kostenträger einer Langzeitentwöhnung für Alkoholkranke ist der zuständige Rentenversicherungsträger, meist die zuständige LVA oder die BfA.

Voraussetzung ist neben einer ärztlicher Befürwortung

1. eine Beratung bei einer der Sucht-Beratungsstellen des Rentenversicherungsträgers
2. eine ausführliche Sozialbericht eines Sozialarbeiters (meist von der Beratungsstelle)
3. ein vom Patient ausgefüllter Antrag

Auf dem Boden dieser Unterlagen entscheidet dann der Kostenträger über eine Bewilligung der Entwöhnungsbehandlung. Die ärztliche Aufgabe besteht also v. a. in der Weiterleitung an die zuständige Beratungsstelle.

Nächste Sucht-Beratungstelle der LVA.....
Straße:
Ort:
Tel.-Nr:

Nächste Sucht-Beratungstelle der BfA
Straße:
Ort:
Tel.-Nr:

9.3
Verzeichnis der Dachorganisationen der Selbsthilfegruppen und Entwöhnungseinrichtungen (Angaben ohne Gewähr)

Selbsthilfegruppen:

Anonyme Alkoholiker Deutschland (AA)
Gemeinsames Dienstbüro
Postfach 460227
80910 München
Tel. 089/3164343 oder 316950–0 FAX 089/31651000

Blaues Kreuz in Deutschland e. V.
Bundesgeschäftsstelle
Freiligrathstr. 27
42289 Wuppertal
Tel. 0202/6200341 FAX 0202/6200381

Blaues Kreuz in der Evanglischen Kirche Bundesverband e. V.
Dieterichstr. 17a
30159 Hannover
Tel. 0511/3631815

Bundesarbeitsgemeinschaft der Freundeskreise für Suchtkrankenhilfe in Deutschland e. V.
Kurt-Schumacher-Str. 2
34117 Kassel
Tel. 0561/780413 FAX 0561/711282

Deutscher Frauenbund für alkoholfreie Kultur
Kurt-Tuchilsky-Str. 7
63329 Egelsbach
Tel. 06103/42731

Deutscher Guttempler-Orden (I. O.G. T.) e. V.
Ordenszentrale
Adenauerallee 45
20097 Hamburg
Tel. 040/245880 FAX 040/241430

Kreuzbund e. V.
Bundesgeschäftsstelle
Münsterstr. 25
59065 Hamm
Tel. 02381/67272–0

NAKOS
Albrecht-Achilles-Str. 65
10709 Berlin
Tel. 030/8914019
FAX 030/89334014

Angehörigengruppen:

Al-ANON Familiengruppen
Zentrales Dienstbüro
Emilienstr. 4
45128 Essen
Tel. Nr und FAX 0201/773008

AL-ANON Erwachsene Kinder von Alkoholikern
c/o Int. Familientreff
Adalbertstr. 10a
60486 Frankfurt/Main

Dachorganisationen der stationären Entwöhnungseinrichtungen:

Bundesverband für stationäre Suchtkrankenhilfe e. V.
Kurt-Schumacher-Straße 2
34117 Kassel
Tel. Nr. 0561/779351 FAX 0561/102883

Fachverband Sucht e. V.
Adenauerallee 58
53113 Bonn
Tel. Nr. 0228/261555 FAX 0228/215885

Weitere wichtige Adressen:

Deutsche Hauptstelle gegen die Suchtgefahren (DHS) e. V.
Westring 2
59065 Hamm
Tel. 02381/9015-0 FAX 02381/15331

10 Literatur

Ackenheil M, Athen D, Beckmann H (1978) Pathophysiology of delirious states. J Neural Trans, Suppl. 14: 167-175

Ackermann K (1996) Psychologische Modelle abhängigen Alkohol- und Drogenkonsums. In: Mann K, Buchkremer H (Hrsg.) Sucht- Grundlagen, Diagnostik, Therapie. G. Fischer, Stuttgart, S 19-32

Addolorato G, Castelli E, Stefanini GF, Casella G, Caputo F, Marsigli L, Bernardi M, Gasbarrini G, GHB study group (1996) An open multicentric study evaluating 4-hydroxy-butryric acid sodium salt in the medium-term treatment of 179 alcohl dependent subjects. Alcohol Alcohol 31: 341-345

Adinoff B, Martin PR, Bone GH, Eckardt MJ, Roehrich L, George DT, Moss HB, Eskay R, Linnoila M, Gold PW (1990) Hypothalamic-pituitary-adrenal axis functioning and cerebrospinal fluid corticotropin releasing hormone and corticotropin levels in alcoholics after recent and longterm abstinence. Arch Gen Psychiatry 47: 325-330

Allen JP, Maisto SA, Connors GJ (1995) Self-report screening tests for alcohol problems in primary care. Arch Intern Med 155: 1726-1730

Alling C, Balldin J, Bokstrom K, Gottfries CG, Karlsson I, Langstrom G (1982) Studies on duration of a late recovery period after chronic abuse of ethanol. A cross-sectional study of biochemical and psychiatric indicators. Acta Psychiatr Scand. 66: 384-397

American Psychiatric Association (1994) Diagnostic and statistic manual of mental disorders. 4th edition. DSM-IV. American Psychiatric Press, Washington DC. Deutsche Übersetzung: Saß H, Wittchen H-U, Zaudig M (Hrsg) (1996) Diagnostisches und statistisches Manual psychischer Störungen DSM-IV. Hogrefe, Göttingen

Amodeo M, Liftik J (1990) Working through denial in alcoholism. Families in Societies. J Contemp Human Services, 131-135

Anderson P (1990) WHO Regional Publications. European Series. No.32, Kopenhagen

Anderson P (1995) Alcohol and risk of physical harm. In: Holder HD, Edwards G (Hrsg) Alcohol and public policy. Oxford Press, Oxford, S 82-113

Andree H (1989) Alkoholische Lebererkrankung. In: Nickel B, Morozov GV (Hrsg) Alkoholbedingte Krankheiten. VEB Verlag Volk und Gesundheit, Berlin, S 327-347

Anonyme Alkoholiker (Hrsg.) (1980) Anonyme Alkoholiker. Ein Bericht über die Genesung alkoholkranker Männer und Frauen. Ostallgäuer Buch- und Offsetdruckerei. Marktoberdorf

Anton RF, Becker HC (1995) Pharmacotherapy and pathophysiology of alcohol withdrawal. In: Kranzler HR (Hrsg) The pharmacology of alcohol abuse. Springer, Berlin, S 315-368

Anton RF, Moak, DH, Latham PK (1995) The obsessive compulsive drinking scale: a self-rated instrument for the quantification of thought about alcohol and drinking behavior. Alcohol Clin Exp Res 19: 92-99

Anton RF, Moak, DH, Latham PK (1996) The obsessive compulsive drinking scale. Arch Gen Psychiatry 53: 217-226

Arend H (1994) Alkoholismus-Ambulante Therapie und Rückfallprophylaxe. Beltz Psychologische Verlags Union, Weinheim

Arendt T, Hennig D, Gray JA, Marchbanks R (1988): Loss of neuron in the rat basal forebrain cholinergic projection system after prolonged intake of ethanol. Brain Res Bull 21: 563-570

Arolt V, Driessen M, Schürmann A (1995) Häufigkeit und Behandlungsindikation von Alkoholismus bei internistischen und chirurgischen Krankenhauspatienten. Fortschr Neurol Psychiatr 63: 283-288

Baar M und O'Connor S (1985). Relapse in Alcoholism: New Perspectives. Am J Orthopsychiatry 55: 570-576

Babor TF, Lauerman RJ (1986) Classification and forms of inebrity. Historical antecedents of alcohol typologies. In: Galanter M (Hrsg) Recent developments in alcoholism. Vol.4. Plenum, New York, S 113-144

Babor TF, Ritson EB, Hodgson RJ (1986) Alcohol related problems in the primary health setting: a review of early intervention strategies. Br J Addict 81: 23-46

Babor TF, Stephens RS, Marlatt GA (1987) Verbal report methods in clinical research on alcoholism: Response bias and ist minimization. J Stud Alcohol 48: 410-424

Babor TF, Grant M (1989) From clinical research to secondary prevention: international collaboration in the development of the Alcohol Use Disorders Identification Test (AUDIT). Alcohol Health Res World 13: 371-374

Babor TF, Hofmann M, DelBoca FK, Hesselbrock V, Meyer RE, Dolinsky ZS, Rousaville B Types of alcoholics. I. Evidence for an empirically derived topology based on indicators of vulnerabilitiy and severity. Arch Gen Psychiatry 49: 599-608

Babor TF (1995) The social and public health significance of individually directed interventions. In: Holder HD, Edwards G (Hrsg) Alcohol and public policy. Oxford Press, Oxford, S 164-189

Ballenger JC, Post RM (1978) Kindling as a model for alcohol withdrawal syndromes. Br J Psychiatry 133:1-14

Banger M, Mann K, Hiemke C (1995) Alkoholcraving, globale Selbsteinschätzung und endokrine Alterationen im akuten Alkoholentzug. Sucht, Sonderband, 47-50

Barbee JG, Clark PD, Crapanzano MS, Heintz GC, Kehoe CE (1989) Alcohol and substance abuse among schizophrenic patients presenting to an emergency psychiatric service. J Nerv Ment Dis 177: 400-407

Barber, J. G. (1992) Relapse prevention and the need for brief social interventions. J Substance Abuse Treatment 9: 157-158

Barber, J.G. (1995) Social Work with Addictions. Macmillan, Houndmilles

Barry KL, Fleming MF (1993) The Alcohol use disorders identification test (AUDIT) and the SMAST-13: predictive validity in a rural primary care sample. Alcohol Alcohol 28: 33-42

Bauer LO (1994) Psychobiology of craving. In: Lowinson JH, Ruiz P, Millman RB, Langrod JG (Hrsg) Substance abuse. A comprehensive textbook. 2nd ed. Williams & Wilkens, Baltimore, S 51-55

Becker K, Leitner N, Schulz W (1986) Soziales Umfeld von Alkoholikern bei Klinikentlassung und sein Einfluß auf den Behandlungserfolg. Psychiat Prax 13: 121-127

Bell H, Tallaksen CC, Haug E, Try KI (1994) A comparison between two commercial methods for determining carbohydrate deficient transferrin (CDT). Scand J Clin Lab Invest 54: 453-457

Bender W (1995) Vortrag, 6th ISBRA-Congress, Stuttgart, 5.9.1995

Benkert O, Hippius H (1996) Psychiatrische Pharmakotherapie. 6. Aufl., Springer, Berlin

Bernandt MW, Mumford J, Taylor C, Smith B, Murray RM (1982) Comparison of questionnaire and laboratory tests in the detection of excesssive drinking and alcoholism. Lancet i : 325-328

Bien T, Miller WR,, Tonigan JS (1993) Brief interventions for alcohol problems: a review. Br J Addict 88: 315-336

Bisson JI, Ward AM (1994) A comparison of carbohydrate deficient transferrin with other markers of alcohol misuse in male soldiers under the age of thirty. Alcohol Alcohol 29: 315-321

Björkqvist S-E, Isohanni M, Mäkela R, Malinen L (1975) Ambulant treatment of alcohol withdrawal symptoms with carbamazepine: A formal multicentre double-blind comparison with placebo. Acta Psychiat Scand 53: 333-342

Blane HT, Leonard KE (Hrsg) (1987) Psychological theories of drinking and alcoholism. Guilford, New York

Blum K (1991) Das somatopsychische Syndrom: Ein Modell zur Bedeutung neurogenetischer Faktoren in der Genese von Suchterkrankungen. In: Heide M, Klein T, Lieb H (Hrsg.) Abhängigkeit zwischen biochemischem Programm und steuerbarem Verhalten. H.N. Druck + Verlag, Bonn, S 65-95

Bochnik HJ, Koch H (1990) Die Nervenarzt-Studie. Deutscher Ärzte-Verlag, Köln
Bode JC (1995) Klinik und Therapie alkoholischer Leberschäden. In: Seitz H, Lieber CS, Simanowski UA (Hrsg) Handbuch Alkohol, Alkoholismus, Alkoholbedingte Organschäden. Barth, Leipzig, S 237-259
Bökström K, Balldin J (1992) A rating scale for assessment of alcohol withdrawal psychopathology (AWIP). Alcohol Clin Exp Res 16: 241-249
Böning J (1994) Warum muß es ein „Suchtgedächtnis" geben? Klinische Empirie und neurobiologische Argumente. Sucht 40: 244-252
Böning J (1995) Supportive medikamentöse Rückfallprophylaxe bei der Alkoholabhängigkeit. Nervenheilkunde 15: 72-79
Bohn MJ, Babor TF, Kranzler HR (1995) The Alcohol Use Disorders Identification Test (AUDIT): Validation of a screening instrument for use in medical settings. J Stud Alcohol 56: 423-432
Borg S, Czarnecka A, Kvande H, Mossberg D, Sedvall G (1983) Clinical conditions and concentrations of MOPEG in the cerebrospinal fluid and urine of male alcoholic patients during withdrawal. Alcohol Clin Exp Res 7: 411-415
Borg S, Kvande H, Liljeberg P, Mossberg D, Valverius P (1985) 5-Hydroxyindoleacetic acid in cerebrospinal fluid in alcoholic patients under different clinical conditions. Alcohol 2: 415-418
Borg V (1983) Bromocriptine in the prevention of alcohol abuse. Acta Psychiatr Scand 68: 100-110
Brandsma JM, Maultsby MC, Welsh RJ (1980) The outpatient treatment of alcoholism: A review and comparative study. University Park Press, Baltimore
Brewer C (1990) Combining pharmacological antagonists and behaviourial psychotherapy in treating addictions. Br J Psychiatry 157: 34-40
British Medical Association (1995) Alcohol: guidelines on sensible drinking. London
Broglie MA, Pranschke-Schade S, Schade H-J, Gerhardt G (1996) Gebühren-Handbuch. Medical Tribune, Wiesbaden
Brown SA (1985) Reinforcement expectancies and alcohol treatment outcome after a one-year follow-up. J Stud Alcohol 46: 304-308
Brown SA, Goldman MS, Inn A, Anderson LR (1980) Expectations of reinforcement from alcohol: Their domain and relation to drinking patterns. J Cons Clin Psychol 48: 419-426
Brown SA, Inaba RK, Gillin JC, Schuckit MA, Stewart MA, Irwin MR (1995) Alcoholism and affective disorder: clinical course of depressive symptoms. Am J Psychiatry 152: 45-52
Bruno F (1989) Buspirone in the treatment of alcoholic patients. Psychopathology 22 Suppl. 1: 49-59
Buchsbaum DG, Buchanan RG, Centor RM, Schnol SH, Lawton MJ (1991) Screening for alcohol abuse using CAGE scores and likelihood ratios. Ann Int Med 115: 774-777
Burr A (1985) Alkohol in der Familie. Wege zur Selbsthilfe. Kösel, München
Burt DW (1974) Characteristics of the relapse situation of alcoholics treated with aversion conditioning. Behav Res Therapy 12: 121-123
Burton TL, Williamson DL (1995) Harmful effects of drinking and the use and perceived effectiveness of treatment. J. Stud Alcohol 56: 611-615
Busch H, Frings A (1988) Pharmacotherapy of alcohol-withdrawal syndrome in hospitalised patients- clinical and methodological aspects. Pharmacopsychiatry 21: 232-237

Centre for research on drugs and health behaviour (1994) Alcohol treatment since 1983. A review of the research literature. London
Chapman PLH, Huygens I (1988) An evaluation of three treatment programmes for alcoholism: An experimental study with 6 and 18 month follow-ups. Br J Addict 83: 67-81
Charness ME, Simon RP, Greenberg DA (1989) Ethanol and the nervous system. N Engl J Med 321: 442-454
Chari ST, Singer MV (1995) Alkoholinduzierte chronische Pankreatitis- Klinik und Behandlung. In: Seitz H, Lieber CS, Simanowski UA (Hrsg) Handbuch Alkohol, Alkoholismus, Alkoholbedingte Organschäden. Barth, Leipzig, S 273-291
Chick J, Lloyd G, Crombie E (1985) Counseling problem drinkers in medical wards: a controlled study. Brit Med J 290: 965-967

Childress AR, Ehrman R, Rohsenow DJ, Robbins SJ, O'Brien CP (1994) Classically conditioned factors in drug dependence. In: Lowinson JH, Ruiz P, Millman RB, Langrod JG (Hrsg) Substance abuse. A comprehensive textbook.2 nd ed. Williams & Wilkens, Baltimore

Cloninger CR (1987) Neurogenetic adaptive mechanisms in alcoholism. Science 236: 410-416

Cloninger CR, Bohman M, Sigvardson S (1981) Inheritance of alcohol abuse: Crossfostering analysis of adapted men. Arch Gen Psychiatry 38: 861-868

Cohen GR, Duffy JC (1992) Alcohol-drinking and mortality from diseases of circulation. In: Duffy JC (Hrsg) Alcohol and illness. Edinburgh University Press, Edinburgh, S 44-63

Collins I, Lloyd G (1992) Psychiatric aspects of liver disease. Br. J Psychiatry 161: 12-22

Collins MN, Burns T, van den Berk PAH, Tubman GF (1990) A structured programme for outpatient alcohol detoxification. Br J Psychiatry 156: 871-874

Conigrave KM, Saunders JB, Whitfield JB (1995) Diagnostic tests for alcohol consumption. Alcohol Alcohol 30: 13-26

Connors GJ, O'Farrell TJ, Pelcovits MA (1988). Drinking outcome expectancies among male alcoholics during relapse situations. Br J Addiction 83: 561-566

Connors GJ, Tarbox AR, Faillace LA (1993) Changes in alcohol expectancies and drinking behavior treated problem drinkers. J Stud Alcohol 53: 676-683

Cornell M, Knibbe RA, Knottnerus JA, Volovics A, Drop MJ (1996) Predictors for hidden problem drinkers ingeneral practice. Alcohol Alcohol 30: 287-296

Costello RM (1975) Alcoholism treatment and evaluation: In search of methods. Int J Addict 10: 251-275

Cox WM, Klinger E (1988) A motivational model of alcohol use. J Abnormal Psychol 97: 168-180

Czypionka A, Demel I. (1976) Kontrolliertes Trinken bei Alkoholkranken: Versuch einer Behandlung mit verhaltenstherapeutischen Methoden. Z Klin Psychol 5: 92-108

Daniels V, Somers M, Orford J (1992) How can risk drinking amongst medical patients be modified? The effects of computer screening and advice and a self-help-manual. Behav Psychotherapy 20: 47-60

Davidson S (1991) Facilitating change in problem drinkers. In: Davidson S, Rollnick S, Mac Ewan I (Hrsg) Counselling problem drinkers. Tavistock-Routledge, S 3-20

Davies D (1962) Normal drinking in recovered alcohol addicts. Q J Stud Alcohol 23: 94-104

De Jong-Meyer R, Heyden T, Schiereck H, Skaletz R (1988) Vergleich rückfälliger und nicht-rückfälliger Alkoholiker. Suchtgefahren 34: 81-89

De Jong-Meyer, Heyden, T. (Hrsg.) (1993). Rückfälle bei Alkoholabhängigen. Röttger Verlag, München.

Dilling H, Mombour W, Schmidt MH (Hrsg) (1993) ICD-10. Internationale Klassifikation psychischer Störungen. 2. Aufl. Huber, Bern.

Ditman KS, Crawford CG (1966) The use of court probation in management of the alcohol addict. Am J Psychiatry 122: 757-766

Dongier M, Vachon L, Schwartz G (1991) Bromocriptine in the treatment of alcohol-dependence. Alcohol Clin Exp Res 15: 970-977

Drake RE, Osher FC, Wallach MA (1989) Alcohol use and abuse in schizophrenia. A prospective community study. J Nerv Ment Dis 177: 408-414

Driessen M, John U, Veltrup C, Wetterling T, Weber J (1995) Alkoholismus. Möglichkeiten und Grenzen von Diagnostik und Therapie in der Praxis. Intern Prax 35: 573-581

Driessen M, Petzold J, John U(1996) The prevalence of alcoholism in primary health care settings. Primary Care Psychiatry 2: (im Druck)

Drummond DC, Cooper T, Glautier SP (1990) Conditioned learning in alcohol dependence: implications for cue exposure treatment. Br J Addiction 85: 725-743

Duffy JC (1992) Alcohol comsumption and liver cirrhosis. In: Duffy JC (Hrsg) Alcohol and illness. Edinburgh University Press, Edinburgh, S 36-43

Duffy SW, Sharples LD (1992) Alcohol and cancer risk. In: Duffy JC (Hrsg) Alcohol and illness. Edinburgh University Press, Edinburgh, S 64-127

Edwards G, Gross MM (1976) Alcohol dependence: provisional description of a clinical syndrome. Br Med J I: 1058-1061

Edwards G, Orford J, Egert S, Guthrie S, Hawker A, Hensman C, Mitcheson M, Oppenheimer E, Tayler C (1977) Alcoholism: A controlled trial of „treatment“ and „advice“. J Stud Alcohol 38: 1004-1031

Edwards, G. (1986). Arbeit mit Alkoholkranken. Ein praktischer Leitfaden für die helfenden Berufe. Weinheim: Psychologie Verlags Union.

Edwards G, Brown D, Duckitt A, Oppenheimer E, Sheehan M, Taylor C (1987) Outcome of alcoholism: the structure of patients attributions as to what causes change. Br J Addict 82: 533-545

Edwards G (1996) Süchtig: die nächste Therapiestunde. In: Mann K, Buchkremer G (Hrsg) Sucht- Grundlagen, Diagnostik, Therapie. G. Fischer, Stuttgart, S.231-242

Emrick CD (1975) A review of psychologically oriented treatment of alcoholism: II. The relative effectiveness of different treatment approaches and the relative effectiveness of treatment versus no treatment. J Stud Alcohol 36: 88-108

Engel RR, Schöchlin C (1995) Therapeutische Strategien zur Überwindung der Alkoholsucht: Metaanalyse klinischer Prüfungen. Sucht (Sonderband) 102-105

Ernst K (1989) Primarprävention, Rückfallprophylaxe und „fahrlässige Selbstschädigung“. In: Watzl H, Cohen R (Hrsg) Rückfall und Rückfallprophylaxe. Springer, Berlin, S 1-15

Facchinetti F, Petraglia F, Nappi G, Martignoni E, Sinforiani E, Bono E, Genazzani AR (1985) Functional opoid activity variates according to different fashion of alcohol abuse. Subst Alc Actions/Misuse 5: 281-291

Falkai BA, Camp VM, Davis DC, Lenton JD, Kutner M (1989) Elevation of plasma salsolinol sulfate in chronic alcoholics as compared to nonalcoholics. Alcohol Clin Exp Res 13:155-163

Feuerlein W (1981) Indikationskriterien für die Behandlung Alkoholkranker. In: Knischewski E (Hrsg) Alkoholismus-Therapie: Vermittlung von Erfahrungsfeldern im stationären Bereich. Nicol, Kassel, S 71-80

Feuerlein W (1996) Zur Mortalität von Suchtkranken. In: Mann K, Buchkremer G (Hrsg) Sucht. Grundlagen-Diagnostik-Therapie. Fischer, Stuttgart, S 213-230

Feuerlein W, Ringer C, Küfner H, Antons K (1977) Diagnose des Alkoholismus: Der Münchner Alkoholismustest. Münchner Med Wschr 119: 1275-1282

Feuerlein W, Küfner H (1989) A prospective multicenter study on inpatient treatment for alcoholics: 18- and 48-months follow-up. Eur Arch Psychiatry Neurol Sci 239: 144-157

Fichter MM, Frick U (1992) Therapie und Verlauf von Alkoholabhängigkeit. Springer, Berlin

Fils-Aime M-L, Eckhardt MS, George DT, Brown GL, Mefford I, Linnoila M (1996) Early-onset alcoholics have lower cerebrospinal fluid 5-hydroxyindolacetic acid levels than lat-onset alcoholics. Arch Gen Psychiatry 53: 211-216

Fleischmann H, Klein HE (Hrsg) (1995) Behandlungsmotivation, Motivationsbehandlung. Suchtkranke im psychiatrischen Krankenhaus. Lambertus, Freiburg

Foy A, March S, Drinkwater V (1988) Use of an objective clinical scale in the assessment and management of alcohol withdrawal in a large general hospital. Alcohol Clin Exp Res 12: 360-364

Fromme K, Kivlahan DR, Marlatt GA (1986) Alcohol expectancies, risk identification, and secondary prevention with problem drinkers. Adv Behav Res Ther 8: 237-251

Fuller RK, Litten RZ (1995) Drugs to decrease alcohol consumption in humans: aversive agents. In: Kranzler HR (Hrsg) The pharmacology of alcohol abuse. Springer, Berlin, S 369-381

Funke J, Klein M (1981) Katamnestische Untersuchung stationär behandelter Alkoholiker. Suchtgefahren 27: 143-150

Gallimberti L, Ferri M, Ferrara SD, Fadda F, Gessa GL (1992) gamma-Hydroxybutyric acid in the treatment of alcohol dependence: a double-blind study. Alcohol Clin Exp Res 16: 673-676

Gardner EL (1994) Brain reward mechanisms. In: Lowinson JH, Ruiz P, Millman RB, Langrod JG (Hrsg) Substance abuse. A comprehensive textbook. 2nd ed. Williams & Wilkens, Baltimore

Gavaler JS, van Thiel DH (1995) Alkohol und endokrines System. In: Seitz H, Lieber CS, Simanowski UA (Hrsg) Handbuch Alkohol, Alkoholismus, Alkoholbedingte Organschäden. Barth, Leipzig, S 427-448

Genazzani AR, Nappi G, Facchinetti F, Mazzella GL,. Parrani F, Sinforiani E, Petraglia F, Savoldi F (1982) Central deficiency of β-endorphin in alcohol addicts. Clin Endocrin Metab 55: 583-586
George DT, Nutt DJ, Dwyer BA, Linnoila M (1989) Alcoholism and panic disorder: is the comorbidity more than coincidence? Acta Psychiatr Scand 81: 97-107
George DT, Lindquist T, Rawlings RR, Eckardt MJ,. Moss H, Mathis C, Martin PR, Linnoila M (1992) Pharmacologic maintenance of abstinence in patients with alcoholism: no efficacy of 5-hydroxytryptophan or levodopa. Clin Pharmacol Ther 52: 553-560
Gianoulakis C, Angelgianni P, Meany M, Thavundayil J, Tawar V (1990) Endorphins in individuals with high and low risk for development of alcoholism. In: Reid LD (Hrsg.) Opoids, bulimia, and alcohol abuse and alcoholism. Springer, Berlin, S 229-246
Gianoulakis C, Krishnan B, Thavundayil J (1996) Enhanced sensitivity of pituitary β-endorphins to ethanol in subjects at high of alcoholism. Arch Gen Psychiatry 53: 250-257
Gilg T (1995) Diagnose von Alkoholmißbrauch und Alkoholismus, biologische und biochemische Alkoholismusmarker bzw. -parameter. In: Soyka M (Hrsg) Die Alkoholkrankheit-Diagnose und Therapie. Chapman + Hill, Weinheim, S 79-104
Gillin JC, Smith TL, Irwin M, Kripke DF, Schuckit M (1990) EEG sleep studies in „pure" primary alcoholism during subacute withdrawal: relationships to normal controls, age, and other clinical variables. Biol Psychiatry 27: 477-488
Gillin JC, Smith TL, Irwin M, Butters N, Demodena A, Schuckit M (1994) Increased pressure for rapid eye movement sleep at time of hospital admission predicts relapse in nondepressed patients with primary alcoholism at 3-month follow-up. Arch Gen Psychiatry 51: 189-197
Girela E, Villanueva E, Hernandez-Cueto C, Luna JD (1994) Comparison of the CAGE questionnaire versus some biochemical markers in the diagnosis of alcoholism. Alcohol Alcohol 29: 337-343
Godfrey C, Maynard A (1995) The economic evaluation of alcohol policies. In: Holder HD, Edwards G (Hrsg) Alcohol and public policy. Oxford Press, Oxford, S 238-259
Gorelick DA, Paredes A (1992) Effect of fluoxetine on alcohol consumption in male alcoholics. Alcohol Clin Exp Res 16: 261-265
Gorski TT, Miller M (1982) Counseling for Relapse Prevention. Independence Press, Herald House
Grawe K (1995) Grundriß einer Allgemeinen Psychotherapie. Psychotherapeut 40: 130-145
Gross M, Lewis E, Nagareijan M (1973) An improved quantitative system for assessing the acute alcohol psychoses and related states (TSA and SSA) In: Gross MM (Hrsg.) Alcohol intoxication and withdrawal experimental studies. Plenum Press, New York, S. 365-765
Günthner A (1996) Co-abhängigkeit und Sucht. In: Mann K, Buchkremer G (Hrsg) Sucht. Grundlagen- Diagnostik- Therapie. Fischer Verlag, Stuttgart, S 169-180
Guyla G, Grant KA, Valverius P, Hoffman PL, Tabakoff B (1991) Brain regional specificity and time course of changes in the NMDA-receptor-ionophore complex during ethanaol withdrawal. Brain Res 547: 129-134

Hapke U, Rumpf H-J, John U (1996) Beratung von alkoholabhängigen Patienten im Allgemeinkrankenhaus. In: Deutsche Hauptstelle gegen die Suchtgefahren (Hrsg) Alkohol-Konsum und Mißbrauch. Alkoholismus- Therapie und Hilfe. Lambertus, Freiburg, S 345-354
Hawley RJ, Major LF, Schulman E, Lake R (1981) CSF levels of norepinephrine during alcohol withdrawal. Arch Neurol 38: 289-292
Heil T, Spies C, Bullmann C, Neumann T, Eyrich K, Müller C, Rommelspacher H (1994) Der Stellenwert des kohlenhydratdefizienten Transferrin (CDT) Anaesthesist 43: 447-453
Helzer JE, Robins LN, Taylor JR, Carey K, Miller RH, Combs-Orne T, Farmer A (1985) The extent of long-term moderate drinking among alcoholics discharged from medical and psychiatric treatment facilities. N Engl J Med 312: 1678-1682
Herz A (1995) Neurobiologische Grundlagen des Suchtgeschehens. Nervenarzt 66: 3-14
Hester RK (1994) Outcome Research: Alcoholism. In: Galanter M, Kleber HD (Hrsg.) Textbook of substance abuse treatment. American Psychiatric Press, Washington, S 35-39
Hochrein R (1990) Rückfall aus der Apotheke. Medikamente in flüssiger Form enthalten meist Alkohol, wenn auch in geringsten Mengen. Suchtreport 14-17
Hodgson R (1994) Die Antwort der Gemeinde auf Alkoholprobleme und ihre Folgen. In: Jagoda B, Kunze H (Hrsg.) Gemeindepsychiatrische Suchtkrankenversorgung. Rheinland-Verlag, Köln, S 66-78

Holder H, Longabaugh R, Miller WR, Rubonis AV (1991) The cost effectiveness of treatment for alcoholism: a first approximation. J Stud Alcohol 52: 517-540
Horwitz RI, Gottlieb LD, Kraus ML (1989) The efficacy of atenolol in the outpatient management of the alcohol withdrawal syndrome. Results of a randomized clinical trial. Arch Intern Med 149: 1089-1093
Hüllinghorst R (1995) Zur Versorgung Suchtkranker in Deutschland. DHS-Jahrbuch Sucht '95. Neuland, Geesthacht, S 153-162
Hunt GM, Azrin NH (1973) A Community-Reinforcement Approach to Alcoholism. Behav Res Ther 11: 91-104
Hunt WA, Barnett LW, Branch LG (1971) Relapse rates in addiction programs. J Clin Psychol 27: 455-456
Hunt WA, General WR (1973) Relapse rates after treatment for alcoholism. J Community Psychol 1: 66-68
Hurt RD, Eberman KM, Croghan IT, Offord KP (1994) Nicotine dependence treatment during inpatient treatment for other addictions: A prospective intervention trial. Alcohol Clin Exp Res 18: 867-872

Infratest (1976) Drogen, Alkohol, Nikotin. Repräsentativerhebung bei Jugendlichen in Bayern.
Institute of Medicine (1990) Broadening the base of treatment for alcohol problems. National Academy Press, Washington
Ishak KG, Zimmerman HJ, Ray MB (1991) Alcoholic liver disease: pathologic, pathogenetic and clinical aspects. Alcohol Clin Exp Res 15: 45-65
Ito JR, Donovan DM, Hall J (1988). Relapse prevention in alcohol aftercare: effects on drinking outcome, change process, and aftercare attendance. Br J Addiction 83: 171-181

Jacobi C, Brand-Jacobi J, Marquardt F (1987) Die „Göttinger Abhängigkeitsskala (GABS)“: Ein Verfahren zur differentiellen Erfassung der Schwere der Alkoholabhängigkeit. Suchtgefahren 33: 23-36
Jacobs MR (1988) Beratung Alkoholabhängiger. Hippokrates, Stuttgart
Jellinek EM (1952) Phases of Alcohol addiction. Q J Stud Alcohol 13: 673-684
Jellinek EM (1960) The disease concept of alcoholism. Hillhouse, New Haven
Jessor R, Jessor SL (1975) Adolescent development and the onset of drinking. A longitudinal study. J Stud Alcohol 36: 27-51
Jessor R, Jessor SL (1977) Problem behavior and psychosocial development: A longitudinal study. Academic Pres, New York
John U (1984) Erfolgskriterien bei Alkoholabhängigen nach einer Therapie: Aspekte sozialer Integration und Abstinenz. Suchtgfahren 30: 168-177
John U (1990) Psychische Abwehr Alkoholkranker. In: Schwoon DR, Krausz M (Hrsg) Suchtkranke: Die ungeliebten Konder der Psychiatrie. Enke, Stuttgart, S 61-68
John U (1993) Ansätze zur Diagnostik der Alkoholabhängigkeit. Z Klin Psychologie, Psychopathologie und Psychotherapie 41: 1-17
John U (1994) Ansätze zur Sekundärprävention der Alkoholabhängigkeit im Rahmen der medizinischen Behandlung. Z Med Psychol 3: 99-105
John U, Veltrup C, Schnofl A, Bunge S, Wetterling T, Dilling H (1992) Entwicklung eines Verfahrens zur Erfassung von Ausprägungen der Alkoholabhängigkeit aufgrund von Selbstaussagen: die Lübecker Alkoholabhängigkeitsskala (LAS). Sucht 38: 291-303
John U, Veltrup C, Driessen M (1995) Motivationsarbeit mit Alkoholabhängigen. Psychiat Prax 24: 184-188
John U , Hapke U, Rumpf H-J, Hill A, Dilling H (1996) Prävalenz und Sekundärprevention von Alkoholmißbrauch und -abhängigkeit in der medizinischen Versorgung. Nomos Verlag, Baden-Baden
Jung M (1996) Alkoholabhängigkeit und psychiatrische Komorbidität. In: Mann K, Buchkremer G (Hrsg) Sucht. Grundlagen- Diagnostik- Therapie. Fischer Verlag, Stuttgart, S 157-167
Jung U, Koester W, Schneider R, Bühringer G, Mai N (1987) Katamnesen bei behandelten Alkoholabhängigen mit wiederholtem Meßzeitpunkten über 4 Jahre. In: Klein D (Hrsg.) Langzeitverläufe bei Suchtkrankheiten. Springer, Berlin, S 89-114
Junge B (1994) Alkohol. In: Deutsche Hauptstelle gegen die Suchtgefahren (Hrsg) Jahrbuch Sucht 95. Neuland, Geesthacht

Kanitz R-D, Wetterling T, Missler U (1993) Carbohydrate deficient Transferrin (CDT) als Indikator zur Objektivierung eines pathologisch erhöhten Alkoholkonsums. Fortschr Diagn 4:5, 5-8

Kanitz R-D, Wetterling T (1995) Ergebnisse zu Carbohydrate Deficient Transferrin (CDT) in klinischen Stichproben,diagnostische Wertigkeit und Geschlechtsunterschiede. In: Soyka M (Hrsg) Biologische Alkoholismusmarker, Chapman and Hall, Weinheim, S147-156

Kanitz R-D, Wood G, Wetterling T, Missler U (1996) Cabohydrate-deficient Transferrin (CDT) als Indikator zur Objektivierung eines pathologisch erhöhten Alkoholkonsums. In: Mann K, Buchkremer G (Hrsg) Sucht. Grundlagen- Diagnostik- Therapie. Fischer Verlag, Stuttgart, S 181-188

Kemper A, Feest U, Nickel B (1992) Woraus resultiert die erhöhte Salsolinol-Ausscheidung nach längerem Alkoholentzug? In: Gaebel W, Laux G (Hrsg) Biologische Psychiatrie-Synopsis 1990/91, Springer, Berlin, S 474-476

Keup (1983) Clonidin- seine Möglichkeitenin der Pharmakotherapie der Heroinabhängigkeit. Dtsch Ärztebl 80: 25-32

Kivlahan DR, Donovan DM,Walker RD (1983) Predictors of relapse. Interaction of drinking-related locus of control and reasons for drinking. Addictive Behav 8: 273-276

Klein M (1983) Katamnestische Untersuchungen in einer Fachklinik für Alkoholabhängige. Suchtgefahren 29: 181-186

Körkel J (Hrsg) (1988) Der Rückfall des Suchtkranken. Flucht in die Sucht. Springer, Berlin

Körkel J, Back R, Gehring U (1989) Das Bewältigungsverhalten von Suchttherapeuten nach einem Rückfall ihres Klienten. In: Watzl H, Cohen R (Hrsg) Rückfall und Rückfallprophylaxe. Springer, Berlin, S 211-225

Körkel J (1991) Rückfall als Chance. In: Landschaftsverband Westfalen-Lippe. Koordinationsstelle für Drogenfragen (Hrsg) Rückfall- der verlorene Sieg. Münster, S 18-62

Körkel J, Kruse G (1993) Mit dem Rückfall leben. Abstinenz als Allheilmittel? Psychiatrie-Verlag, Bonn

Kohler J (1996) Abrechnung Sucht. TW Neurologie Psychiatrie 10: 166

Kopera-Frye K, Streissguth AP (1995) Fötales Alkoholsyndrom-Klinische Implikationen, Auswirkungen auf die Entwicklung und Prävention. In: Seitz H, Lieber CS, Simanowski UA (Hrsg) Handbuch Alkohol, Alkoholismus, Alkoholbedingte Organschäden. Barth, Leipzig, S 517-540

Kornhuber J, Kornhuber HH, Backhaus B, Kornhuber A, Kaiserauer C, Wanner W (1989) GGT-Normbereich bisher falsch definiert: Zur Diagnostik von Bluthochdruck, Adipositas und Diabetes infolge ‚normalen' Alkoholkonsums. Versicherungsmedizin 13: 78-81

Kosten TR, Rounsaville BJ, Babor TF, Spitzer RL, Williams JBW (1987) Substance-use disorders in DSM-III-R. Evidence for the dependence syndrome across different psychoactive substances. Br J Psychiatry 151: 834-843

Kozlowski LT, Wilkinson DA (1987) Use and misue of the concept of craving by alcohol, tobacco, and drug researchers. Br. J. Addiction 82:31-36

Krampen G (1989) Motivation in the Treatment of Alcoholism. Addictive Behav 14 197-200

Kranzler HR, Burleson JA, Del Boca FK, Babor TF, Korner P, Brown J, Bohn MJ (1994) Buspirone treatment of anxious alcoholics. Arch Gen Psychiatry 51: 720-731

Kristenson H (1983) Studies on Alcohol Related Disabilities in a Medical Intervention. University of Lund, Malmö

Krystal JH, Webb E, Cooney NL, Kranzler HR, Southwick SW, Heninger GR. Charney DS Serotonergic and noradrenergic dysregulation in alcoholism: m-Chlorophenylpiperazine and yohibime effects in recently detoxified alcoholics and healthy comparison subjects. Am J Psychiatry 153: 83-92

Küfner H (1991) Die Zeit danach. G. Röttger Verlag, München

Küfner H, Feuerlein W, Huber M.(1988) Die stationäre Behandlung von Alkoholabhängigen: Ergebnisse der 4-Jahreskatamnesen, mögliche Konsequenzen für Indikationsstellung und Behandlung. Suchtgefahren 34: 157-272

Kurowski V (1995) Intoxikationen. In: Braun J, Preuss R (Hrsg) Klinikleifaden Intensivmedizin. Jungjohann, Neckarsulm, S 496-535

Kushner MG, Sher KJ, Beitman BD (1990) The relation between alcohol problems and the anxiety disorders. Am J Psychiatry 147: 685-695

Lachner G, Wittchen H-U (1996) Das Composite International Diagnostic Interview Substance Abuse Module (CIDI-SAM). In: Mann K, Buchkremer G (Hrsg) Sucht. Grundlagen- Diagnostik- Therapie. Fischer Verlag, Stuttgart, S 147-157

Ladewig D, Knecht T, Leher P, Fendl A (1993) Acamprosat-ein Stabilisierungsfaktor in der Langzeitentwöhnung von Alkoholabhängigen. Ther Rundschau 50: 182-188

Lauer G, Sohns R (1994). Was verstehen Abhängige unter einem Rückfall? Zur subjektiven Rückfalldefinition von Alkoholikern. Sucht 40: 89-98

Lejoyeux M, Ades J (1993) Evaluation of lithium treatment in alcoholism. Alcohol Alcohol. 28: 273-279

Lelbach WK (1995) Epidemiologie des Alkoholismus und alkoholassozierter Organschäden. In: Seitz H, Lieber CS, Simanowski UA (Hrsg) Handbuch Alkohol, Alkoholismus, Alkoholbedingte Organschäden. Barth, Leipzig, S 21-72

Lemere F, O'Hollaren P, Maxwell MA (1958) Motivation in the treatment of alcoholism. Q J Stud Alcohol 19: 428-431

Lesch OM (1985) Chronischer Alkoholismus. Typen und ihr Verlauf- eine Langzeitstudie. Thieme Copythek, Stuttgart

Lesch OM, Musalek M, Nimmerichter A, Walter H (1992) Chronischer Alkoholismus: Gibt es ein biologisch bedingtes Alkoholverlangen? Sucht 38: 85-88

Lesch OM, Walter H (1996) Subtypes of alcoholism and their role in therapy. Alcohol Alcohol 31 Suppl 1:63-67

Lhuintre JP, Daoust M, Moore ND, Chretien P, Saligaut C, Tran G, Bosimare F, Hillemand B (1985) Ability of calcium bis acetyl homotaurine, a GABA agonist, to prevent relapse in weaned alcoholics. Lancet I: 1014-1016

Lhuintre JP, Moore ND, Tran G, Stern L, Lanrenon S, Daousi M, Parot P, Ladure P, Libert C, Boismare F, Hillemand B (1991) Acramprosate appears to decrease alcohol intake in weaned alcoholics. Alcohol Alcohol 26: 613-622

Lieber CS (1988) Biochemical and molecular basis of alcohol-induced injury to liver and other tissues. N Engl J Med 319: 1639-1650

Liljeberg P, Mossberg D, Borg S (1987) Clinical conditions and central noradrenergic activity in long term abstinent alcoholic patients. Alcohol Alcohol Suppl 1: 615-618

Lindberg S, Agren G (1988) Mortality among male and female hospitalized alcoholics in Stockholm 1962-1983. Br J Addict 83: 1193-1200

Lindenmeyer J (1990) Lieber schlau als blau. Beltz, Weinheim

Linnoila M, Mefford I, Nutt D, Adinoff B (1987): Alcohol withdrawal and noradrenergic function. Ann Int Med. 107: 875-889

LIPHA-pharma (1994): Acamprosate. European dossier overview. Lyon.

Liskow B, Campbell J, Nickel EJ, Powell BJ (1995) Validity of the CAGE questionnaire in screening for alcohol dependence in a walk-in (triage) clinic. J Stud Alcohol 56: 277-281

Litten RZ, Allen JP (1991) Pharmacotherapies for alcoholism: promising agents and clinical issues. Alcohol Clin Exp Res 15: 620-633

Littleton S (1995) Acamprosate in alcohol dependence – How does it work? Addiction 90: 1174-1188

Ludwig AM, Wikler A, Stark LH (1974) The first drink. Psychobiological aspects of craving. Arch Gen Psychiatry 30: 539-547

Maier W, Minges J, Lichtermann D (1993) Alcoholism and panic disorder: co-occurence and co-transmission in families. Eur Arch Psychiatry Clin Neurosci 243: 205-211

Maier W (1996) Genetik von Alkoholabusus und Alkoholabhängigkeit. In: Mann K, Buchkremer G (Hrsg) Sucht. Grundlagen- Diagnostik- Therapie. Fischer Verlag, Stuttgart, S 85-97

Majewski F (Hrsg)(1987) Die Alkohol-Embyropathie. Umwelt & Medizin, Frankfurt

Malcolm R, Anton RF, Randall CL, Johnston A, Brady K, Thevros A (1992) A placebo controlled trial of buspirone in anxious inpatient alcoholics. Alcohol Clin Exp Res 16: 1007-1013

Mann K, Stetter F, Günther A, Buchkremer G (1995) Qualitätsverbesserung in der Entzugsbehandlung von Alkoholabhängigen. Dtsch Ärztebl 92: 2217-2221

Marlatt GA, Gordon JR (1985) Relapse prevention. Guilford, New York

Matakas F, Berger H, Koester H, Legnaro A (1984). Alkoholismus als Karriere. Springer, Berlin

MATCH-study (1996) Berichte auf dem 8th ISBRA-Congress, Washington, 22.6-27.6.96

Mayefield D, McLeod G, Hall P (1974) The CAGE questionnaire: Validation of a new alcoholism screening instrument. Am J Psychiatry 131: 1121-1123

McBride JL (1991) Abstinence among members of Alcoholics Anonymous. Alcoholism Treat Q 113-121

McCrady BS, Langenbucher JW (1996) Alcohol treatment and health care system reform. Arch Gen Psychiatry 53: 737-746

McCusker CG, Brown K (1991) The cue-responsity phenomenon in dependent drinkers: „personality" vulnerability and anxiety as intervening variables. Br J Addiction 86: 905-912

McGrath PJ, Nunes EV, Stewart JW, Goldman D, Agosti V, Ocepek-Welikson K, Quitkin FM (1996) Imipramine treatment of alcoholics with primary depression. Arch Gen Psychiatry 53: 232-240

McLellan AT, Luborsky L, Woody GE, O'Brien CP (1980) An improved diagnostic evaluation instrument for substance abuse patients. J Nerv Ment Dis 168: 26-33

Miller NS, Mirin SM (1989) Multiple drug use in alcoholics: Practical and theroretical implications. Psychiat Ann 19: 248-255

Miller WR (1983) Motivational interviewing with problem drinkers. Behav Psychotherapy 11: 147-172

Miller WR (1985) Motivation for treatment. A review with special emphasis on alcoholism. Psychol Bull 98: 84-107

Miller WR (1989) Increasing motivation for change. In: Hester RK, Miller WR (Hrsg) Handbook of alcoholism treatment approachs. Pergamon, New York, S 67-80

Miller WR, Hester RK (1980) Treating the problem drinker: Modern approaches. In: Miller WR (Hrsg.) The addictive behaviors: Treatment of alcoholism, drug abuse, smoking, and obesity. Pergamon Press, Oxford

Miller WR, Hester R (1986) The effectiveness of alcoholism treatment: what research reveals. In: Miller WR, Heather N (Hrsg.) Treating addictive behaviors. Plenum Press, New York, S.121-174

Miller WR, Sovereign RG, Krege B (1987) Motivational Interviewing with Problem Drinkers: II. The Drinker's Check-Up as a Preventative Intervention. Behav Psychotherapy 16: 251-268

Miller WR, Rollnick S (1991) Motivational interviewing: Preparing people to change addictive behavior. Guilford, New York

Miller WR, Tonigan JS (1996). Assesing Drinker's Motivation for Change: The Stages of Change Readiness and Treatment Eagerness Scale (Socrates). Psychol. Addictive Behaviors 10: 81-89

Modell JG, Glaser FB, Cyr L, Mountz JM (1992) Obsessive and compulsive characteristics of craving for alcohol in alcohol abuse and dependence. Alcohol Clin Exp Res 16: 272-274

Modell JG, Mountz JM, Glaser FB, Lee JY (1993) Effect of haloperidol on measures of craving and impaired control in alcoholic subjects. Alcohol Clin Exp Res 17: 234-240

Monti PM, Binkoff JA, Abrams DB, Zwick WR, Nirenberg TD, Liepman MR (1987) Reactivity of alcoholics and nonalcoholics to drinking cues. J Abnormal Psychology 96: 122-126

Monti PM, Abrams DB, Kadden RM, Cooney NL (1989). Treating alcohol dependence. Guilford Press, New York

Moore RA, Murphy TC (1961) Denial of alcoholism as an obsbstacle to recovery. Q J Stud Alcohol 22: 597-609

Moore R, Bone LR, Geller G, Mamon JA, Stokes EJ, Levine DM (1989) Prevalence, detection and treatment of alcoholism in hospitalized patients. JAMA 261: 403-407

Morgan PF, Nadi NZ, Karamaini J, Linnoila M (1992) Mapping rat brain structures activated during ethanol withdrawal: role of glutamate and NMDA receptors. Eur J Pharmacol 225: 217-222

Morrison JR (1974) Bipolar affective disorder and alcoholism. Am J Psychiatry 131: 1130-1133

Müßigbrodt H, Kleinschmidt, Schürmann A, Freyberger HJ, Dilling H (1995) Psychische Störungen in der Praxis. Leitfaden zur Diagnostik und therapie in der Primärversorgung nach dem Kapitel V (F) der ICD-10. Huber, Bern

Murgatroyd S (1993) Beratung als Hilfe. Eine Einführung für helfende Berufe. Beltz, Weinheim

Nace EP, Davies CW, Gaspari JP (1991) Axis II comorbidity in substance abusers. Am J Psychiatry 148: 118-120

Nalpas B, Dabadie H, Parot P, Paccalin J (1990) L'acamprosate. De la pharmacologie a la clinique. Encephale 16: 175-179

Naranjo CA, Sellers EM (1986) Clinical assessment and pharmacotherapy of the alcohol withdrawal syndrome. In: Galanter M (ed) Recent developments in alcoholism. Vol 4. S 265-281

Naranjo CA, Poulos CX, Bremner KE, Lanctot KL (1992) Citalopram decreases desirability, liking, and comsumption of alcohol in alcohol-dependent drinkers. Clin Pharmacol Ther 51: 729-739

Naranjo CA, Bremner KE, Lanctot KL (1995) Effects of citalopram and a brief psychosocial intervention on alcohol intake, dependence and problems. Addiction 90: 87-99

Neuendorff SL, Schiel L (1985) Al-Anon: Selbsthilfe für Angehörige von Alkoholkranken. Fischer, Frankfurt/Main

Neumann M, Toepffer J (1995) Zur Problematik einer Beurteilung der volkswirtschaftlichen Bedeutung des Alkoholkonsums. Fundamenta psychiatrica 9: 127-135

Neundörfer B , Claus D (1986) Differentialdiagnose, Pathogenese und Therapie der alkoholischen Polyneuropathie. Fortschr Neurol Psychiat 54: 241-247

Nilssen O, Huseby NE, Hoyer G, Brenn T, Schirmer H, Forde OH (1992) New alcohol markers how useful are they in population studies: The Svalbard study 1988-89. Alcohol Clin Exp Res 16: 82-86.

Nilssen O, Ries RK, Rivara FP, Gurney JG, Jurkovich GJ (1994) The CAGE questionnaire and the short Michigan Alcohol Screening Test in trauma patients: comparison of their correlations with biological alcohol markers. J Trauma 36: 784-788

Nordström G, Berglund M (1987) A prospective study of successful long-term adjustment in alcohol dependence: Social drinking versus abstinence. J Stud Alcohol 48: 95-103

Nystroem M, Peraesalo J, Salaspuro HM (1992) Carbohydrate-deficient transferrin (CDT) in serum as a possible indicator of heavy drinking in young university students. Alcohol Clin Exp Res 16: 93-97

O'Connor PG, Gottlieb LD, Kraus ML, Segal SR, Horwitz RI (1991) Social and clinical features as predictors of outcome in outpatient alcohol withdrawal. J Gen Intern. Med 6: 312-316

O'Malley SS, Jaffe AJ, Chang G, Schottenfeld RS, Meyer RE, Roundsaville B (1992) Naltrexone and coping skills therapy for alcohol dependence. Arch Gen Psychiatry 49: 881-887

Österberg E (1995) Do alcohol prices affect consumption and related problems? In: Holder HD, Edwards G (Hrsg) Alcohol and public policy. Oxford Press, Oxford, S 145-163

Olbrich R (1989) Kaffee- und Nikotinkonsum während der stationären Alkoholismusbehandlung und ihr Zusammenhang mit alkoholischen Rückfällen. In: Watzl H, Cohen R (Hrsg) Rückfall und Rückfallprophylaxe. Springer, Berlin, S 149-159

Olbrich R, Watzl H (1978) Behandlungsergebnisse in der Therapie des Alkoholismus. Eine Übersicht. Suchtgefahren 24: 1-8

Ornstein P, Cherepon JA (1985) Demographic variables as predictors of alcoholism treatment outcome. J Stud Alcohol 46: 425-432

Ornstein SI (1980) Control of alcohol consumption through price increases. J Stud Alcohol 41: 807-818

Ornstein SI, Levy DM (1983) Price and income elasticities of demand for alcoholic beverages. In: Galanter M (Hrsg) Recent developments in alcoholism. Vol.1 Plenum Press, New York, S 303-345

Paille FM, Guelfl JD, Perkins AC, Royer RJ, Steru L, Parot P (1995) Double-blind randomized multicentre trial of acmprosate maintaining abstinence from alcohol. Alcohol Alcohol 30: 239-247

Palsson A (1986) The efficacy of early chlormethiazole medication in the prevention of delirium tremens. A retrospective study of the outcome of different drug treatment strategies at the Halsingborg psychiatric clinics. Acta Psychiat Scand 73, Suppl 329: 140-145

Paronetto F (1995) Alkohol und Immunsystem. In: Seitz H, Lieber CS, Simanowski UA (Hrsg) Handbuch Alkohol, Alkoholismus, Alkoholbedingte Organschäden. Barth, Leipzig, S 381-405

Parsons O, Nixon S (1996) Die neuropsychologische Diagnostik des Alkoholismus: Gegenwärtiger Stand und zukünftige Perspektiven. In: Mann K, Buchkremer G (Hrsg) Sucht. Grundlagen- Diagnostik- Therapie. Fischer Verlag, Stuttgart, S 121-134

Peiffer J (1985) Zur Frage atrophisierender Vorgänge im Gehirn chronischer Alkoholiker. Nervenarzt 56: 649-657

Pekrun R (1990). Motivation: Klassifikation und Diagnostik. In: Baumann U, Perrez M (Hrsg) Lehrbuch Klinische Psychologie, Band 1, Huber, Bern, S. 111-113

Pekrun R (1991) Motivation: Ätiologie. Bedingungsanalyse. In: Baumann U, Perrez M (Hrsg) Lehrbuch Klinische Psychologie, Band 1, Huber, Bern, S 235-247

Penick EC, Powell B, Nickel E, Read MR, Gabrielli WF, Liskow BI (1990) Examination of Cloninger's type I and type II alcoholism with a sample of men alcoholics in treatment. Alcohol Clin Exp Res 14: 623-629

Petry J (1985) Alkoholismustherapie: Vom Einstellungswandel zur kognitiven Therapie. Urban & Schwarzenberg, München

Petry J (1993) Behandlungsmotivation. Beltz Psychologische Verlags Union, Weinheim

Petry J (1996) Suchtentwicklung und Motivationsdynamik. Psychotherapeut 41: 225-235

Pettinati HM, Sugarman AA, Didonato N, Maurer HS (1992) The natural history of alcoholism over four years after treatment. J Stud Alcohol 43: 201-215

Pettinati H, Belden P (1996) Ambulante versus stationäre Therapie bei Abhängigkeitserkrankungen: Neue Perspektiven. In: Mann K, Buchkremer G (Hrsg) Sucht- Grundlagen, Diagnostik, Therapie. G. Fischer, Stuttgart, S.265-273

Pfeiffer WE, Fahrner EM, Feuerlein W (1988) Soziale Anpassung und Rückfallanalyse bei ambulant behandelten Alkoholabhängigen. Suchtgefahren 34: 357-368

Pfeiffer WM (1986) Transkulturelle Aspekte zur Theorie von Mißbrauch und Abhängigkeit. In: Feuerlein W (Hrsg) Theorie der Sucht. Springer, Berlin, S 71-93

Pfeiffer WK (1989) Therapiemotivation bei Alkoholabhängigen. P. Lang Verlag, Frankfurt/ Main

Podschus J, Kuhn S,. Gräf KJ, Rommelspacher H, Schmidt LG (1992) Alkoholverlangen und dopaminerge Sensivität: Untersuchungen mit Apomorphin. Sucht 38: 97-99

Podschus J, Krüger F, Neumann P, Rommelspacher H, Schmidt L (1995) Erfassung von „Craving" im Verlauf einer ambulanten Entwöhnungsbehandlung von Alkoholabhängigen. Sucht, Sonderheft 163-165

Pörksen N (1994) die Empfehlungen der Expertenkommission zur Versorgung Abhängigkeitskranker- eine Bilanz. In: Jagoda B, Kunze H (Hrsg.) Gemeindepsychiatrische Suchtkrankenversorgung. Rheinland-Verlag, Köln, S 38-49

Poldrugo F, Brecht JG, Schädlich PF, Comte S (1995): The costs of alcoholism in the Federal Republic of Germany. Alcohol Alcohol. 30: 545

Polich JM, Armor DJ, Braiker HB (1980): Patterns of alcoholism over four years. J Stud. Alcohol 43: 397-416

Post RM, Uhde TW, Ballenger JC (1984) Efficacy of carbamazepine in affective disorders: implications of underlying physiological and biochemical substrates. In : Emrich HM, Okuma T, Müller AA (Hrsg) Anticonvulsants in affective disorders. International Congress Series 626, Excerpta Medica, Amsterdam, S 93-115

Powell BJ, Penick EL, Othmer E, Bingham SF, Rice AS (1982) Prevalence of additional psychiatric syndromes among male alcoholics. J Clin Psychiatry 43: 404-407

Powell BJ, Penick EL, Liskow BI, Riesenmy KD, Campion SL, Brown EF (1992) Outcomes of comorbid alcoholic men: A 1-year follow-up. Alcohol Clin Exp Res 16:131-138

Preedy VR, Moniz C (1995) Auswirkung von Alkohol auf Muskulatur und Knochen. In: Seitz H, Lieber CS, Simanowski UA (Hrsg) Handbuch Alkohol, Alkoholismus, Alkoholbedingte Organschäden. Barth, Leipzig, S 449-472

Prochaska JO, DiClemente CC (1983) Stages and processes of self-change of smoking: Toward an integrative model of change. J Consult Clin Psychol 51: 390-395

Raab GM (1992) Alcohol and non-malignant gastrointestinal disease. In: Duffy JC (Hrsg) Alcohol and illness. Edinburgh University Press, Edinburgh, S 136-144

Regier DA, Farmer M, Rae DS, Locke BZ, Keith SJ, Judd LL (1990) Comorbidity of mental disorders with alcohol and other drug abuse. Results from the epidemiological catchement area (ECA) study. JAMA 264: 2511-2518

Reich J, Chaudry D (1987) Personality of panic disorder alcohol abusers. J Nerv Ment Dis 175: 224-228

Reimer C, Freisfeld H (1985) Einstellungen und emotionale Reaktionen von Ärzten gegenüber Alkoholikern. Therapiewoche 34: 3514-3520

Reinert RE, Bowen WT (1968) Social drinking following treatment for alcoholism. Bulletin Menninger Clinic 32: 280-290

Reister M (1996) Statistische Krankenhausdaten. In: Arnold M, Paffrath D (Hrsg.) Krankenhaus-Report '95. G. Fischer, Stuttgart, S.233-270

Richter G, Klemm PG, Zahn M (1994) ScreeT-9. Ein 9-Item-Screening für die Unterscheidung von Alkoholabhängigen; Alkoholmißbrauchern und Normaltrinkern (Normalkonsumenten) Sucht 40: 186-194

Richter G, Zahn M (1991) Validierung des MALT und des CAGE an einer stationären Hochrisikogruppe mit Verleugnungstendenz. Sucht 37: 175-179

Ring T, Sattler RW (1994) Akuter und chronischer Alkoholabusus- Einfluß auf die stationäre Behandlung unfallchirurgischer Patienten. Zentralbl Chir 119: 533-537

Rist F (1996) Therapiestudien mit Alkoholabhängigen. In: Mann K, Buchkremer G (Hrsg) Sucht- Grundlagen, Diagnostik, Therapie. G. Fischer, Stuttgart, S.243-254

Ritson EB (1992) Which treatments work for alcohol related problems. J Royal Soc Med 85: 472-476

Ritson B (1994) Die Zusammenarbeit zwischen primären Gesundheitsdiensten und Spezialeinrichtungen für Menschen mit Alkoholproblemen. In: Jagoda B, Kunze H (Hrsg.) Gemeindepsychiatrische Suchtkrankenversorgung. Rheinland-Verlag, Köln, S 50-65

Roizen R (1987). The great controlled-drinking controversy. In Galanter M (Hrsg) Recent Developments in Alcoholism. Volume 5. Plenum Press, New York, S 245-279

Rollnick S, Heather N (1982) The application of Bandura's self-efficacy theory to abstinence-oriented alcoholism treatment. Addictive Behav 7: 243-250

Romelsjö A (1995) Alcohol consumption and unintentional injury, suicide, violence, work performance, and inter-generational effects. In: Holder HD, Edwards G (Hrsg) Alcohol and public policy. Oxford Press, Oxford, S 114-142

Rommelspacher H, Schmidt LG, Helmchen H (1991) Pathobiochemie und Pharmakotherapie des Alkoholentzugssyndroms. Nervenarzt 62:649-657

Rommelspacher H, Schmidt LG (1994) Pathobiochemische und pharmakologische Aspekte der Abhängigkeit. In: Tretter F, Bussello-Spieth S, Bender W (Hrsg.) Therapie von Entzugssyndromen. Springer, Berlin, S 28-46

Rommelspacher H, Müller C (1995) Clinical markers of alcohol abuse. In: Kranzler HR (Hrsg) The pharmacology of alcohol abuse. Springer, Berlin, S 443-473

Ron MA (1983) The alcoholic brain: CT scan and psychological findings. Psychol Med Suppl 3: 1-33

Rost W-D (1987) Psychoanalyse des Alkoholismus. Klett-Cotta, Stuttgart

Roy A, Linnoila M (1989) CSF studies on alcoholism and related behaviours. Prog Neuropsychopharmacol Biol Psychiatry 13: 505-511

Sandahl C (1984) Determinants of relapse among alcoholics: A cross-cultural replication study. Int J Addiction 19: 833-848

Saß H, Wittchen H-U, Zaudig M (Hrsg) (1996) Diagnostisches und statistisches Manual psychischer Störungen DSM-IV. Hogrefe, Göttingen

Saß H, Soyka M, Mann K, Zieglgänsberger W (1996) Relapse prevention by acamprosate. Arch Gen Psychiatry 53: 673-680

Saunders B, Baily S, Phillips M, Allsop S (1993) Women with alcohol problems: do they relapse for reasons different to their male counterparts? Addiction 88: 1413-1422

Schaef AW (1986) Co-Abhängigkeit. Mona Bögner-Kaufmann Verlag, Wildberg

Schafer DF (1985) Hepatocerebral interactions. In: Tarter RE, van Thiel DH (Hrsg) Alcohol and the brain. Chronic effects. Plenum, New York, S 121-137

Schied HW, Braunschweiger M (1986) Treatment of delirium tremens in German psychiatric hospitals: results of a recent survey. Acta Psychiat Scand 73, Suppl 329: 153-156

Schmidt G (1988) Rückfälle von als suchtkrank diagnostizierten Patienten aus systemischer Sicht. In: Körkel J (Hrsg) Der Rückfall des Suchtkranken. Flucht in die Sucht? Springer, Berlin, S 173-213

Schmidt LG, Rommelspacher H (1992) Biologische Marker bei Abhängigkeitserkrankungen. In: Gaebel W, Laux G (Hrsg) Biologische Psychiatrie-Synopsis 1990/91, Springer, Berlin, S 3-13

Schmidt LG, Dufeu P, Rommelspacher H (1993) Diagnostik der Alkoholabhängigkeit. Nervenarzt 64: 36-44

Schmidt LG, Dufeu P, Kuhn S, Rommelspacher H (1995) Perspektiven einer Pharmakotherapie der Alkoholabhängigkeit. Nervenarzt 66: 323-330

Schneider R (1986) Suchtverhalten aus lerntheoretischer und verhaltenstherapeutischer Sicht. In: Deutsche Hauptstelle gegen die Suchtgefahren (Hrsg): Süchtiges Verhalten. Grenzen und Grauzonen im Alltag. Hoheneck, Hamm, S. 48-65
Schneider R (1992a) Diagnostik in der Verhaltenstherapie. In Fett A (Hrsg) Diagnostik in der ambulanten Suchtkrankenhilfe. Lambertus, Freiburg, S 37-65
Schneider R (1992b) Grundannahmen deutscher Suchttherapiekonzepte. In: Heide M, Klein T, Lieb H (Hrsg) Abhängigkeit: Zwischen biochemischen Programm und steuerbarem Verhalten. Nagel-Verlag, Bonn, S 97-122
Schneider R (1994) Die Suchtfibel. Information zur Abhängigkeit von Alkohol und Medikamenten. G. Röttger; München
Scholz H (1986) Die Rehabilitation bei chronischem Alkoholismus. Enke, Stuttgart
Scholz H (1996) Syndrombezogene Alkoholismustherapie. Hogrefe, Göttingen
Schuckit MA (1986) Genetic and clinical implications of alcoholism and affective disorders. Am J Psychiatry 143: 140-147
Schuckit MA (1994) Low level of response to alcohol as a predictor of future alcoholism. Am J Psychiatry 151: 184-189
Schuckit MA (1996) Auf der Suche nach Prädiktoren für die Entwicklung einer Alkoholabhängigkeit: Eine prospektive Studie. In: Mann K, Buchkremer G (Hrsg) Sucht. Grundlagen-Diagnostik- Therapie. Fischer Verlag, Stuttgart, S 107-117
Schuckit MA, Irwin M, Mahler HIM (1990) Tridimensional personality questionnaire scores of sons of alcoholic and nonalcoholic fathers. Am J Psychiatry 147: 481-487
Schuckit MA, Hesselbrock V (1994) Alcohol dependency and anxiety disorders: what is the relationship? Am J Psychiatry 151: 1723-1734
Schuckit MA, Tipp JE, Smith TL, Shapiro E, Hesselbrock VM, Buchholz KK, Reich T, Nurnberger JI (1995) An evaluation of ype A and B alcoholics. Addiction 90: 1189-1203
Schuckit MA, Smith TL (1996) An 8-year follow-up of 450 sons of alcoholic and control subjects. Arch Gen Psychiatry 53: 202-210
Schwoon DR (1992) Motivation- ein kritischer Begriff in der Behandlung Suchtkranker. In: Wienberg G (Hrsg.) Die vergessene Mehrheit- Zur Realität der Versorgung alkohol- und medikamentenabhängiger Menschen. Psychiatrie-Verlag, Bonn, S 170-182
Schwoon D (1996) Nutzung professioneller Nachsorge und Selbsthilfegruppen durch Alkoholiker nach stationärer Kurztherapie. In: Mann K, Buchkremer G (Hrsg) Sucht-Grundlagen, Diagnostik, Therapie. G. Fischer, Stuttgart, S 281-287
Schwoon DR, Krausz M (Hrsg) (1992) Psychose und Sucht. Krankheitsmodelle, Verbreitung, therapeutische Ansätze. Lambertus, Freiburg
Scott E, Anderson P (1990) Randomized controlled trial of general practitoner interventions in women with excessive alcohol consumption. Drug Alcohol Rev 10: 313-321
Seitz H, Lieber CS, Simanowski UA (1995) Handbuch Alkohol, Alkoholismus, Alkoholbedingte Organschäden. Barth, Leipzig
Seitz H, Egerer G, Osswald BR, Simanowski UA (1995) Alkohol und Gatrointestinaltrakt. In: Seitz H, Lieber CS, Simanowski UA (Hrsg) Handbuch Alkohol, Alkoholismus, Alkoholbedingte Organschäden. Barth, Leipzig, S 293-323
Seitz H, Pöschl G (1996) Alkohol, Tabak und Krebs. In: Mann K, Buchkremer G (Hrsg) Sucht. Grundlagen- Diagnostik- Therapie. Fischer Verlag, Stuttgart, S 99-105
Selzer ML (1971) The Michigan Alcoholism Screening Test: the quest for a new diagnostic instrument. Am J Psychiatry 127: 1653-1658
Selzer ML, Vinokur A, VanRooijen L (1975) A self-administered Short Michigan Alcoholism Screening Test (SMAST). J Stud Alcohol 36: 117-126
Shaw JM, Kolesar GS, Sellers EM, Kaplan HL, Sandor P (1981) Development of optimal treatment tactics for alcohol withdrawal. Assessment and effectivness of supportive care. J Clin Psychopharmacol 1: 382-388
Shaw GK, Majumdar SK, Waller S, MacGarvie J, Dunn G (1987) Tiapride in the long-term management of alcoholics of anxious or depressive temperament. Br J Psychiatry 150: 164-168
Sigvardsson S, Bohman M, Cloninger CR (1996) Replication of the Stockholm adoption study of alcoholism. Arch Gen Psychiatry 53: 681-687
Sillanpää M (1987) Das klinische Profil von Carbamazepin. In: Krämer G, Hopf HC (Hrsg) Carbamazepin in Der Neurologie. Thieme, Stuttgart, S 92-106

Sisson RW, Azrin NH (1986) Familiy-members involvement to initiate and promote treatment of problem drinkers. J Behav Ther Exp Psychiatry 17: 15-21

Spies C, Rommelspacher H, Müller C, Blum S, Berger G, Marks C, Conrad C, Funk T, Rahmianzadeh R (1995) Der Stellenwert des Kohlenhydrat-defizienten Transferrins bei Patienten einer interdisziplinären operativen Intensivstation. In: Soyka M (Hrsg) Biologische Alkoholismusmarker, Chapman and Hall, Weinheim, S 137-146

Sobell LC, Sobell MB, Christelman WC (1972) The myth of „one drink". Behav Res Ther 10: 119-123

Sobell LC, Cunningham JA, Sobell MB (1996) Recovery from alcohol problems with and without treatment: Prevalence in two populations surveys. Am J Public Health 86: 966-972

Sobell LC, Sobell MB (1986) Can we do without alcohol abusers' self-reports? Behavior Therapist 7: 141-146

Sobell LC, Toneatto T, Sobell MB, Leo GI, Johnson L (1992). Alcohol abusers' perceptions of the accuracy of their self-reports of drinking: implications for treatment. Addict Behav 17: 507-511

Sobell MB, Sobell LC (1995) Controlled drinking after 25 years: how important was the great debate? Addiction 90: 1149-1153

Soyka M (1995) Die Alkoholkrankheit-Diagnose und Therapie. Chapman & Hall, Weinheim

Soyka M (1996) Alkoholhalluzinose. Nervenarzt 67: 891-895

Soyka M, Lutz W, Kauert G, Schwarz A, Steinberg R (1989a) Epileptische Anfälle im Alkoholentzug. Psycho 15: 244-255

Soyka M, Saß H, Völcker A (1989b) Der alkoholische Eifersuchtswahn-psychopathologische Charakteristika und Versuch der Differenzierung verschiedener Verlaufstypen. Psychiat Prax 16: 189-193

Soyka M, Albus M, Kathmann N (1992) Prävalenz von Suchterkrankungen bei schizophrenen Patienten-Erste Ergebnisse einer Studie an 447 stationären Patienten eines großstadtnahen psychiatrischen Bezirkskrankenhauses. In: Schwoon DR, Krausz M (Hrsg) Psychose und Sucht. Krankheitsmodelle, Verbreitung, therapeutische Ansätze. Lambertus, Freiburg, S 59-79

Stahlberg D, Osnabrügge G, Frey D (1985) Die Theorie des Selbstwertschutzes und der Selbstwerterhöhung. In: Frey D, Irle M (Hrsg) Theorien der Sozialpsychologie. Band 3. Huber, Bern, S 79-124

Stetter F, Axmann-Krcmar D (1996) Psychotherapeutische Motivationsarbeit bei Alkoholkranken in der Entgiftungsphase. In: Mann K, Buchkremer G (Hrsg) Sucht- Grundlagen, Diagnostik, Therapie. G. Fischer, Stuttgart, S.255-264

Stibler H, Borg S, Joustra M (1986) Micro anion-exchange chromatography of carbohydrate-deficient transferrin in relation to alcohol consumption. Alcohol Clin Exp Res 10: 535-544

Stibler H (1991) Carbohydrate-deficient transferrin in serum: a new marker of potentially harmful alcohol consumption reviewed. Clin Chem 37: 2029-2037

Stockwell T, Hodgson R, Edwards G, Taylor CRA, Rankin H (1979) The development of a questionnaire to measure severity of alcohol dependence. Br J Addict 74: 79-87

Storgaard H, Nielsen SD, Gluud C (1994) The validity of the Michigan alcoholism screening test (MAST). Alcohol Alcohol 29: 493-502

Süß H-M (1995) Zur Wirksamkeit der Therapie bei Alkoholabhängigen: Ergebnisse einer Meta-Analyse. Psychologische Rundschau 46: 248-256

Tarter RE, Edwards KL (1985) Neuropsychology of Alcoholism. In: Tarter RE, van Thiel DH (Hrsg) Alcohol and the brain. Chronic effects. Plenum, New York, S 217-242

Tarter RD, Hegedus AM, van Thiel DH, Gavaler JS, Schade RR (1986) Hepatic dysfunction and neuropsychological test performance in alcoholics with cirrhosis. J Stud Alcohol 47: 74-77

Taylor CL, Kilbane P, Passmore N, Davis R (1986) Prospective study of alcohol-related admissions in an innercity hospital. Lancet i: 265-268

Ticku MK, Bruch T (1980) Alterations in gamma aminobutyric acid receptor sensitivity following acute and chronic ethanol treatments. J Neurochem 34: 417-423

Tiffany ST (1990) A cognitive model of drug urges and drug-use behavior: Role of automatic and nonautomatic processes. Psychol Rev 97: 147-168

Tollefson GD, Montague-Clouse J, Tollefson SL (1992) Treatment of comorbid generalized anxiety in a recently detoxified alcoholic population with selective serotonergic drug (buspirone). J Clin Psychopharmacol 12: 19-26

Torvik A, Lindboe CF, Rogde S (1982) Brain lesions in alcoholics. J Neurol Sci 56: 233-248

Trabert W, Caspari D, Bernhard P, Biro G (1992) Inappropriate vasopressin secretion in severe alcohol withdrawal. Acta Psychiat Scand 85: 376-379

Treadway DC (1989) Before It's Too Late: Working for Substance Abuse in the Family. Norton, New York

Treno JA, Parker RN, Holder HD (1993) Understanding U.S. Alcohol consumption with social and economic factors: A multivariate time series analysis, 1950-1986. J Stud Alcohol 54: 146-156

Tsai G, Gastfriend DR, Coyle JT (1995) The glutamergic basis of human alcoholism. Am J Psychiatry 152: 332-340

Tucker JA, Vuchinich RE, Gladsjo JA (1994) Environmental event surrounding natural recovery from alcohol-related problems. J Stud Alcohol 55: 401-411

Ulich D (1987) Krise und Entwicklung. Zur Psychologie der seelischen Gesundheit. Psychologie Verlags Union, München

Umbricht-Schneiter A, Santora P, Moore RD (1991) Alcohol abuse: comparison of methods for assessing its prevalence and associated morbidity in hospitalized patients. Am J Med 91: 110-118

Vaillant GE (1981) Dangers of psychotherapy in the treatment of alcoholism. In: Bean MH, Zimberg NE (Hrsg) Dynamic approaches to the understanding and treatment of alcoholism. Free Press, New York

Vaillant GE (1983) The natural history of alcoholism. Causes, patterns and paths to recovery. Harvard University Press, Cambridge, USA

Vaillant GE (1996) A long term follow up of male alcohol abuser. Arch Gen Psychiatry 53: 243-249

Velleman R (1992) Counselling for Alcohol Problems. Sage Publications, London

Veltrup C (1986) Locus of Control und Alkoholabhängigkeit. Zum Zusammenhang zwischen soziodemographischen, alkohol-spezifischen Daten, dem Therapieerfolg und einem Persönlichkeitskonstrukt. Unveröff. Dipl.-Arbeit, Universität Hamburg.

Veltrup C (1993) Stationäre Motivationstherapie bei Alkoholabhängigen. Therapiewoche 24: 1424-1425

Veltrup C (1994) Erfassung des „Craving" bei Alkoholabhängigen mit Hilfe eines neuen Fragebogens (Lübecker Craving-Risiko-Rückfall-Fragebogen). Wiener klin Wschr 106: 75-79

Veltrup C (1995a) Abstinenzgefährdung und Abstinenzbeendigung bei Alkoholabhängigen nach einer umfassenden stationären Entzugsbehandlung. Waxmann, Münster

Veltrup C (1995b) Eine empirische Analyse des Rückfallgeschehens bei entzugsbehandelten Alkoholabhängigen. In: Körkel J, Lauer G, Scheller R (Hrsg.) Sucht und Rückfall. F. Enke, Stuttgart, S.25-35

Veltrup C, Driessen M (1993) Erweiterte Entzugsbehandlung für alkoholabhängige Patienten in einer psychiatrischen Klinik. Sucht 39: 168-172

Veltrup C, Schnofl A, Weber J, Driessen M, John U (1994). Verhaltenstherapeutische Überlegungen zur Motivationsarbeit bei Alkoholabhängigen. In Scheiblich W (Hrsg) Sucht aus der Sicht psychotherapeutischer Schulen. Lambertus, Freiburg, S 40-51

Veltrup C, Junghanns K, Weber J, Urbinat C, Driessen M, Wetterling T, John U, Dilling H (1996a) Stationäre Motivationstherapie (Entzug II) für alkoholabhängige Patienten. Schleswig-Holst Ärztebl 49: 364-367

Veltrup C, Wetterling T (1996b) Die psychometrische Erfassung des Craving bei entzugsbehandelten Alkoholabhängigen. In: Mann K, Buchkremer G (Hrsg) Sucht. Grundlagen- Diagnostik- Therapie. Fischer Verlag, Stuttgart, S 195-202

Victor M, Adams RD, Collins GH (1989) The Wernicke-Korsakoff-Syndrome. Davis, Philadelphia

Volpicelli JR, Alterman AI, Hayashida M, O'Brian CP (1992) Naltrexone in the treatment of alcohol dependence. Arch Gen Psychiatry 49: 876-880

von Bardeleben U, Heuser I, Holsboer F (1989) Human CRH stimulation response during acute withdrawal and after medium-term abstention from alcohol abuse. Psychoneuroendocrinology 14: 441-449

von Keyserlingk H (1978) Zur Epidemiologie des Delirium tremens im Bezirk Schwerin. Psychiat Neurol Med Psychol 30: 483-490

Waldmeier PC (1989) Gibt es einen gemeinsamen Nenner für die antimanische Wirkung von Valproat, Carbamazepin und Lithium? In: Müller-Oerlinghausen B, Haas S, Stoll K-D (Hrsg): Carbamazepin in der Psychiatrie. Thieme, Stuttgart, S 18-37

Wallburg HD (1993) Nachtfrost. Tagebuch eines Alkoholrückfalls. Fischer, Frankfurt/Main

Waterson J, Duffy JC (1992) Alcohol and non-malignant gastrointestinal disease. In: Duffy JC (Hrsg) Alcohol and illness. Edinburgh University Press, Edinburgh, S 136-144

Watzl H (1991) Überlegungen zur Verhaltenstherapie der Alkoholabhängigkeit. Vorurteile, Probleme, Lösungsversuche. Verhaltenstherapie 1: 301-306

Weiss RD, Mirin SM, Griffin ML (1992) Methodological considerations in the diagnosis of coexistence psychiatric disorders in substance abusers. Br J Addict 87: 179-187

Wetterling T, Kanitz R-D, Brückmann H, Dageförde J (1993a) Pattern of organ lesions in chronic alcoholics. Alcohol Alcohol 28: 251

Wetterling T, Kanitz R-D, Driessen M (1993b) Operationalization of the treatment strategies of the alcohol withdrawal syndrome by a new assessment scale (AWS-scale). Alcoholism 29 Suppl 1: 19

Wetterling T (1994a) Delir-Stand der Forschung. Fortschr Neurol Psychiat 62: 280-289

Wetterling T (1994b) Lübecker Alkoholentzugs-Risiko-Skala (LARS). Med. Universität zu Lübeck

Wetterling T, Kanitz R-D, Veltrup C, Driessen M (1994) Clinical predictors of alcohol withdrawal delirium. Alcohol Clin Exp Res 18: 1100-1102

Wetterling T (1995a) Amnestisches Syndrom- Stand der Forschung. Fortschr Neurol Psychiat 63: 402-410

Wetterling T (1995b) Psychiatrische Notfälle. In: Braun J, Preuss R (Hrsg) Klinikleitfaden Intensivmedizin. 3. Aufl. Jungjohann, Neckarsulm, S 257-269

Wetterling T, Kanitz R-D, Besters D, Speil G (1995a) Skala zur Erfassung des Schweregrads eines Alkoholentzugssyndroms (AWS-Scale)- Erste klinische Erfahrungen. Sucht (Sonderband) 41- 43

Wetterling T, Veltrup C, Neubauer H, Neubauer W (1995b) Betreuung von Süchtigen (Abhängigkeitskranken)- Psychiatrische Gesichtspunkte. Betreuungsrechtliche Praxis 4: 86-90

Wetterling T, Veltrup C, Neubauer H, Neubauer W (1995c) Ist das Betreuungsrecht bei chronischen Alkoholikern anwendbar? Sucht 41: 284-292

Wetterling T (1996) Neue Aspekte in der Behandlung der Alkoholabhängigkeit. Med Welt 47: 394-399

Wetterling T, Kanitz R-D (1996a) Clinical value of laboratory parameters (y-GT, MCV, and CDT) in alcoholics. Eur Addict Res 2: 140-146

Wetterling T, Müßigbrodt H (1996b) Gewichtszunahme – eine Nebenwirkung von Zotepin (Nipolept)? Nervenarzt 67: 256-261

Wetterling T, Veltrup C, Junghanns K (1996c) Craving – ein fundiertes Konzept? Fortschr Neurol Psychiat 64: 142-152

Wetterling T, Veltrup C, Junghanns K (1996d) Die medikamentöse Behandlung von Alkoholikern. Z f Allgemeinmedizin 72: 570-574

Wetterling T, Veltrup C, Junghanns K (1996e) Mögliche Indikationen zur Behandlung mit „Anti-Craving"-Medikamenten. Sucht 42: 323-330

Wetterling T, Veltrup C, Junghanns K (1996f) How to assess the craving for alcohol? Eur Addict Res 2: (in Druck)

Whitworth AB, Fischer F, Lesch OM, Nimmerrichter A, Oberbauer H, Platz T, Potgieter A, Walter H, Fleischhacker WW (1996) Comparison of acamprosate and placebo in long-term treatments of alcohol dependence. Lancet 347: 1438-1442

WHO Regional Office for Europe (1988) Alcohol and accidents: report of a WHO Working Group. Kopenhagen (Unpublished document EUR/ICP/APR,117) zitiert nach: Hodgson RG Die Antwort der Gemeinde auf Alkoholprobleme und ihre Folgen. In: Jagoda B, Kunze H (Hrsg) Gemeindepsychiatrische Suchtkrankenversorgung. Rheinland-Verlag, Köln, S.66-78

Wienberg G (1992) Struktur und Dynamik der Suchtkrankenversorgung in der Bundesrepublik – ein Versuch, die Realität vollständig wahrzunehmen. In: Wienberg G (Hrsg) Die vergessene Mehrheit. Psychiatrie-Verlag, Bonn, S 12-57

Wienberg G (1994) Die vergessene Mehrheit-Struktur und Dynamik der Versorgung Abhängigkeitskranker in der Bundesrepublik. In: Jagoda B, Kunze H (Hrsg.) Gemeindepsychiatrische Suchtkrankenversorgung. Rheinland-Verlag, Köln, S18-37

Wienberg G (1995) Das Alkoholproblem in der medizinischen Primärversorgung. Sucht (Sonderband) S 13-17

Winokur G, Coreyll W, Akiskal HS, Maser JD, Keller MB, Endicott J, Mueller T (1995) Alcoholism in manic-depressive (bipolar) illness. Familial illness, course of illness, and the primary-secondary distinction. Am J Psychiatry 152: 365-372

Wise RA (1980) Action of drugs of abuse on the brain reward systems. Pharmacol Biochem Behav 13: 213-223

Wittchen HU, Pfister H (1996) DIA-X- Diagnostisches Expertensystem für ICD-10 und DSM-IV. Swets &;Zeitlinger, München

World Health Organisation (1990) Composite International Diagnostic Interview, Genf. Deutsche Übersetzung: Wittchen H-U, Semler G (1991) Beltz Test, Weinheim.

World Health Organisation (1992) ICD-10 Chapter V. Geneve, deutsche Übersetzung: Dilling H, Mombour W, Schmidt MH (Hrsg) (1993) ICD-10. Internationale Klassifikation psychischer Störungen. 2. Aufl. Huber, Bern.

Zeise M, Kasparow S, Capogna M, Zieglgänsberger W (1993) Acamprosate (calcium-homotaurine) decreases postsynaptic potentials in the rat neocortex: possible involvement of excitatory amino acid receptors. Eur J Pharmacol 231: 47-52

Ziegler B, Grub-Seyer S, Huber G (1992) Schlafstörungen bei Alkoholabhängigen. Polysomnographische und computertomographische Untersuchungen. Nervenheilkunde 11: 298-305

Zieglgänsberger W, Vogler J (1989) Neuropharmakologie und Neurophysiologie von Carbamazepin. In: Müller-Oerlinghausen B, Haas S, Stoll K-D (Hrsg): Carbamazepin in der Psychiatrie. Thieme, Stuttgart, S 9-17

Editorial (1996) Alcohol-pushing the limits. BMJ 312: 7-9

Sachverzeichnis

Springer und Umwelt

Als internationaler wissenschaftlicher Verlag sind wir uns unserer besonderen Verpflichtung der Umwelt gegenüber bewußt und beziehen umweltorientierte Grundsätze in Unternehmensentscheidungen mit ein. Von unseren Geschäftspartnern (Druckereien, Papierfabriken, Verpackungsherstellern usw.) verlangen wir, daß sie sowohl beim Herstellungsprozess selbst als auch beim Einsatz der zur Verwendung kommenden Materialien ökologische Gesichtspunkte berücksichtigen.
Das für dieses Buch verwendete Papier ist aus chlorfrei bzw. chlorarm hergestelltem Zellstoff gefertigt und im pH-Wert neutral.

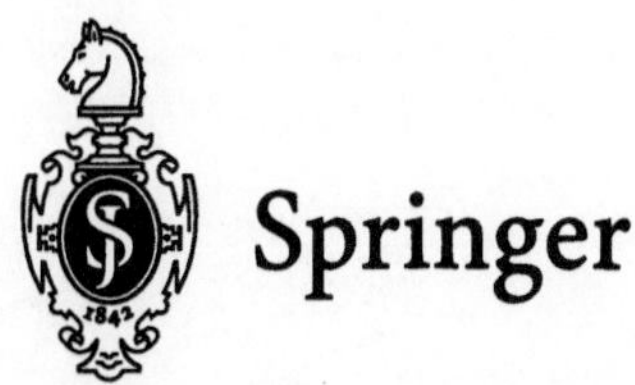